Gion Condrau / Susanne Hahn / Werner J. Meinhold (Hrsg.)
Das Herz

Das Herz

Rhythmus und Kreislauf des Lebens

Neue Wege
zu einer ganzheitlichen Heilkunde

Herausgegeben von
Gion Condrau, Susanne Hahn und Werner J. Meinhold

Walter Verlag Zürich und Düsseldorf

Die Deutsche Bibliothek – CIP-Einheitsaufnahme

Das Herz: Rhythmus und Kreislauf des Lebens ; neue Wege zu einer ganz-
heitlichen Heilkunde / hrsg. von Gion Condrau ... – Zürich ; Düsseldorf :
Walter, 1997
ISBN 3-530-30020-9
NE: Condrau, Gion [Hrsg.]

Satz: Jung Satzcentrum, Lahnau
Druck und Verarbeitung: Clausen & Bosse, Leck
Printed in Germany
ISBN 3-530-30020-9

Inhalt

Kapitel 4
Symbol – Vom gläsernen Herzen zum Herz des Herzens

Kapitel 5
Not – Herzeleid und Herzleiden

Kapitel 6
Heil – Gesundheit von ganzem Herzen

9

Vorwort

«In der Andenkultur ist das Herz nicht nur eine Blutpumpe, sondern es ist der zentrale Ort, an dem sich die Sonne als Licht, Wärme und Liebe ausdrückt, der zentrale Ort, aus dem die Gefühle geboren werden, die guten wie die bösen. Es ist die innere Sonne, die in jedem von uns leuchtet. Zudem ist es das Tor zur Ewigkeit – wer dieses Tor öffnet und hindurchschreitet, kommt zu seiner Verwirklichung und dadurch zu seiner Befreiung.»

HERNÁN HUARACHE MAMANÎ, Quechua-Indianer [1]

In der Zurückgezogenheit der Anden, des Himalaya und an ähnlichen Orten blieben solche uralten, spirituellen Aussagen über die Bedeutung des Herzens Jahrhunderte hindurch lebendig. Aber auch die abendländische Geistestradition und frühe ganzheitliche Wissenschaftsansätze wie zum Beispiel bei Goethe kennen eine Sicht des Menschen als leiblich-seelisch-geistige Einheit, die etwas anderes ist als das Produkt zufälliger biophysikalischer Abläufe. Und auch hier hat das Herz seit jeher einen besonderen Rang.

Diese die Individualität des seelisch-geistigen Erlebens und das Bewußtsein um die unlösbare Vernetzung alles Seienden betonende Sicht gewinnt heute eine neue, für das Leben des einzelnen und das Überleben unserer Erde unverzichtbare Bedeutung. Denn das wissenschaftlich längst überholte, aber weithin noch immer praktizierte, mechanistische Weltbild hat auf mehrfache Weise an die Grenzen des Machbaren geführt.

Auf der einen Seite zeigen sich diese Grenzen daran, daß mit immer größerem Einsatz immer kleinere Fortschritte erreicht werden. Auf der anderen Seite droht der Zusammenbruch der natürlichen Selbstregulationssysteme, sowohl beim einzelnen als auch im Ökosystem der Erde – es sei denn, man sähe deren bevorstehende Unbewohnbarkeit als Selbstregulationsvorgang, mit dem sie sich von der «Fehlentwicklung Mensch» befreit.

In der Heilkunde sind jedoch neue, ganzheitliche Ansätze unübersehbar geworden. Und ohne Zweifel hat eine mit korrespondierenden Fachdisziplinen vernetzte Heilkunde eine Schlüsselstellung, da sie sowohl den Verursacher der beschriebenen Not als auch den daran Leidenden zu ihrem Gegenstand macht und letztlich Gradmesser für den Stand der Wissenschaft schlechthin ist.

Dem Thema «Herz» kommt auch hier eine Sonderstellung zu. Mit ungefähr 40 Prozent führen die Herz- und Kreislaufkrankheiten die Todesursachenstatistik der westlichen Welt seit Jahrzehnten unverändert an, noch weit vor Krebs mit etwa 25 Prozent. Wie kann hier eine Verbesserung erreicht werden?

Gerade die Herzerkrankungen sind in ihren Symptomen und in ihrem seelischen Ausdruck oft ein Hinweis auf den Verlust emotionaler und geistiger Werte und auf die Unterdrückung der eigenen Ich-Entwicklung zugunsten eines gesellschaftlich geförderten, rational und materiell betonten Leistungsstrebens. Allein der Kampf gegen die Symptome bringt das Verlorene nicht zurück. Jedoch kann die Besinnung auf die den großen philosophischen und religiösen Traditionen gemeinsamen Grundwerte dabei helfen, den Menschen aus einer solchen materiell-mechanistischen Reduktion zu befreien. Dies und der Verzicht auf Dogmen und starre Fachbegrenzungen schaffen die Grundlage für eine Heilkunde im ursprünglichen Sinne des Wortes. Heilung meint dann wieder Ganzwerdung des individuellen Menschen und nicht mehr einfach nur sein Funktionieren. Dazu will dieses Buch – angeregt durch den Meersburger Seminarkongreß[2] – beitragen.

Die unkonventionelle Gliederung der einzelnen Kapitel und die ungewöhnlichen Denkrichtungen der Beiträge beschreiben das alte und scheinbar so vertraute Thema «Herz» auf eindrückliche Weise neu und zeigen die tiefschichtige Vernetzung der Ebenen Leib, Seele und Geist.

- Das erste Kapitel «Raum – Licht und Finsternis im Herzen» spannt einen weiten Bogen von indianischer über mittelalterliche Herzmystik zu neuen Ergebnissen einer ganzheitlichen, modernen Biophysik, die das alte Wissen auf aufsehenerregende Weise bestätigen.
- Das zweite Kapitel «Zeit – Der Rhythmus des Herzens» zeigt die lebenswichtige Bedeutung des Rhythmus im Bereich der frühen Menschheitsgeschichte, seine Anwendung in der Hypnose- und Musiktherapie und seine Wiederentdeckung in der heutigen Rhythmusforschung.
- Das dritte Kapitel «Materie – Das leibliche Herz» greift geschichtliche und konkrete aktuelle Entwicklungen auf, von der Vorbeugung bis zur Herztransplantation – aus der Sicht des Historikers, des Sportwissenschaftlers, des Transplantationschirurgen und eines Menschen mit einem fremden Herzen.
- Das vierte Kapitel «Symbol – Vom gläsernen Herzen zum Herz des Herzens» führt durch das aufschlußreiche, fesselnde Labyrinth der Herzsymbolik und macht deutlich, wie das Herz von vielen «alltäglichen» Zusammenhängen ständig berührt ist, ohne daß dies bewußt wird.
- Das fünfte Kapitel «Not – Herzeleid und Herzleiden» schildert philosophische und medizinische Beziehungen zwischen Existenz, Seele, Streß und Angst und den Herzerkrankungen und zeigt psychotherapeutische Möglichkeiten auf.
- Das sechste Kapitel «Heil – Gesundheit von ganzem Herzen» beschreibt schließlich weitere unkonventionelle Therapieverfahren. Tanz- und Maltherapie, Bioenergetik und na-

turheilkundliche Behandlungsmöglichkeiten erschließen für Patienten wie Therapeuten zusätzliche wirksame Hilfen.

So gibt das Buch sowohl allen therapeutisch Tätigen als auch den Herzkranken neue, ungewöhnliche Anregungen. Darüber hinaus regt es eine bewußtere, «herzlichere» Lebensführung an, nicht nur zur Vermeidung von Herzkrankheiten, sondern um des Lebens selbst willen. Es ist deshalb ein Buch für jeden geistig interessierten Menschen.

Werner J. Meinhold
Für die Herausgeber

Anmerkungen

1 Hernán Huarache Mamaní ist Professor für Andenkultur und Inkamedizin an der Universität von Arequipa in Peru. Das Zitat entstammt seinem Vortrag beim 6. Meersburger Seminarkongreß zum Thema «Herz».

2 Das Buch gründet sich auf den ganzheitsheilkundlichen 6. Meersburger Seminarkongreß «Mensch – Krankheit – Sinn», der vom 6. bis 12. November 1995 im Schloß Meersburg am Bodensee zum Thema «Herz» stattfand. Für das Buch wurden Kongreßbeiträge überarbeitet und weitere eingeladene Beiträge speziell verfaßt. Veranstalterin des Meersburger Seminarkongresses ist die Deutsche Gesellschaft für therapeutische Hypnose und Hypnoseforschung, Kaiserstraße 2a, D-66955 Pirmasens.

Kapitel 1

Raum – Licht und Finsternis im Herzen

Einführung

VON SUSANNE HAHN

Sich im Innersten des Menschen entwickelnd, vom Herzbeutel umhüllt und in den Brustkorb eingebettet, bleiben die zu- und abführenden Gefäße, die Vorhöfe und die Kammern des Herzens lebenslang Höhlen der Finsternis: Von der «Herzensstube» als einer «finstren Grube», die nur durch einen göttlichen «Gnadenstrahl» fürstlich erhellt werden kann, ist im Weihnachtsoratorium von Johann Sebastian Bach die Rede. «Herzen haben keine Fenster», jammert ein alter Schlager. Es ist gut so – der/die/das Liebste, Schuld und Gedanken können im «Herzensschrein» eingeschlossen werden und sich darin verbergen. Im tiefsten Herzensgrunde schützt die Finsternis.

Selbst die moderne Medizin vermag nicht, Licht in das Dunkel des «Herzhäusleins» (Wörterbuch der Gebrüder Grimm) zu bringen – Endoskope, die andere Körperhöhlen erleuchten, versagen ihren Dienst, das Röntgenverfahren wirft lediglich einen «Herzschatten», mittels Ultraschall wird ein stiller Ruf gesendet und ein Echo empfangen. Die Medizin kann Licht nur in das Herz eines Toten bringen – bei der Sektion; den lebenden Menschen muß sie dazu schwer verletzen – bei einer Operation.

Anderen ins Herz schauen zu können und es nicht den ambivalenten Mächten der Finsternis zu überlassen, ist eine uralte Hoffnung. Leiblich ist im Herzen lediglich die Finsternis angelegt; Licht im Herzen ist eine ontologische Dimension, erfordert, vom Mikrokosmos in den Makrokosmos vorzustoßen, führt von der irdischen Leiblichkeit weg in die (göttliche) Transzendenz, in eine neue, gerecht geordnete Welt. Licht ist auch in bezug auf das Herz «Werden, die Produktivität selbst» (Schelling), «existierendes allgemeines Selbst der Materie» (Hegel), das unendlich den Raum erzeugt.

Im unterirdischen Totenreich des Alten Ägypten vermochte das Herz des Toten Fürsprache zu leisten, damit er unsterblich werden konnte. Die Azteken nährten ihren Sonnengott mit den Herzen ihrer Gefangenen. Bei Paracelsus entspricht das Herz der Sonne. Als Ursprung und Sitz der Kraft erweckt und erwärmt es, so wie die Sonne im Makrokosmos, den gesamten Organismus. Im christlichen Glauben ist Jesus das «Licht der Welt» (Joh 8,12), und wenn durch dieses Licht das Herz des Menschen erhellt wird, entfernen sich nicht nur die Übel der Finsternis, sondern es wird neuer Sinneswahrnehmungen fähig: «Selig sind, die reinen Herzens sind; denn sie werden Gott schauen» (Mt 5,8); «man sieht nur mit dem Herzen gut» (Saint-Exupéry, *Der kleine Prinz*).

Licht und Finsternis im Herzen verweisen auf die anthropologische Antinomie, unser Hin- und Hergerissensein zwischen Gut und Böse, unsere Verstrickung in Sünde und unsere Hoffnung auf Vergebung. Licht und Finsternis wohnen als «zwei Seelen, ach! in meiner Brust, die eine will sich von der andern trennen; die eine hält, in derber Liebeslust, sich an die Welt mit klammernden Organen; die andre hebt gewaltsam sich vom Dust zu den Gefilden hoher Ahnen [...]» (Johann Wolfgang von Goethe, *Faust I*).

Hernán H. Mamaní

Das Herz als spiritueller Ort

Bedeutung und therapeutische Möglichkeiten
in der traditionellen Andenmedizin*

Die Tradition und Kultur der Anden

In den Anden entstand im Gebiet der heutigen Staaten Kolumbien, Ecuador, Peru, Bolivien, Chile und Argentinien eine Hochkultur, die nahezu das gesamte Südamerika geprägt hat. Diese Kultur erlebte während einiger Jahrtausende, vorübergehend durch Kämpfe und Kriege zwischen den verschiedenen südamerikanischen Volksstämmen unterbrochen, eine Entwicklung bis zu ihrer höchsten Blüte. Nachdem die Zeit der Zerstörung und des Chaos überwunden war, kam es zum Wiederaufbau und damit zu einer Erneuerung der Kultur, mit der eine Bereicherung und Verstärkung derjenigen Grundgesetze einherging, die als oberste Richtlinie für eine kulturelle Einheit dienten. Zeiten und Orte veränderten die Formen, aber die Grundlage blieb. Die Formen waren die *Worte*, die Grundlage die *kosmischen Sinnbilder der Natur.*

Oft, wenn die Menschen dort in klaren, mondlosen Nächten in einer Höhe von 4000 m den Himmel beobachteten, bemerkten sie, daß unter den vielen leuchtenden Punkten einige Himmelskörper waren, die sich schnell bewegten, und andere, die langsam ihre Bahnen zogen. Einige Gestirne waren vielleicht nur während einiger Wochen oder Monate im Jahr zu sehen, andere fast das ganze Jahr über. Geduldige und methodische

---

* Aus dem Spanischen übertragen von Werner J. Meinhold.

Beobachtung machte die Menschen bald mit den unterschiedlichsten Phänomenen am Firmament vertraut und half ihnen,
ihre täglichen Probleme beim Überleben in dieser schwierigen
Umgebung zu bewältigen. Solange sie Jäger oder Sammler waren, mußten sie über große Entfernungen wandern und benutzten die Gestirne zur Orientierung. Als sie später Ackerbau be-
trieben, lernten sie, den Wechsel der Jahreszeiten am Stand der
Himmelskörper abzulesen. Sie entdeckten hierbei eine bestimmte Formation von vier hellen Sternen, die immer in ihrer
Himmelsregion erschien: *das Kreuz des Südens.* Wie eine riesige
Himmelsuhr half ihnen dieses Sternbild bei der Bestimmung der
Saat- und Erntezeiten.

Beim Blick auf das Sternenmeer begann der Mensch sich zu
fragen: *Was sind wir angesichts der Unermeßlichkeit des Kosmos? Nichts! Was sind wir angesichts der unüberschaubaren
Erde? Nicht mehr als ein paar Mikroorganismen, die ihre Oberfläche bewohnen!* Später kamen andere Fragen hinzu: *Wer sind
wir? Woher kommen wir? Wohin gehen wir? Wozu sind wir hier?
Was ist das Leben, was der Tod?* Die Menschen suchten Antworten auf diese fundamentalen Fragen, indem sie die Beziehung
zwischen Himmel und Erde beobachteten. Der häufige Blick auf
die vier hellen Sterne im Kreuz des Südens ließ sie in ihrer Vorstellung die vier leuchtenden Punkte mit Linien verbinden. Auf
diese Weise entstanden geometrische Figuren: Kreuz, Drachen-
viereck, Quadrat, Rechteck, Dreieck und Kreis (Abb. 1–5).

Aus den Beobachtungen des Kreuzes des Südens entstand
auf diese Weise ein geometrisches System, das als heilig verehrt
und zur Grundlage der Andenkultur und ihrer Symbolik
wurde. Die Künste, die Wissenschaften und die Technologie der
kommenden Jahrhunderte stützten sich auf dieses System.

Viele Generationen wurden geboren, wuchsen heran und
starben, viele Gemeinwesen wurden entwickelt und vergingen,
viele Städte sind unter meterhohen Erd- oder Sandschichten begraben. Andere Stämme und Volksgruppen leben unter fremder

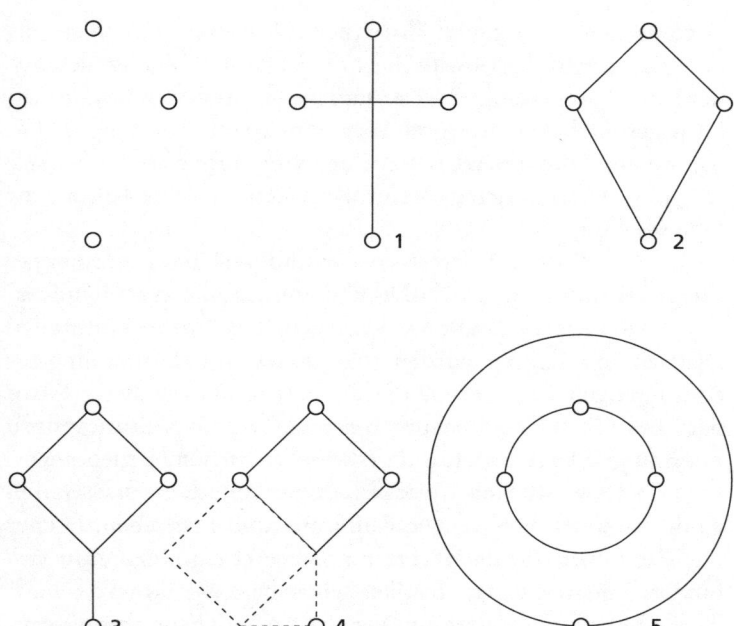

Abb. 1–5: Geometrische Figurationen aus dem Kreuz des Südens.

Herrschaft auch noch im 20. Jahrhundert fort. Seit der europäischen Invasion in Südamerika um 1500 durch die Spanier wurde die natürliche kulturelle Entwicklung in den Anden gewaltsam unterbrochen. Die Spanier, die unsere Ansiedlungen überfallen haben, haben eine fremde Kultur mitgebracht, eine andere Sicht des Menschen, eine neue Religion, ein anderes Wertesystem und eine fremde Sprache. Das Aufeinandertreffen der beiden Weltanschauungen hat neben dem Kampf zwischen den Invasoren und den Überfallenen auch einen kulturellen Kampf ausgelöst. Die Europäer, in der Kriegstechnik überlegen, haben gesiegt und in der Meinung, im Besitz der Wahrheit zu sein, uns auch ihre Weltanschauung aufgezwungen. Mit ihrem analytischen und individualistischen *Ich-Denken* haben sie mit dem Faustrecht der Gewalt das kollektive *Wir-Denken* des Andenmenschen beseitigt. Der Kampf zwischen diesen beiden völlig gegensätzlichen Kulturen, der vom spanischen Klerus und Militär in Gang gesetzt wurde, um ihre Herrschaft auszuweiten, hat den Untergang des größten Teils unserer Kultur zur Folge gehabt.

Unsere Weisen, unsere Künstler und Techniker wurden getötet oder unter der Anschuldigung, mit Dämonen im Bunde zu sein, zu Sklaven in den Bergwerken gemacht. Unsere kulturellen Zentren und Tempel wurden angezündet und zerstört, und bis zum heutigen Tage vernichten die Nachkommen dieser Europäer bewußt oder unbewußt weiterhin unsere Kultur: gestern mit Blut und Feuer, heute durch die obligatorische Erziehung innerhalb des westlichen Wertesystems und durch die massive Beeinflussung der Medien wie Rundfunk und Fernsehen, Bücher und Zeitungen, die die Verbreitung unserer eigenen Kultur verhindern und überlagern. In allen Lebensbereichen wird die westliche Kultur aufgewertet und die alte Andenkultur abgewertet.

Infolge dieser Aggression ist die Andenkultur unter den Schutzmantel des Volkes getaucht: Auf dem Land lebt sie fort, indem sie von den weisen Frauen und Männern unseres Volkes, den «lebenden Bibliotheken», von Generation zu Generation mündlich an die Nachkommen weitergegeben wird. Auf diese Weise ist auch die Tradition der Andenmedizin bis heute fortgeführt worden.

Die Medizin der Andenkultur

Die Frage, was unsere Medizin denn eigentlich ist, ist schwierig zu beantworten, weil aus der Sicht der Andenmedizin der Mensch eine *Einheit mit der Natur* bildet und das Verständnis von Gesundheit und Krankheit unlösbar mit der «Kunst, das

Leben in Harmonie mit der Natur» zu führen, verbunden ist. Ebenso verhält es sich mit den Künsten, den Wissenschaften und der Technik. Deshalb darf und kann der Andenmediziner nicht mit einem westlichen Mediziner verglichen werden, ebensowenig wie man Kartoffeln und Weizen miteinander vergleichen kann. Beides sind Lebensmittel, aber sie gleichen sich nicht. So dienen beide Medizinsysteme dem Menschen, indem sie von verschiedenen kulturellen Standpunkten aus seine gesundheitlichen Probleme zu lösen versuchen. Infolgedessen sind auch die diagnostischen und therapeutischen Wege sowie die angewandten Heilmittel verschieden. Gemeinsam ist das Ziel, die Gesundung oder Heilung des Patienten zu erreichen bzw. seine Leiden zu lindern und ihn zu beraten.

Unsere Medizin ist Teil der alten Andenkultur, und der Mediziner ist der *Hampi Kamayoq* oder *Heiler*. Er lebt in den Andendörfern oder auf dem Lande, nur selten in der Stadt. Seine Aufgabe ist es, den Kranken zu helfen, einzeln oder auch in Gruppen. Für seinen Dienst als Heiler wird er nicht in einer Schule vorbereitet, nach deren Abschluß er dann mit einem Diplom die Bestätigung seiner medizinischen Kunst erhält. Es gibt weder eine allgemeine medizinische Ausbildung in Gruppen noch überhaupt eine medizinisch spezialisierte Ausbildung. Allein medizinische Kenntnisse machen bei uns noch keinen Heiler aus, denn dieser muß nach unserer Auffassung gleichermaßen mit den kosmischen Beziehungen vertraut sein: Himmel, Erde und Unterwelt; die Gegensätze von positiv und negativ; die geistigen Wesenheiten der Natur (Berge, Seen, Quellen, Gipfel, Erde, Meer); die Witterung und die Jahreszeiten; die Zeiten des Tageslichts und die Zeiten der Dunkelheit; die Bedeutungen von männlich und weiblich in der Natur; das Wesen der Hitze, der Wärme, der Kälte, des Feuchten und des Trockenen; die guten und schlechten Lüfte – dies alles muß er in ihrem Einfluß auf den Menschen und seine Gesundheit erkennen und damit umzugehen verstehen.

Seine Vorbereitung als Heiler richtet sich daher vor allem auf die Naturerkenntnis, und seine Fähigkeiten wachsen im Umsetzen des Erlernten und indem er unaufhörlich weiter dazulernt. Seine Eignung und seine Fähigkeiten werden ständig von der Gemeinde, für die er tätig ist, an den Ergebnissen gemessen, sei es im individuellen Geschehen zwischen Heiler und Patient, sei es bei einem allgemeinen Problem (Seuchen, Schädlinge, Trockenzeiten, Überschwemmungen usw.). Um seine Pflicht gut erfüllen zu können, muß sich der Heiler hineinversenken in das Wissen um den Mikrokosmos (die kleine Welt, das Ich) und den Makrokosmos (die große Welt, das Wir, die Erde, das Universum) und alles in seiner Lebendigkeit erkennen, nicht als träge, unbelebte Masse. Das Leben ist im Großen wie im Kleinen Bewegung und Energie.

Trotz der augenscheinlichen Zerstörung unseres kulturellen Erbes wurde ein Teil des alten medizinischen Wissens durch mündliche Überlieferung erhalten. Die wenigen vorhandenen schriftlichen Zeugnisse stammen von spanischen Chronisten und sind aus naheliegenden Gründen mit entsprechender Zurückhaltung zu beurteilen. Daher beginnt der zukünftige Heiler seine Ausbildung zunächst in der Gemeinde, die eine kollektive Schule ist, und wird später der individuelle Schüler eines erfahrenen Meisters. Von diesem lernt er dann die alte Philosophie, Religion, Kunst, Wissenschaft usw., um den Menschen und die Natur zu erkennen. Dazu gehören vor allem

- das mütterliche Prinzip als Ursprung und Einheit von allem;
- das Prinzip der Zweiheit, dessen unaufhörlich gegensätzliches und wechselseitiges Wirken die Universen entstehen und vergehen läßt;
- das Prinzip des Gleichgewichts und Ungleichgewichts, der Harmonie und Disharmonie;
- die Kraft, die das Leben gibt und nimmt, die aufbaut und zerstört und die die Manifestation des Göttlichen ist. Sie ist das ursprüngliche Becken, aus dem die heilige Medizin *Qolla* schöpft.

Qolla – die heilige Medizin

Qolla ist das Wissen vom Menschen und der Natur, von Gesetzen, die ihn in Zeit und Raum bestimmen, vom Ursprung des
Lebens und seinen Äußerungen sowie Wirkungen, vom Gleichgewicht zwischen Mensch und Natur, von der göttlichen Kraft
als Grundlage von Leben und Tod. In dieser Weltsicht wird die
Gesundheit als Harmonie und Gleichgewicht mit sich selbst
und mit der Natur betrachtet, ist *Krankheit* eine Disharmonie
und ein Ungleichgewicht in der Person des Kranken oder in seiner Beziehung zur Natur. Um die Harmonie und das Gleichgewicht wiederherzustellen, werden Minerale, Pflanzen, Tiere,
Farben, Töne, zubereitete Medikamente oder die Energien des
Menschen bzw. der Natur eingesetzt.

Die Heiler lernen von Anfang an, die Energien zu erkennen,
die den von ihnen benutzten Mitteln innewohnen, von der al-
lerstärksten bis zur allerfeinsten Ausdrucksform. Der Heiler-
lehrling übt den Umgang mit dieser Energie, der Meister beherrscht sie und kann sie lenken, wohin er will. So ist er fähig,
Leben und Tod zu geben. Diese Energie drückt sich im menschlichen Körper als *irdische Lebensenergie* aus, im Tier als *Mon-
denenergie*. Gemäß ihrer Richtung nimmt die Energie eine po-
lare Eigenschaft an, «Hanan», wenn sie nach oben geht, oder
«Urin», wenn sie nach unten geht. Die Kunst und Wissenschaft
des Heilens besteht darin, die Energie in die Richtung zu leiten,
die im Ungleichgewicht ist, um sie auszugleichen.

Energie – Bewegung

Die alte Tradition der Anden lehrt, daß sowohl der Makrokosmos als auch der Mikrokosmos in ständiger Bewegung sind,
langsam oder schnell, gemäß der Energie, die sie antreibt. Diese
Energie fließt aus dem Zentrum des Universums, «Chiak-

Qoth» (die Leere), das der Punkt ist, aus dem die Schöpfung geboren wird. Die Schöpfung folgt einer gebogenen Linie und kehrt zu ihrem Ausgangspunkt zurück, der dann der Ort ihrer Zerstörung ist. In diesem Zeitraum ist sie vom Nichts zum All geworden, um zum Nichts zurückzukehren. Der Mensch erlebt diese wiederkehrenden Zyklen in der Abfolge von Leben – Tod – Leben.

Die Bewegung der Energie wird beschleunigt oder verzögert durch sieben «Zentren» oder «Tore», über die sie sich als Einheit von Körper, Seele und Geist ausdrückt. Dabei wird zwischen großen und kleinen Zentren unterschieden. Die drei großen Zentren oder Tore sind:

- das Tor *Leben – Tod* = die Sexualität, symbolisiert durch die Erde;
- das Tor *Verstand – Vorstellung* = das Gehirn, symbolisiert durch den Mond;
- das Tor *Liebe – Erkenntnis* = das Herz, symbolisiert durch die Sonne.

Diese Tore dienen als Übergänge für die Energie, durch die die sichtbare mit der unsichtbaren Welt verflochten ist. Wenn die Energie von der einen Welt in die andere übergeht, beschreibt sie einen Doppelkreis (∞). Die Lenkung dieser Bewegung erfolgt durch das «Kay», das Sein oder Wesen, das im Innersten eines jeden Menschen wohnt. Das Kay leitet die Energie so durch diese drei Tore, daß sich zwischen drei oder jeweils zwei Toren ein in sich zurückkehrender Kreislauf bildet.* Die «drei Tore» sollen nun im folgenden erläutert werden.

---

* In der Chaosforschung werden solche Figuren als «rückkoppelnde Regelkreise» bzw. «gekoppelte Grenzzyklen» bezeichnet. Eine Sonderform ist der «seltsame Attraktor», der trotz Regelhaftigkeit nicht terminiert ist und dessen Beschreibung den Rückkoppelungen zwischen lebenden Organismen am nächsten kommt. In der zweidimensionalen Darstellung ergibt sich für ihn eine ähnliche Figur wie die vom Autor beschriebene. (Anm. d. Übers.)

1. «*Paqariy Punku*» – *Tor des Lebens.* Im Inneren dieses Tores wird das Leben gebildet und erschaffen. Dieser Schöpfungsprozeß ist ein Teil der göttlichen Schöpfung. Dank dieses Tores wird das Lebewesen in dieser Dimension und in dieser Zeit gezeugt und geboren, d. h., es verkörpert sich, oder, besser gesagt, es verkörpert sich von neuem. Wir sind schon zuvor auf die Erde gekommen, denn wir dürfen und müssen hierher kommen, um zu lernen und zu erkennen und schließlich zur Einheit, zur Weisheit und zur Erleuchtung zu gelangen. Jedesmal, wenn wir auf die Erde gehen, geschieht dies mit einer klaren Bestimmung, und haben wir es uns ausgesucht, dort zu sein, wo wir sind und so, wie wir sind. Und wir haben es in der Hand, den Lauf unseres Lebens unseren Wünschen entsprechend zu verändern. Um zu leben, müssen wir die Energie, die uns die Natur geschenkt hat, in Bewegung umsetzen. Diese Energie fließt durch dieses Tor vom Leben zum Tod. Jeden Tag erleben wir eine kleine Geburt und einen kleinen Tod, sie sind Teile der *großen Geburt* und Teile des *großen Todes*. Dieses Tor wird durch die Erde und durch die Natur symbolisiert.

2. «*Yachay Punku*» – *Tor des Verstandes.* Dieses Tor verbindet uns über die Sinne mit der inneren und der äußeren Welt. Sehen, Hören, Riechen, Schmecken und Tasten sind Formen der sinnlichen Wahrnehmung, die den Übergang bezeichnen. Über dieses Tor kann der Verstand* alles, was er wahrnimmt, deuten, zuordnen, nuancieren, verändern und filtern. Man könnte den Verstand wie einen komplizierten Computer sehen, der alle Eindrücke des gesamten Lebens aufzeichnet und mit diesen Aufzeichnungen unsere Vorurteile beeinflußt. Sympathie und Antipathie, Vorlieben und Abneigungen werden von ihm bestimmt. Der Verstand kann die Sinne hemmen und sogar ihre

---

* Verstand ist hier im Sinne von «bewußter seelischer Wahrnehmung» gemeint. (Anm. d. Übers.)

physische Funktion verhindern. Deshalb ist er manchmal ober-
flächlich und kann lediglich zum Verständnis dessen beitragen,
was auf verschiedenen Ebenen erklärt werden kann. Denn der
Verstand arbeitet mittels Analyse, Einteilung und Zergliede-
rung. Aus diesem Grund kann über den Verstand immer nur ein
Teil begriffen werden, niemals aber das Ganze.

Mit allem, was der Verstand gelernt hat, verändert er, beur-
teilt er, schafft er Neues und überträgt er seine Vorstellungen
auf die Wirklichkeit. So hat z. B. der Verstand die Taufe hervor-
gebracht, die Ehe, die Zivilisation, den Staat und die Religion,
und während er einerseits will, daß seine Schöpfungen unverändert bestehen bleiben, führt er andererseits beliebige Anpassun-
gen ein und rechtfertigt gegensätzliche Verhaltensweisen wie
die Tötung anderer, weil sie nicht derselben Religion angehören
oder dieselbe Hautfarbe haben, weil sie nicht im selben Land leben usw. Das Tor des Verstandes wird durch den Mond symbolisiert.

3. «Amuthy Punku» – Tor des Erkennens und Begreifens. Dieses Tor befindet sich auf der Höhe des Herzens und ist das Zentrum der Liebe. Mit gutem Grund heißt es: Erkennen ist Lieben,
Begreifen ist Lieben, Verstehen ist Lieben. Liebe und Wahrheit
sind die zwei Seiten einer Münze. Deshalb ist es das Tor der Ein-
weihung, der Eintracht und des Mitgefühls. Es ist das Tor, das
unser geistiges Wachstum fördert, um die völlige Vereinigung,
die Erleuchtung und die Verwirklichung unseres innersten Wesens zu erreichen. Über dieses Tor offenbart sich Gott dem
Menschen in Gestalt eines anderen menschlichen Wesens, eines
Tieres, einer Pflanze oder eines Minerals. Denn in Gott sind alle
Gestalten, ist alle Kraft und sind alle Wesen vereinigt und befinden sich alle Naturreiche. Er lebt in den Tieren, ist in den Pflanzen verborgen und schläft in den Steinen. Über das Tor des Herzens können alle Möglichkeiten des Menschseins erforscht und
das All und das Nichts erkannt werden. Denn das All entspringt

aus der Leere, und zu ihr zu gelangen bedeutet: zum Ursprung zu gelangen.

«Illay», die Erleuchtung, wird erlangt, indem man der Angst trotzt und sich in diese Leere stürzt, die wie ein Abgrund ist. Wenn du in sie hineinfällst, gelangst du zum All, und damit kommst du zur Bewußtheit. Alles Neue wird aus der Bewußtheit geboren, die unser innerer Ursprung ist, zu dem wir gelangen müssen, um die Wahrheit zu erkennen. *Was ist die Wahrheit? Sie ist das unwandelbare Gesetz der Ewigkeit! Was ist das Gesetz? Es ist die Liebe! Was ist die Liebe? Gott! Was ist Gott? Das Gesetz und die Liebe.*

Die bewegende Kraft des Menschen ist das Herz, aus ihm geht jedes Leitbild hervor. Entdecke in der Meditation dein Leitbild und folge ihm. Dieses eine gilt für uns alle, und wenn wir es als das Unsere betrachten und ihm folgen, wird es uns zu Harmonie und Einsicht führen, vorausgesetzt, daß wir in der Lage sind, Liebe zu geben und zu empfangen. Die eigene Liebesfähigkeit kann wachsen, indem man die Liebe auf alle anderen ausdehnt. Lieben bedeutet: sich für andere hinzugeben. Das Tor des Herzens führt den Menschen zur Einheit, es zeigt ihm die Straße, den Weg, den Pfad, die Bestimmung oder wie immer man es nennen will. Und es fördert die Entwicklung der inneren Stimme oder der Intuition. Mit diesem inneren Sinn erkennen wir, wenn etwas besonders wichtig ist, er gibt uns den Schlüssel zur Lösung eines Problems in die Hand. Er erlaubt uns, Dinge vorauszusehen, direkt auf die eigentlichen Grundlagen einer Sache einzugehen und immer das Richtige zu tun. Er kann z. B. dabei helfen, sofort eine wahre Sympathie zwischen zwei Menschen zu erkennen oder auch eine Antipathie, die sich im Laufe der Zeit bestätigt.

Die geschlechtliche Energie und das Herz

Das Tor des Herzens wacht über den Zufluß und Abfluß der Energie. Der Fluß der Energie hängt ab von den Wünschen, Gefühlen und Sehnsüchten und hat viel mit Liebe und Geschlechtlichkeit zu tun. Die geschlechtliche Kraft ist reine Energie, die sich als Anziehung oder Abstoßung zwischen zwei Wesen ausdrückt: zwischen Mann und Frau. Die Natur benutzt Liebe und Geschlechtlichkeit, um dieses Tor zu öffnen. Im Geschlechtsakt erreichen Mann und Frau ihre höchste Polarisation und stellen damit den Kontakt mit der Unendlichkeit her.

Unter dem Einfluß der Liebe bildet sich eine Energiebrücke zwischen dem Geschlecht und dem Herz. Diese Brücke wird «Pacha-Chaka» genannt oder «Brücke der Unendlichkeit» (*Pacha* = Raum und Zeit) und führt zur Verwirklichung des Mannes und zur Sublimierung der Frau. Beim Überschreiten dieser Brücke gelangt der Mann zur Erkenntnis Gottes und die Frau zur Vergöttlichung. Mit Hilfe bestimmter Übungen kann die Lustempfindung kontemplativ erlebt werden, und das Paar gelangt zu einer höheren Beherrschung seiner sichtbaren und unsichtbaren Körper sowie physischen Sinne, bei gleichzeitiger Anregung der anderen Sinne, die latent in jedem menschlichen Wesen existieren.

Lebt man die Geschlechtsenergie allein aus, verwandelt sie sich in Schmerz, denn die Brücke zwischen Männlichem und Weiblichem zu spannen bedarf großer Anstrengung. Es gibt daher zwei Wege, um die Geschlechtsenergie zu lenken:

1. Den *Weg des Schmerzes oder der Individualität*, auf dem Mann oder Frau versuchen, die Brücke allein und ohne Hilfe von anderen zu spannen, um ihre Verwirklichung zu erreichen. Dieser Weg kostet viel Mühe und ist schwierig und einsam, voll Schmerz und Leid. Mit Hilfe der kontemplativen Betrachtung des Schmerzes kann die Brücke zur Ewigkeit errichtet werden. Dies ist der Weg, den die Asketen und Heiligen gegangen sind.

2. Den *Weg der Lust und des Paares*, den die meisten Menschen wählen, sei es als Liebende, Brautleute oder Ehegatten. Hier entscheiden zwei Menschen verschiedenen Geschlechts, zusammen denselben Weg zu gehen, um ihre Vereinigung und Erleuchtung zu erreichen. In dieser männlich-weiblichen Einheit wird jeder zur Stütze des anderen, er hilft ihm und begleitet ihn. Während einer den anderen liebt, verwandelt er sich in einen Pfad, auf dem man zu Gott gelangen kann. Diese Geschlechtsenergie, die in der Liebe kanalisiert ist, ermöglicht es dem Paar, zur Erkenntnis, zur Wahrheit, zum Gesetz und damit zu Gott zu gelangen.

Wenn es einem Paar gelingt, seine vollständige Einheit zu erreichen, d. h. wenn es sowohl seine männlichen als auch weiblichen Anteile harmonisch entwickelt hat, erlangt es Frieden, Freude und Glück. Und was auch immer sie sich wünschen, es wird ihnen zuteil werden, denn das himmlische Reich hat sich mit der Erde vereinigt. Bedauerlicherweise erreichen nur sehr wenige Paare ihr Ziel. Der moderne Mensch hat sich von der Geistigkeit entfernt und hat nicht gelernt zu lieben. Er hat nur gelernt, sich selbst und andere auszunutzen, und weiß mehr über sein Auto und seinen Beruf, als daß er andere Menschen zu erkennen und zu verstehen vermag. Er ist noch nicht einmal darauf vorbereitet, eine Familie zu haben. Es gibt keine Schulen, die einen «qualifizierten Abschluß» in der wichtigsten Angelegenheit der Welt vergeben: Mitglied einer glücklichen Familie zu sein, gute Eltern, gute Ehepartner, gute Freunde oder gute Kinder, aus dem Heim eine Oase des Friedens zu gestalten, einen Zufluchtsort in der Zeit der Not und immer eine Wohnung, in der nicht nur die Familienmitglieder zu Hause sind, sondern die auch eine *Wohnung Gottes* darstellt.

Herzprobleme

Das Herz ist beim modernen Menschen das am stärksten von Konflikten betroffene Organ, denn er hat gelernt, seine (Herzens-)Gefühle zu unterdrücken und vor allem seinen Verstand, seine Intelligenz und Logik zu gebrauchen. Mit ihnen mißt er den lebendigen Ausdruck und die Gefühle der Liebe und nimmt ihnen damit ihr Geheimnis und ihren Zauber. Der Verstand nutzt jedes Mittel, um alles ihm Unerwünschte zum Schweigen zu bringen, die Intuition, das Zauberhafte, den Glauben, die natürlichen Pflichten und Gesetze, die verborgenen Pflichten und Gesetze, die verborgenen Kräfte, die Gerechtigkeit, den Edelmut und die Vergebung. Er richtet seine Angriffe vor allem gegen die Liebe und führt uns zu extremen Haltungen. Denken wir daran, daß

- Glauben ohne Liebe uns zu Fanatikern macht;
- Pflicht ohne Liebe uns jede Aufgabe vergällt;
- Ordnung ohne Liebe uns starr werden läßt;
- Kraft ohne Liebe uns zur Gewalt und Grausamkeit führt;
- Gerechtigkeit ohne Liebe uns hartherzig macht;
- Großmut ohne Liebe uns eingebildet werden läßt.

Wenn der Verstand über das Herz ausschließlich regiert, wird der Mensch zum Egoisten, zum Götzendiener des Materialismus, unmoralisch, feindselig und grausam und verwandelt diese Erde in die Hölle. Wenn aber das Herz den Menschen vornehmlich regiert, wird er friedliebend, sanft, liebevoll, großzügig, gerecht und freundschaftlich, nicht nur zu seinen Mitmenschen, sondern gegenüber allen Lebewesen. Eine Atmosphäre des Friedens, der Bruderschaft und der Gerechtigkeit verbreitet sich dann über die Erde und macht sie zu einem Paradies, sozusagen zu einem *Garten Eden*.

Wenn bei einem Paar der Verstand und die kalte Überlegung dominieren, ist das Leben leer, ohne Träume, einfach hohl und langweilig. Es gibt keinen Raum für Ideale. Wenn sich ein Paar hingegen vom Herzen leiten läßt, hat das Leben geheimnisvollen Zauber und Tiefe. Verständnis und Harmonie werden angestrebt, und einer stützt und fördert den anderen. Das gegenseitige Erkennen dient dann nicht dem Auffinden von Meinungsverschiedenheiten, sondern der Absicht, sich im Aufbau eines friedvollen, glücklichen und frohen Heimes zusammenzufinden.

Um eine *Therapie des Herzens* zu beginnen, muß daher zunächst die eigene Liebesfähigkeit verbessert werden und die Fähigkeit, diese Liebe auf andere Menschen auszudehnen. Warum wird das Herz überhaupt krank? Um diese Frage zu beantworten, muß man verstehen, daß Krankheit stets die Frucht dessen ist, was wir in unserem Leben selbst gesät haben. Oft bringen unsere eigenen Entscheidungen und unser Denken solche Früchte hervor, insbesondere beim Herzen, das der Sitz aller Gefühle ist, der guten wie der schlechten. Wenn das Gefühlsleben krank ist, wird der Körper auf entsprechende Weise krank. Ich will einige Beispiele anführen:

- Herzprobleme verweisen immer auf seelische Probleme, die über längere Zeit bestehen, haben aber auch mit einem Mangel an Lebensfreude und Genuß zu tun.
- Der Herzinfarkt ist Ausdruck einer gestauten Aggressivität.
- Anämie äußert einen Mangel an Dynamik, Kraft und Genuß.
- Arteriosklerose ist ein Zeichen für Mangel an Offenheit, Beweglichkeit, Toleranz und Einverständnis mit dem Leben und der Welt.
- Bluthochdruck veranschaulicht, daß Gefühle und Gedanken schlecht ausgedrückt werden können.
- Niedriger Blutdruck zeigt, daß Problemen aus dem Weg gegangen wird, daß man eine Vermeidungsstrategie einnimmt.

Der Heiler wird bei Herzproblemen, bevor er irgendeine Arznei verordnet, immer zuerst nach der Ursache forschen. Er wird daraufhin dem Patienten die Zusammenhänge erklären und Ratschläge für eine gesunde Lebensführung geben. Erst dann kommen konkret anzuwendende Heilmittel wie Tees, Umschläge, Massagen usw. zum Einsatz.

Dies sind einige Grundgedanken, die ich aus der alten Sicht der Andenmedizin zu diesem für den modernen Menschen so wichtigen Thema des Herzens darlegen wollte.

PETER REITER

Die Gottesgeburt im Herzen

Das Herz in der westlichen und östlichen Mystik

«Mit Mikrochirurgie, Gentherapie und neuen Wirkstoffen be-
kämpfen Mediziner die fatale Attacke» – so lautet eine Schlagzeile der heutigen Boulevardpresse zur Herzmedizin, die damit
ein treffliches und ebenso ungewollt selbstironisches Bild des
Zeitgeistes liefert. Einseitiger und primitiver ist kaum je in der
Geschichte des Menschen das Herz betrachtet worden. Es hat
hiernach nichts Persönliches, Herzliches mehr, von einer göttlichen Dimension ganz zu schweigen, sondern ist ein heimtücki-
sches und ständig fehlerhaft arbeitendes Numinosum, dessen
unberechenbare Signale – wie die Attacke aus heiterem Himmel – mit immer neuen und subtileren Waffen «bekämpft» werden müssen, wie es in der Schlagzeile zu Recht heißt. In diesem
Programm zur Verbesserung der Schöpfung ist nun das Herz
aus Titanstahl, das seit neuestem bei Transplantationen verwendet wird, das logisch folgerichtige Produkt, mit dem die anderen Dimensionen des Herzens und Menschseins zugleich aus-
geklammert sind. Welche anderen Dimensionen?
Nicht nur in unserer Kultur, sondern weltweit wie auch histo-
risch in zahlreichen Überlieferungen der Völker galt das Herz
stets als etwas Besonderes. Zunächst und fast überall auf der
Welt hatte es – und dies gilt noch bis heute – die Bedeutung der
Wesensmitte des Menschen, des Zentrums. Was «von Herzen»
kommt, das bedeutete echt, ehrlich, ohne Verstellung. Wenn etwas von Herzen gegeben wird, dann ist der ganze Mensch in-
volviert, nicht nur seine *persona,* seine Maske, die auch verstel-

lend wirken kann. Das kam auch durch entsprechende Handbewegungen zum Ausdruck. In den Volksreligionen wird das Herz als die zentrale Mitte gesehen, denn «Gott erforscht die Herzen». Bereits im Alten Ägypten war die Vorstellung von Osiris verbreitet, der nach dem Tod die Herzen prüft. «Die reinen Herzens sind, werden Gott schauen», und «aus ganzem Herzen und ganzer Seele» will Gott geliebt sein, wie heilige Schriften berichten.

Ferner wird das Herz stets als Ort der Gefühle und tiefsten Empfindungen angesehen. Man spricht bei stark gefühlsbesetztem Geschehen von «herzzerreißenden» Situationen, «freudigem oder ängstlichem, betrübtem Herz» – nie jedoch vom betrübten Kopf –; man hängt sein Herz an etwas und meint damit Gefühlsbindungen; man nimmt sich «etwas zu Herzen», wenn tiefe Emotionen tangiert sind. Ebenso sind großherzig und kleinherzig in direktem Bezug zum Gefühl zu verstehen. Vom Herz als Symbol und Bezugspunkt für das wichtigste unserer Gefühle, die Liebe, muß nicht erst gesprochen werden. Dies dürfte selbst dem Hartgesottensten und «Coolsten» auch heute noch ins Auge fallen und wurde schon genügend untersucht und expliziert. Überall in der Weltliteratur taucht es auf.

Über all diese Bedeutungsebenen hinaus, die – zumindest als Relikte – noch mehr oder weniger in unserer Sprache und Kultur vorkommen, existiert eine Bedeutung des Herzens, die ich die *mystische* nennen will: das Herz als Tor und als Weg, der von der Vielheit zur Einheit, von der Polarität zum Einssein mit Gott und zugleich in die Tiefe der eigenen Seele, in den Seelengrund führt, zumal nach Meister Eckhart Gottesgrund und Seelengrund ein Grund sind. Auch diese Verständnisebene des Herzens, die sog. Herzensweisheit, wie die Tibeter sagen, die mystische Weisheit, war und ist universell in der ganzen Welt verbreitet, ein aus allen Hochkulturen überliefertes, kulturübergreifendes Phänomen wie kaum ein anderes. Im Gegensatz zu den anderen Bedeutungsebenen des Herzens war diese allerdings nicht öffentlich bekannt und verbreitet, sondern stellte immer eine Art von Geheimwissen dar, das stets nur wenigen Schülern und diesen zumeist nur mündlich überliefert wurde. Solche Übermittlung ist auch heute noch zu finden, doch nach und nach entstanden auch schriftliche Zeugnisse, die sorgsam gehütet wurden und erst heutzutage allgemein zugänglicher sind.

Das in unserer Zeit nunmehr öffentliche Bekanntwerden solcher «Herzenswahrheiten» aus alten und gegenwärtigen Kulturen, dieses bildlich gesprochen «Sich-Offenbaren der Herzensmystik», die nunmehr leichte Zugänglichkeit sowie zudem das Entstehen neuer Formen der Vermittlung solcher Herzensweisheit sind sicher kein Zufall. Keine Epoche ist, wie oben etwas humorvoll dargestellt, in bezug auf Herz, Gefühl und Wesensmitte des Menschen so vom Weg abgekommen wie die jetzige und hat daher dieses Wissen um so nötiger. So ist es nicht nur legitim, vielmehr vielleicht sogar notwendig, einen Blick auf die Sichtweise derjenigen Philosophen und Mystiker zu werfen, die von dieser Wahrheit des Herzens gesprochen haben, von einer Erkenntnis jenseits der Vernunft – wiewohl nicht gegen sie. Dadurch können wir einerseits erkennen, wie universal diese Weisheit sich jenseits aller Kulturunterschiede herausgebildet hat, eben aus dem Herzen und nicht durch Vermittlung. Andererseits lernen wir aus diesen Traditionen, was der Weg des Herzens beinhaltet und wie er letztendlich das finden läßt, was alle Menschen in ihren zahlreichen Bestrebungen – zunächst meist unbewußt – suchen. Nach meinem Verständnis: die Gottesgeburt zu erleben, d. h. in der Seele Gott zu finden in seinen drei Aspekten: Schöpferkraft (Vater) – Bewußtsein (Logos) – Liebe; oder wie die Inder analog sagen: Sat – Chit – Ananda, was aus dem Sanskrit stammt und bedeutet: «Sein – Bewußtsein – Glückseligkeit.»

Ein klassisches Beispiel und zugleich eines der ältesten Zeugnisse für diese Art von Wissen bilden die Upa-ni-shaden, was wörtlich heißt «bei jemand niedersitzen», da sie viele Jahrhunderte nur mündlich weitergegeben und erst nach und nach schriftlich fixiert wurden. Die Aitareya-Upanischad verkündet vom Weisen: «Er sieht das Selbst im Herzenslotos weilen als Brahman, den Allgegenwärtigen [...] Was ist dies Selbst? [...] Das Selbst ist reines Bewußtsein.» Hier zeigt sich schon deutlich die erstaunliche Parallele zu den christlichen Mystikern des Mittelalters, die für das Höchste im Menschen einen identischen Ausdruck gebrauchen: «purus intellectus», also reine Vernunft oder reines Bewußtsein.

In der Brihad-Âranyaka-Upanischad sagt der weise Gargya: «Das Wesen, das im Herzen als Intelligenz wohnt, bete ich an als Brahman», und der berühmte Yâjnavalkya spricht: «[...] wie das Herz der Sammelpunkt der göttlichen Weisheit ist – so ist das Selbst (im Herzenslotos) der Sammelpunkt aller Wesen.» Und über die Schöpfung sagt er: «[...] dann drang es in alle Körper ein und nahm seine Wohnstätte im Herzenslotos. Man nennt es purusha (Geist) [...]. Es nahm alle Formen an, es nahm alle Gestalten an, um sich in allen Gestalten zu offenbaren.» Im Verlaufe des weiteren Gesprächs verdeutlicht er es nochmals und sagt zu Ushasta, auf sein Herz deutend: «Es ist dieses dein Selbst, das allem innewohnt.» Später sagt König Janaka: «Vidagha lehrte mich, das Herz sei Brahman», und auch er bekommt die Antwort von Yâjnavalkya: «Eben das Herz ist seine Wohnstätte, der Raum seine Stütze. Meditiert über das Herz als die Stätte der Ruhe; denn im Herzen finden alle Wesen innere Ruhe. Das Herz ist Brahman.» Hier ist selbstverständlich nicht vom materiellen Herzen die Rede, sondern von dem Allgeist, der im Herzenslotos als Licht erscheint und aufbricht, wie es auch die christlichen Mystiker ausgedrückt und in der Christus-Darstellung auch künstlerisch wiedergegeben haben, oder nach Yâjnavalkya in eben dieser Upanischad: «Es ist das aus sich selbst leuchtende Wesen, das im Innern des Herzens weilt, umgeben von den Sinnen [...]. Es ist das Licht, das den Menschen erleuchtet.»

Interessanterweise soll nach dieser Upanischad das Zentrum des Herzens auch beim Tod eine wichtige Rolle spielen:

«Wird der Leib schwach und scheinbar bewußtlos, dann taucht der Sterbende, während er seine Kräfte einzieht, hinab ins eigene Herz [...]. Weder denkt er, noch erkennt er [...]. Nun wird die Spitze des Herzens, wo die Nerven zusammenlaufen, vom Licht des Selbst erleuchtet, und geführt von diesem Lichte (!), verläßt der Sterbende den Leib [...].»

Ferner wird erstaunlich parallel zu der Aussage der Bergpredigt «Selig, die reinen Herzens sind, denn sie werden Gott schauen», auch schon in ältesten Upanischaden, stets die Reinheit des Herzens als Vorbedingung der Gottesschau gefordert. So sagt Yâjnavalkya: «Wenn das Verlangen, das einst im Herzen wohnte, durch göttliche Erkenntnis ausgelöscht ist, erlangt der Sterbende Brahman [...]. Im reinen Herzen offenbart sich Brahman, das ewig ungeteilte Eine.» In der Chândogya-Upanischad heißt es poetisch, zumal es damals keine Trennung von Philosophie, Religion und Dichtkunst gab: «Das Licht, das über allen Himmeln leuchtet und über dieser Welt, das Licht, das in der höchsten aller Welten scheint [...] es ist das Licht, das in den Herzen aller Menschen leuchtet [...]. Der Mensch ist das, was er will. Was sein Wille im Leben erstrebt, das wird er [...]. Deshalb möge er mit seinem Willen stets nach Brahman trachten.» Hierin liegt also der Grund für die geforderte Herzensreinheit.

Die Upanischaden sind voll von solchen Aussagen, uns sollen aber wenige Beispiele genügen, um zu zeigen, daß bereits zu längst vergangenen Zeiten Menschen von dieser Herzensweisheit wußten und danach lebten, und da darf die klassische Stelle aus der Chândogya-Upanischad nicht fehlen:

«In ihm find ich die Fülle ewiger Freude – es ist mein wahres Selbst, das seine Wohnstatt hat im Lotos meines Herzens. Kleiner als ein

Reiskorn ist mein Selbst [...] kleiner als ein Senfsamen [...]. Und doch auch wieder größer als die Erde, größer als die Himmel, ja größer als alle Welten. Dies Selbst, im Schreine meines Herzens, ist Fülle der ewigen Glückseligkeit, wahrlich, es ist Brahman.»

Dieses Wissen blieb in Indien über die Jahrtausende hinweg erhalten und findet sich auch im berühmtesten Gedicht des Hinduismus, der Bhagavadgita wieder, im 10. Gesang/11. Strophe: «Von mir, der in den Herzen wohnt, wird der Verblendung Dunkelheit, vermöge meiner Gnadenmacht, durch der Erkenntnis Licht zerstreut.» 13. Gesang/17. Strophe: «Das Licht der Lichter (vgl. Kabbala! Anm. d. Verf.) heißt man es, das jenseits alles Dunkels thront, Erkennen und Erkenntnisziel, in jedes Wesen Herz es wohnt.» Und für die Praxis des Yogaweges erklärt Indiens größter Philosoph Shankara in der Schrift Drigdrishya-viveka/22–23:

«Wenn man gegenüber der Welt der Namen und Formen gleichgültig geworden ist, soll man ununterbrochen üben über das Zentrum des Herzens [...]. Im Herzzentrum können zwei Arten des Samadhi praktiziert werden: die eine, bei der die Ideen vorhanden sind (Savikalpa-), die andere, bei der die Ideen abwesend sind (Nirvikalpa-Samadhi).»

Auch in der Yogalehre der Weisen Vashistha heißt es ähnlich und ganz praxisbezogen:

«Zu Beginn besänftigte er die Eile des [...] Atems. Sorgfältig trennte er hernach die Sinne von den Sinnesobjekten. Festen Geistes gab er die Außenkontakte (Sinne) restlos auf und besaß nun im Raume des Herzens ein Gemüt, das sich hatte bändigen lassen [...]. Sowie die Finsternis gewichen war, sah er eine Menge von schönem Licht [...] (Nach mehreren Zwischenzuständen schließlich:) [...]. Dadurch, daß das Gemüt die Aufmerksamkeit lange auf sein eigenes Bewußtsein richtete und davon kostete, wurde es zum reinen, absoluten Bewußtsein [...]. Reines Bewußtsein gelangte, nachdem es das Bewußtsein aufgegeben hatte, zur Identität mit dem absolu-

ten Bewußtsein [...] es war wie ein Ozean von Glückseligkeit geworden.»

Hier sind bereits die wesentlichen Elemente des mystischen
Weges des Herzens enthalten, und auch hier wieder ist in Mor-
gen- und Abendland die verblüffende Ähnlichkeit der Begriffe
vom reinen Bewußtsein, dem purus intellectus, dem lauteren
Licht usw. zu sehen.

Dies gilt auch für die Tradition des Buddhismus, auf die hier
nur kurz eingegangen werden kann, vor allem für die auf Tradition und Praxis schwerpunktmäßig bezogenen Schulen. Die
Anweisungen der alten tibetischen Meister nennt man «Her-
zensanweisungen», und der zeitgenössische Meister Nyoshul
Khenpo sagt in einem Gedicht: «Wer an konkreter Wirklichkeit
festhält, ist bemitleidenswert. Richtet das Gewahrsein nach innen, Freunde meines Herzens.» Sögyal Rinpoche schreibt:
«Wenn es dem Meister gelingt, Ihr Herz im Innersten (!) zu öffnen und Ihnen einen unübersehbaren, machtvollen Einblick in
die Natur des Geistes zu gewähren [...].»[1] Wichtig ist festzuhalten, daß auch hier die Essenz oder Natur des Geistes, der «purus intellectus» im Innersten des Herzens zu finden ist, und das
Herz somit ein Tor von der Polarität in den Grund und die Einheit, in die Natur des Geistes ist, das (hier mit Hilfe des Meisters) geöffnet und durchschritten werden soll.

Doch auch im Abendland gab es von ältesten Zeiten her
diese Tradition der Herzensweisheit. Die Pythagoreer, die Or-
phiker, die Mysterienkulte vor allem in Eleusis, aber auch die
Stoa und ihre Lehre vom Seelenfunken, vom göttlichen Feuer in
uns, galten als Übermittler solchen Wissens, das immer zugleich
praxisbezogen war, Ethik und Lebensführung beeinflußte. Plo-
tin und die neuplatonische Schule, die nach dem Aufkommen
des Christentums maßgeblich dessen frühe Theologie prägten
(Origenes; Dionysos), übermittelten diese Lehren vom Göttlichen in uns. So ist es nicht verwunderlich, daß aus dieser Ver-

schmelzung von Christentum und Platonismus (denn Neu- und
Altplatonismus wurden damals noch nicht unterschieden) der
christliche Topos von der Gottesgeburt im Herzen entstand, der
nach H. Rahner bereits in der griechischen Logosspekulation
(Stoa) seine Ursprünge hatte, in den «antiken Lehren vom Herzen als dem Geburtsort des menschlichen Logos». Diese Lehre
von der Gottesgeburt im Herzen zog sich dann durch die ganze
Geschichte der christlichen Religion bis ins Mittelalter, wo sie
von den Mystikern erneut aufgegriffen wurde. H. Rahner sagt:

> «Von Ambrosius geht dieses uralte Lehrstück der hippolytischen
> Theologie über Gregor den Großen in die mittelalterliche Hohlied-
> erklärung ein [...] erbt das frühe Mittelalter diese mystisch so
> fruchtbare Idee. [...] Die Idee selbst [...] ist uralt, gehört zu den we-
> sentlichen Tücken der christlichen Mystik aller Jahrhunderte (und
> nicht nur der christlichen, wie gezeigt wurde, Anm. d. Verf.). So
> geht die geschichtliche oder besser metageschichtliche Linie dieser
> geheimen mystischen Wahlverwandtschaft von Origenes über Gre-
> gor von Nyssa zu Maximus, und von da aus zu Scotus Eriugena
> und Eckhart.»[2]

Dabei war die Gottesgeburt im Herzen in alter Zeit keineswegs
symbolisch gemeint, vielmehr sollte die Seele sich dadurch in einer Art Durchbruch zum Seelengrund des Göttlichen in sich bewußt werden, dadurch realiter gottförmig werden, sich mit
Gott vereinen. Dafür gibt es Hunderte von Belegstellen sowohl
bei Kirchenvätern als auch in der späteren Tradition der christlichen Mystik.[3] Hier sollen wenige Hinweise genügen:

Der anerkannte Kirchenforscher H. Denifle bestätigt: «Ge-
gottet oder vergottet ist genaue altdeutsche Übersetzung des
von den Vätern so häufig gebrauchten (!) Wortes ‹theoume-
nos›», und H. Grundmann: «Das Erlebnis und der Gedanke der
Vergottung ist nun aller Mystik gemein [...] auch Mechthild
von Magdeburg [...] sagt von der Seele [...], daß sie wird ‹mit
got ein got› ein götlich got mit dem himelschen Vater.» Basilius

erklärt: «Der Mensch werde Gott», und Gregor von Nazianz: «Gott reinigt sie und macht sie sich gleich (!). Er verkehrt mit Ihnen wie mit Eigenem.» Schließlich spricht es in selbst für unsere Zeit erstaunlicher Deutlichkeit Gregor von Nyssa aus:

> «Wenn die Seele sich selbst erkannt hat [...], wenn sie erkannt hat, daß sie und nur sie Gottes Ebenbild ist, weil selbst Himmel und Erde vergehen, sie aber ewig ist (vgl. dagegen die Seelenlehre heutiger Priester und Theologen! Anm. d. Verf.), dann erhebt sie sich von allem Vergänglichen zum reinen Guten. Das Ablegen des Fremden ist die Rückkehr zur wahren eigenen Natur der Seele (vgl. bei den tibetischen Buddhisten: Rückkehr in die Natur des Geistes, Anm. d. Verf.), wir werden wieder, was Adam von Anfang an war. *Christentum ist Gott ähnlich werden.* Das ist kein Ziel, das über die Grenzen der menschlichen Natur hinausliegt. Denn es ist *nichts als die Rückkehr zur ursprünglichen Herrlichkeit.*»

Soweit der bedeutende Gregor, dessen Aussagen im Lichte heutiger Kirchenlehren fast unglaublich klingen, aber sehr übereinstimmen mit den bisher gezeigten Geheimlehren anderer Kulturen.

Von den Scholastikern gebraucht der hl. Bonaventura besonders häufig das Wort von der deiformitas, der Gottförmigkeit. Meister Eckhart geht schließlich noch weiter und fordert nicht nur, daß wir wie der Sohn als göttlich geboren werden, sondern als derselbe Sohn: «[...] denn ich bin sein Sohn und ich bin derselbe Sohn und nicht ein anderer.»[4] (Quint: DW 1.454). Und fast identisch mit den Upanischaden erklärt er: «Gott hat keine eigentlichere Stätte als ein reines (!) Herz und eine reine Seele; dort gebiert der Vater seinen Sohn, wie er ihn in der Ewigkeit gebiert, nicht mehr und nicht weniger. Was ist ein reines Herz? Das ist rein, was von allen Kreaturen abgesondert und geschieden ist.» (DW 1.447). «Zum andern mußt du reinen Herzens sein, denn das Herz ist allein rein, das alle Geschaffenheit zunichte gemacht hat.» (DW 1.449).

Zur angestrebten Einheit des Mystikers mit Gott sagt er: «Die Nähe zwischen Gott und der Seele kennt keinen Unterschied fürwahr. Dasselbe Erkennen, in dem sich Gott erkennt, das ist eines jeden losgelösten Geistes Erkennen und kein anderes [...] (vgl. oben aus der indischen Einheitslehre: «[...] Reines Bewußtsein gelangte, nachdem es das Bewußte aufgegeben hatte, zur Identität mit dem absoluten Bewußtsein [...] es war wie ein Ozean von Glückseligkeit geworden.») [...] darum ist Gott im Grunde der Seele mit seiner ganzen Gottheit.» (DW 1.467). «Hier ist Gottes Grund mein Grund und mein Grund Gottes Grund.» (DW 1.90). «[...] wo dann Gott ist, da bin ich, und wo ich bin, da ist Gott, es sei denn, daß die Hl. Schrift lüge.» (DW 3.522). «[...] wäre es so, daß Gott irgend etwas von seinem Sein oder seiner Wesenheit [...] der Seele vorenthielte, dann könnte er nicht Gott sein, so ganz eins wird die Seele mit Gott.» (DW 3.519). «Denn der Vater und du selbst und alle Dinge und dasselbe Wort (Logos) sind eins in dem Lichte.» (DW 2.716).

Und wo geschieht dies? Im Herzen, sagt Eckhart: «[...] Gott leitet seine Braut (die Seele) aus der Würdigkeit und dem Adel aller Kreaturen in seine Einöde in sich selbst und spricht selber in ihr Herz [...]. Zu diesem Werk muß sich die Seele sammeln und verschließen.» (DW 3.578). «Ich, spricht unser Herr, will die edle Seele führen in eine Einöde, und ich will dort sprechen in ihr Herz. *Eines mit einem, eines in einem und in einem eines ewiglich.*» (DW 5.504).

Wegen der nicht nur hier, sondern bei vielen Topoi der Mystik zu beobachtenden Universalität und Zeitlosigkeit der Aussagen Eckharts sowie seiner Übereinstimmung mit den Herzensweisheiten anderer Völker verwundert es nicht, daß er in zahlreiche Sprachen übersetzt, in anderen Kulturen gelesen und verstanden wird und somit als eine Art Pontifex, als ein Brückenbauer zwischen den mystischen Traditionen fungiert. Durch einen solchen Überblick verschwimmen die zeitgebundenen

Formen der Lehren, und der Blick wird frei auf den überzeitlichen und überkulturellen Gehalt, der im Herzen aller Menschen und nicht nur bestimmter Epochen gründet. Anders läßt sich die Übereinstimmung der räumlich und zeitlich entferntesten Lehren in dieser Hinsicht auch nicht erklären.

Bezeichnend für echte Herzensweisheit ist aufgrund dieser Prämisse, daß das Herz das Tor zum Göttlichen ist, auch stets der Praxisbezug, die Aufforderung zum Finden des wahren Selbst und darüber des Göttlichen im eigenen Herzen. Dies gilt nicht nur für das Morgenland, sondern auch bis ins Mittelalter für die abendländisch-christliche Tradition, denn Christentum bedeutete wie gezeigt «Gott ähnlich werden». Beispielsweise gab es schon in früher Zeit, in den Einsiedeleien des Athos, folgende Anweisung des hl. Gregor von Sinai zum Herzensgebet: «Setze dich auf einen niederen Sitz, ziehe dein Bewußtsein vom Kopf ins Herz hinunter und fixiere es dort. In dieser Stellung geht es darum [...], den Blick auf das geistige Herz (!) zu richten, um die Ausstrahlung des göttlichen Lichts zu schauen.»

Neben dem Christentum sollte man aber nicht den Islam als weiteren wichtigen Vertreter abendländischer Kultur, vor allem zur Zeit des Mittelalters, aus dem Auge verlieren. Hier bildete sich zeitweise eine echte Herzensmystik aus, die Gott im wahrsten Sinne des Wortes von ganzem Herzen suchte. Neben dem bekannten Mystiker Dschelaluddin Rumi, der schon Goethe begeisterte, soll exemplarisch ein Zitat von Al-Ghazali (11. Jh.) stehen:

«Die Wunder der Welt des Herzens sind unendlich viele an der Zahl [...] das erste, allen offenbarte, ist dies, daß das Herz die Kraft der Erkenntnis aller Wissenschaften und Künste besitzt [...]. Wunderbarer aber als alles dies ist jenes Fenster, das im Innern des Herzens nach der übersinnlichen Welt des Himmels geöffnet ist [...]. Wenn ein Mensch [...] sich von Zornmut und Begierde und allem schlechten Wesen und allem Bösen dieser Welt reinigt und sich dann an einem einsamen Ort niedersetzt, die Augen schließt, die

Sinne stillegt und sein Herz (!) in Verbindung setzt mit der höheren Welt [...] bis er das Bewußtsein verliert von sich selbst und der ganzen Welt (vgl. Yogazitat Vashistha sowie Herzensgebet Athos, Anm. d. Verf.) und von nichts mehr weiß als von Gott, dann öffnet sich ihm, obgleich er wachend ist, jenes Fenster [...]. Die Geister der Engel erscheinen ihm in herrlichen Gestalten [...] und das Reich der Erde und des Himmels wird ihm gezeigt. Wem dieser Weg sich eröffnet hat, der schaut unbeschreibliche und gewaltige Dinge. Ja, alles Wissen der Propheten ist auf diesem Weg zu ihnen gekommen.»

Dieses durch die Jahrhunderte sich durchziehende Wissen der Philosophen, Weisen und Mystiker ging im Abendland in der Moderne nach und nach verloren. Die Rosenkreuzer waren vielleicht dessen letzte Künder. Der Menschengeist auf dieser Stufe des «gespaltenen, unglücklichen Bewußtseins», der diesen Innenbezug verloren hatte (nicht wirklich, sondern im Zeitbewußtsein), versuchte mit dem Herzen verlorenes Glück, Ganzheit, Freude und Zufriedenheit im Äußeren wiederzufinden und machte dabei unglaubliche Anstrengungen und Fortschritte. Kopf war gefragt, kein Herz, letzteres störte sogar bei der Schaffung des neuen Übermenschen, des homo faber, war eine menschliche Schwäche, die nun vielleicht mit Hilfe von Robotern, Computern und gentechnisch fabrizierten Menschen endlich ausgemerzt wird.

Doch für die heutige Reduzierung auf das technisch Machbare und das materiell Nützliche zahlt mittlerweile die weltweite Technokultur einen hohen Preis: Erstens nimmt überall die Quantität (immer mehr Gleiches) zwar zu, zugleich die Qualität immer mehr ab, wie beispielsweise bei den Lebensmitteln zu sehen ist. Zweitens und noch problematischer ist der Verlust von Zeit (!), die niemand mehr hat, von Freiheit, wo nur noch Sachzwänge das Leben bestimmen, der Verlust von Spontaneität, künstlerischer Ausdruckskraft. Drittens, und am schlimmsten, ist der Verlust von menschlicher Wärme, Zuneigung, Liebe, Einklang mit der Natur, natürlicher Freude und Glück aus direktem Austausch mit Menschen. Statt dessen findet Kommunikation über Datenautobahn per Computer statt. Hieraus folgt letztlich der Verlust des Lebenssinns, des Heils oder Heilseins, um es altmodisch auszudrücken; das Ganze ist nur noch ein sinnloses Uhrwerk, das sich immer schneller abspult.

Nun hat aber jede Krise zwei Seiten, und sie bietet neben dem möglichen Zusammenbruch des Dagewesenen zugleich eine in der historischen Geschichte noch nie dagewesene Chance, die Herzen einer großen Zahl von Menschen wieder für diese verborgene Herzensweisheit zu öffnen und damit zugleich eine neue Epoche und Kultur einzuleiten. Ein Hinweis für eine künftig zu erwartende Öffnung einer großen Anzahl von Menschen gegenüber Träumen, Gefühlen, höheren Daseinsebenen und Herzenswahrheiten findet sich neben Zeugnissen aus fast allen Kulturen auch in der christlichen, so z. B. in einer alten Prophezeiung aus dem Buch *Joel*, Kap. 2,28–30:

«und es soll geschehen in den letzten Tagen, spricht Gott, da will ich ausgießen von meinem Geist über alle Menschen; und eure Söhne und Töchter sollen weissagen, eure Jünglinge sollen Gesichte sehen, eure Alten sollen Träume haben; und auf meine Knechte und Mägde will ich in jenen Tagen von meinem Geist ausgießen, und Zeichen werde ich geben am Himmel und auf Erden […]»

und der berühmte, alte dreifache Meister (Trismegistos) Hermes sagt im *Aesculap* (Buch XIII, 25–26) fast wie ein Prophet zu unserer Epoche:

«[…] man wird dem Licht die Finsternis vorziehen, niemand wird mehr zum Himmel emporblicken. Der Gläubige wird für verrückt, der Dumme für weise, der Böse für den edelsten Menschen gehalten werden. Ist denn die Seele, mit all dem, was zu ihr gehört, sterblich? Kann sie hoffen, Unsterblichkeit zu erringen? Alles dies, was ich dir sage und noch sagen werde, wird die Menschen zum Lachen reizen und für Unsinn gehalten werden (vgl. die Ganztodtheorie von Theologen, Anm. d. Verf.) [...] Kein Wort mehr, das des Himmels würdig wäre, keine religiöse Überzeugung mehr [...]. Bejammernswert ist die Trennung von Gott und Mensch [...]. Die Erde wird ihr Gleichgewicht verlieren, die Jahreszeiten ihren Rhythmus, das Meer wird ohne Fische bleiben (erstaunlich aktuell, früher war dies quasi undenkbar, Anm. d. Verf.), [...] die Früchte der Erde werden verderben, sie selber wird unfruchtbar sein. Selbst die Luft wird drückend werden wie das Blei. So wird das Greisenalter der Erde aussehen: Gottlosigkeit und Chaos, die Verwirrung aller Regeln (vgl. Genversuche, Anm. d. Verf.), die Verirrung des Guten. Wenn dies alles sich erfüllt haben wird, o Aesculap, dann wird der höchste Gott[...], um dem Irrtum und der allgemeinen Verderbnis ein Ende zu bereiten, die Welt durch Wasser oder Feuer oder Kriege und Epidemien vernichten, um ihr dann die ursprüngliche Schönheit wiederzugeben.»

Erstaunlich, daß solche Vorhersagen nicht nur aus der Vorzeit stammen, sondern auch in der heutigen Zeit eben von den Vertretern solcher Herzensweisheit gemacht werden, unter anderem von den Weisen der Inka oder der Hopi. Es liegt nun an uns, der Stimme des Herzens wieder zu folgen und dieser Weisheit Gehör zu geben, oder es den kosmischen Selbstregulationsmechanismen per Katastrophe und Leid zu überlassen, diese «Krankheit» des Menschen zu beseitigen. Hierzu können uns die angedeuteten Herzensweisheiten der Weisen der unterschiedlichsten Völker Anregung und Wegweiser sein.

Anmerkungen

1 Rinpoche, S.: Das tibetische Buch vom Leben und Sterben, Bern 1993.
2 Rahner, H.: Die Gottesgeburt – Die Lehre der Kirchenväter von der Geburt Christi im Herzen der Gläubigen. In: Zeitschr. f. Kath. Theologie 59 (1935), S. 338–411.

3 Näheres hierzu in: Reiter, P.: Der Seele Grund – Meister Eckhart und die Tradition der Seelenlehre, Würzburg 1993.
4 Quint, J.: Meister Eckhart. Die deutschen und lateinischen Werke, hrsg. u. übers. im Auftrag der deutschen Forschungsgemeinschaft, Stuttgart 1936. Die deutschen Werke: DW Band 1 (1958), DW Band 2 (1971), DW Band 3 (1976).

Marco Bischof

Licht im Herz der Wirklichkeit

Spirituelles und biophysikalisches Licht als Grundlage von
Leben und Realität

Licht als Basis von Leben und Bewußtsein, ja der Wirklichkeit
selbst findet sich sowohl in alten religiösen und metaphysischen
Traditionen verschiedenster Kulturkreise wie auch in der modernen Physik und Biophysik. Wie schon einmal in Mystik und
Lichtmetaphysik früherer Zeiten könnte das Licht durch seine
doppelte Natur als geistiges Licht und natürliches Licht auch in
einem modernen ganzheitlichen Weltbild wieder zum Angelpunkt im Herzen der Wirklichkeit werden.

Inneres und äußeres Licht

Das Thema Licht erlebt nicht zuletzt heute ein so starkes Interesse, weil es zum täglichen Erlebnisbereich jedes Menschen
gehört und die archetypischen, tiefen seelischen Bezüge der
Lichtsymbolik heute wie seit jeher weite Kreise anzusprechen
vermögen. Im Bedürfnis, die naturwissenschaftliche Seite des
Themas wieder durch den seelischen Aspekt zu ergänzen, liegt
wohl auch der tiefere Grund für die Faszination des Themas
Licht (Zajonc 1994). Bis weit übers Mittelalter hinaus kannte
man zwei Arten von Licht. Neben dem Sonnen- und Tageslicht,
also dem äußeren Licht, wußte man von einem *inneren Licht,*
das für Vorstellungskraft, Erkenntnis, Erkenntnisfähigkeit und
Bewußtsein stand. Inneres und äußeres Licht wurden als zu-
sammenhängend, ja identisch angesehen.

Licht, Sonne und Feuer wurden seit Urzeiten als Verkörperung oder Ausdruck des Göttlichen aufgefaßt. In vielen Religionen wurde entsprechend dem zyklischen Sonnengang des Lichts im Jahreslauf das Zirkulieren einer feuer- und lichtähnlichen Lebensenergie in Erde und Vegetation wie auch im tierischen und menschlichen Organismus angenommen und mit dem Steigen und Fallen der Säfte, dem Vegetations- und Lebenszyklus, mit Sexualität, Geburt, Wachstum und Tod in Verbindung gebracht. Viele Götter und Heroen vor allem nahöstlicher und indoeuropäischer Kulturen stellen mit ihrer Geburt, ihren Taten und ihrem Opfertod Verkörperungen des Entstehens, Wachsens und Sterbens des kosmischen Lichts dar, von Agni, Mithras, Adonis, Attis, Tammuz, Dionysos, Osiris, Esus und Wotan bis zu Christus, in dem vor allem in der Volksreligiosität Züge dieser vorchristlichen Erlöser bis in die Neuzeit hinein weiterlebten. In der Bibel gibt es viele Zeugnisse dafür, daß Christus als Verkörperung des kosmischen Urlichts angesprochen wurde.

Eine eigentliche christliche Lichttheologie entwickelte sich dann im Mittelalter unter dem Einfluß älterer neuplatonischer, gnostischer und manichäischer Vorstellungen. Die gleichen Einflüsse führten im Islam und im Judentum (Kabbala) zur Ausbildung einer Lichtmetaphysik; eine solche kennen aber auch die altpersische Religion, Buddhismus und Hinduismus. Die wiederholte Neubelebung der Lichtmetaphysik in den Weltkulturen ist nur als Erneuerung aus der mystischen Erlebnispraxis heraus zu verstehen.

Gemeinsam ist diesen Vorstellungen eine Kosmologie, in der die Erscheinungswelt als «Emanation» (Ausfluß) aus einer metaphysischen Lichtwelt aufgefaßt wird, die wiederum aus Gott selbst, dem *unerschaffenen Ur-Licht,* entspringt. Dabei schwanken diese Lichtmetaphysiken zwischen einer dualistischen Auffassung, in der das Licht des Geistes und die Finsternis der Materie einander unversöhnlich gegenüberstehen und wo die menschliche Seele als Abkömmling des göttlichen Lichts in die Finsternis der materiellen Körperwelt verbannt ist, und einem Weltbild, wo alles, also auch die Materie, letztendlich aus dem göttlichen Licht hervorgeht und aus Licht, wenn auch in «gefallenem Zustand», besteht. Auch der Ursprung der menschlichen Seele wird in einem am Anfang oder jenseits der Schöpfung liegenden göttlichen Lichtreich gedacht. Im tiefsten Inneren der menschlichen Seele wohnt deshalb ein Fünklein von Gottes Licht. Dieses Seelenfünklein ist erfüllt von Sehnsucht nach Rückkehr ins «unveränderlich, ungeschaffene Licht der ewigen Realität, das reine Sein, das immer scheint und nie erlöscht», das von Mechthild von Magdeburg (1212–1299) «das fließende Licht der Gottheit» genannt wurde. Diese Sehnsucht führt den Mystiker hin zu Gott. Gleicherweise beinhaltet diese Vorstellung, daß die gesamte phänomenale Welt von einem Streben beherrscht werde, in ihr Zentrum und ihren Ursprung im Licht zurückzukehren. Diese Rückkehr des Mystikers ins Licht des Ursprungs ist die *Erleuchtung*, die verschiedene Stufen der vorübergehenden und schließlich permanenten Wiederverbindung mit dem göttlichen Urlicht kennt.

Das Licht im Herzen

Im traditionellen Weltbild, das den Kosmos als Lebewesen auffaßt, bestehen zwischen Licht und Sonne einerseits und dem Herzen andererseits enge Zusammenhänge und Entsprechungen (Vonessen 1992). Das «Fünklein» göttlichen Lichts, von dem die Mystiker sprechen, wohnt im Innersten des Herzens. Von diesem als sonnenartigem Zentrum gehen die Entstehungs-, Wachstums-, Entfaltungs-, Blüten- und Reifungskräfte aus, die den menschlichen Körper gestalten. Nach der Lehre des indischen Vedanta wohnt im Herzen der «Äther» als Quintessenz der physischen Existenz; in diesem verbirgt sich die «lebende Seele» (jivatma), das Zentrum der individuellen Existenz, und in diesem wiederum ist, «kleiner als ein Senfkorn», Brahma gegenwärtig, das göttliche Urlicht (Guénon 1947). Das Herz ist somit das Zentrum, das die physische Existenz des Menschen mit seiner Seele und beide mit dem überindividuellen Göttlichen verbindet und aus dem sich das geistige Licht in die Seele und schließlich in den Körper ergießt.

Licht als Erkenntnis

Nicht das Gehirn, sondern das Herz galt nach traditioneller Lehre als Organ der Erkenntnis. Das Wort «Licht» besaß bis weit übers Mittelalter hinaus auch die Bedeutung von Erkenntnis, Bewußtsein. «Sehen» umfaßte die Tätigkeit der Vorstellungskraft, das Erkennen. Erkenntnis war eben nicht nur Wahrnehmung von Äußerlichkeit, sondern «Erleuchtung», bei der das göttliche Licht im Herzen des Erkennenden aufleuchtete im Wiedererkennen einer Entsprechung zwischen einem äußeren Objekt und einem Urbild der inneren Schau. Nach Plato ist ja jedes Erkennen ein Wiedererinnern (anamnesis). In dieser ganzheitlichen Sicht ist Erkenntnis möglich, weil zwischen dem äußeren und dem inneren Licht eine Entsprechung und tiefe Wesensverwandtschaft bestehen. Das Licht des Bewußtseins ist nicht grundsätzlich verschieden von dem Licht, das durch die leuchtenden Himmelskörper zu uns kommt, da schließlich alles Geschaffene, ob Seele (Bewußtsein, Innenwelt) oder Materie (Außenwelt) als Emanation des einen, göttlichen Lichtes aufgefaßt wird.

Die Welt aus Licht

Die Schöpfung ist eine stufenweise Emanation des göttlichen Urlichts. Aus dem transzendenten, «ungeschaffenen» göttli-

chen Urlicht geht zunächst ein noch übermaterielles, geistig-
seelisches Licht (lat. «lux») hervor. Aus diesem Licht besteht
nach einer Reihe von kosmologischen Lichttheorien auch der
Raum, der Potenz und Quelle aller Dinge ist und zwischen Gott
und der Schöpfung vermittelt (Gosztonyi 1976). Von «lux» unterschieden die Kirchenväter «lumen», das materielle Licht, das
aus dem geistigen Licht hervorgeht und gleichzeitig dessen
Wahrnehmung vermittelt.

Auch von Körpern aus Licht oder zumindest «erleuchteten
Körpern» ist in östlichen und abendländischen Traditionen die
Rede. Während für einige manichäisch-dualistische Denker der
Körper grundsätzlich der Welt der Finsternis angehört und das
dunkle Gefängnis des Seelenfünkleins bildet, ist er für andere
selbst «gefallenes Licht», das durch die Erleuchtung des Menschen zusammen mit der Seele in seinen ursprünglichen Licht-
zustand zurückkehren kann. Die Lichtnatur des Körpers wird
besonders im islamischen, indisch-tibetischen und chinesischen
Orient betont, wie die Lichtphysiologie des persischen Sufis-
mus, die Konzepte der *Nadis* (Lichtkanäle) und *Chakras* (Licht-
wirbel als «Organe» des feinstofflichen Körpers) der Yoga-Phy-
siologie und der chinesischen *Akupunkturmeridiane* und
schließlich viele Buddhadarstellungen zeigen. Ein Aufleuchten
des physischen Körpers als Ausdruck geistiger Erleuchtung ist
aber auch der abendländischen Tradition nicht unbekannt, wie
Franz von Assisi in seinen *Fioretti* und die Heiligenmaler der
Kirche bezeugen.

Das Verschwinden des inneren Lichts

Im Laufe der Jahrhunderte schwand «lux», das innere Licht,
einst Herzstück des Weltverständnisses, zunehmend aus den Er-
örterungen, bis am Beginn der Neuzeit schließlich nur noch das
«lumen» zurückblieb. Zwar findet sich noch bei Isaac Newton

die Unterscheidung zwischen «phänomenalem Licht» und «numenalem Licht», doch zeigt der Gang der Sehtheorien diese Entwicklung deutlich (Zajonc 1994).

Das Licht in der modernen Wissenschaft

Durch die Quantenphysik ist heute die zentrale Rolle des Lichts längst wieder in die Wissenschaft zurückgekehrt. Für die Quantenfeldtheorie ist «Licht als Grundlage des Seins» (Stapp 1987) fundamental. Der Zusammenhalt der Materie und die Wechselwirkungen zwischen Materieteilchen beruhen auf dem Austausch virtueller Photonen (Lichtquanten). Einstein hat die Materie als «gefrorenes Licht» bezeichnet; nach seiner Formel $e = mc^2$ sind Materie und Energie gleichwertig und ineinander umwandelbar. Nach De Broglie ist alle Materie auch als Schwingungsfeld zu verstehen.

Doch diese Anerkennung des Lichtes als Grundlage der Realität scheint kaum über die Grenzen der Quantenphysik hinausgedrungen zu sein und hat sich nicht allgemein durchgesetzt. Ob es an dem im abendländischen Denken tief verwurzelten Vorrang der Materie (Teilchenaspekt der Wirklichkeit) vor dem Licht (Wellen- oder Feld-Aspekt) liegt oder an der historischen Herkunft des physikalischen Lichts aus dem «Licht der Natur» – in Biologie, Biophysik und Medizin, wo es nicht von seinem alten Zusammenhang mit Leben und Bewußtsein getrennt werden kann, trifft das Licht auf eigenartige, irrationale Widerstände.

Die *Photobiologie,* der Zweig der Biologie, der sich mit den Wechselwirkungen von Licht und Leben beschäftigt, konnte sich erst seit wenigen Jahrzehnten als ernstzunehmendes Forschungsgebiet etablieren (Smith 1989). Von den vielen, teilweise sehr gut belegten Wirkungen von Licht auf Lebewesen anerkennt diese Disziplin noch heute nur wenige vorbehaltlos, wie z. B. Sonnenlicht als Energielieferant für die Stoff- und Energiekreisläufe auf der Erde, die Photosynthese und damit den Aufbau der Biomasse des Planeten auf der Grundlage von Glukose, die Photomorphogenese (Einfluß des Sonnenlichts auf Form, Entwicklung, Bewegung vor allem von Pflanzen), die Photoreparatur (Behebung von DNS-Schäden durch UV-Licht) und die Photochronobiologie (den Einfluß des Lichts auf die biologischen Rhythmen der Lebewesen). Die vielen positiven gesundheitlichen Wirkungen des Sonnenlichts (Holick & Jung 1992; Jung & Holick 1994; Kime 1989) haben noch nicht recht und die physiologischen Wirkungen von farbigem Licht (Bischof 1994, 1995; Déribéré 1959; Liberman 1991) trotz genügend empirischem und experimentellem Beweismaterial kaum Eingang gefunden in die Photobiologie.

Dabei ist heute klar, daß alle Lebewesen nicht nur äußerst empfindlich auf Licht reagieren, sondern überdies selbst Licht abgeben. Diese «Biophotonen» oder «ultraschwache Zellstrahlung», anfang der 20er Jahre entdeckt und seit den 70er Jahren gründlich erforscht (Bischof 1995), besitzen nur geringe Intensitäten von ein paar wenigen bis zu einigen tausend Photonen (Lichtquanten) pro Sekunde und eine praktisch immer gleichbleibende breitbandige Frequenz, die das gesamte optische Spektrum vom UV über das sichtbare bis zum Infrarotlicht umfaßt. Die ständig pulsierende Strahlung verstärkt sich besonders während der Zellteilung und bei jeder Störung oder Schädigung bzw. beim Tod der Zelle, und ihre Veränderungen sind eine verläßliche Anzeige für physiologische Veränderungen und externe Einflüsse. Die Messung der Biophotonenstrahlung gibt Auskunft über den Einfluß von Schadstoffen und anderen Faktoren auf Pflanze, Tier und Mensch und über die Qualität von Nahrungsmitteln und könnte bald auch zur Frühdiagnose von Krankheiten dienen.

Die Erforschung dieses sehr schwachen Lichts, das nicht mit dem Leuchten von Leuchtorganismen verwechselt werden darf,

bringt nun möglicherweise einen Umschwung in der Photobiologie mit sich (Bischof 1995). Die Biophotonentheorie postu-
liert, daß sich der Organismus aller Lebewesen durch ständige
Lichtaufnahme über Augen, Haut und Nahrung in einem kon-
stanten Anregungszustand befindet, was die Biophotonenmes-
sungen bestätigen. Er wird damit zu einem «biologischen La-
ser», dessen Zellen kohärentes (geordnetes) Licht speichern und
abgeben. Hauptspeicher der Biophotonen in der Zelle ist nach-
gewiesenermaßen die DNS des Zellkerns, die vermutlich durch
Aufnahme und Abgabe von Licht biochemische und andere Lebensprozesse in der Zelle zu steuern vermag. Durch den hohen
Ordnungsgrad des so im ganzen Organismus aufgebauten Bio-
photonenfeldes vermag dieses wahrscheinlich Aufgaben der
Kommunikation im Organismus, der präzisen Steuerung von
Wachstum und Zelldifferenzierung und vieles andere zu übernehmen. Möglicherweise geschieht die Speicherung von geneti-
scher Information und von Gedächtnisinhalten in diesem Feld,
ist dieses gar Grundlage der Bewußtseinsprozesse. Da die Evolution aller Lebewesen im Strahlungsfeld der Erde stattgefunden hat, mit Licht als dominierendem Faktor, wurden alle ihre
materiellen Bestandteile von vorneherein als ideale Antennen
für das Licht geschaffen und sind nur in ständiger Rückkoppe-
lung mit diesem denkbar. Die Biophotonentheorie schlägt vor,
daß die Evolution nicht nur im Licht, sondern auch durch das
Licht geschieht, wobei bestimmte quantenmechanische Eigenschaften des Lichts als Motor nicht nur der materiellen, sondern
auch der Bewußtseinsentwicklung dienten und noch dienen.

Die Rückkehr des geistigen Lichts

Um den Kreis zu schließen, möchte ich auf das anfangs vorgestellte traditionelle Konzept der zwei Lichtarten zurückkom-
men. Die bisher vorgestellten Aspekte der Biophotonentheorie

würden sich dann wohl auf das natürliche, äußere Licht beziehen. Wenn die Biophotonenforschung auch eine naturwissenschaftliche Begründung für die Existenz einer «Aura» zu liefern
scheint, so beschränkt sie sich doch strikt auf jenen Bereich, der
als elektromagnetisches Feld im Rahmen von akzeptierten wis-
senschaftlichen Methoden und Begründungen meßbar und er-
klärbar ist. Allerdings enthält dieser durchaus «konventio-
nelle» Rahmen ein Element, das in die Zukunft weist. Nach der
Quantentheorie hängt die Abstrahlung von Licht durch Materie vom Zustand des *Vakuums* (des leeren Raums) ab. Im Gewebe lebender Organismen könnte nun durch die Existenz von
Hohlräumen auf allen Hierarchiestufen der Vakuumzustand
ein besonderer sein, was die beobachteten kohärenten Strah-
lungsphänomene erklären würde. Somit könnten die speziellen
Eigenschaften von Lebewesen gegenüber toter Materie, einschließlich des Bewußtseins, vielleicht durch eine noch zu
entwickelnde «Vakuum-Biophysik» erklärt werden. Für eine
Reihe von theoretischen Physikern ist das Vakuum, d. h. der
Raum an sich, bereits seit einiger Zeit ins Zentrum der Überlegungen gerückt (Bearden 1991; Bischof 1993, 1995; Bohm
1980; Heim 1980, 1984; Laszlo 1995). Es stellt eine Art moderne, wissenschaftliche Version des «geistigen Lichtes» der
Mystiker und Lichtmetaphysiker dar. Materieteilchen und Felder lassen sich als lokale, gequantelte Erregungszustände dieses
übermateriellen Mediums verstehen, aus dem nach David
Bohm auch das menschliche Bewußtsein hervorgeht. Damit
stünde das Vakuum der Physiker, auch Grundlage des «lumen»
der Biophotonen, ganz wie früher das «lux» der Kirchenväter
im Herzen der Wirklichkeit.

Literatur

Bearden, T. E.: Gravitobiology, Ventura, Kalifornien 1991.
Bischof, M.: Strom aus dem «Großen Nichts»? Esotera 11 (1993): 92–95.
Bischof, M.: «The History of Bioelectromagnetism», in: M. W. Ho, F. A. Popp,
    U. Warnke (ed.): Bioelectrodynamics and Biocommunication, Singapore
    1994.
Bischof, M.: «Biophotonen – das Licht in unseren Zellen», Frankfurt 1995.
Bohm, D.: Wholeness and the Implicate Order, London 1980.
Déribéré, M.: La Couleur et les Activités Humaines, Paris 1959.
Gosztonyi, A.: Der Raum, Bd. 1, Freiburg 1976.
Guenon, R.: L'Homme et son Devenir selon le Vedanta, Paris 1947.
Heim, B.: Elementarstrukturen der Materie, Innsbruck 1980, 1984.
Holick, M. F., Jung, E. G. (eds.): Biologic Effects of Light, Berlin 1992.
Jung, E. G., Holick, M. F. (eds.): Biologic Effects of Light 1993, Berlin 1994.
Kime, R.: Sonnenlicht und Gesundheit, Ritterhude 1989.
Laszlo, E.: Kosmische Kreativität, Frankfurt 1995.
Liberman, J.: Light – Medicine of the Future, Santa Fé 1991.
Smith, K. C. (ed.): The Science of Photobiology, 2.nd ed., New York 1989.
Stapp, H. P.: «Light as Foundation of Being», in: B. J. Hiley, F. D. Peat (eds.):
    Quantum Implications, London 1987.
Vonessen, F.: Signaturen des Kosmos. Welterfahrung in Mythen, Märchen und
    Träumen, Witzenhausen 1992.
Zajonc, A.: Die gemeinsame Geschichte von Licht und Bewußtsein, Reinbek
    1994.

Kapitel 2

Zeit – Der Rhythmus des Herzens

Einführung

von Susanne Hahn

Von seiner Zeugung an – ein Akt leiblicher Rhythmik und seelischer Schwingungen der Eltern – ist das werdende Kind dem
Herzschlag seiner Mutter nahe – sie trägt es unter ihrem Herzen. Bereits nach wenigen Tagen antwortet die Herzanlage des
winzigen Embryos mit schnellen rhythmischen Bewegungen –
nach aristotelischer Auffassung den Beginn des menschlichen
Lebens signalisierend. Die früheste Prägung geschieht nicht op-
tisch und nicht olfaktorisch – der Embryo ruht noch eingebettet
in die schützende, wärmende, wiegende intrauterine Finsternis.
Aber der sich durch die Gewebe und das Fruchtwasser laut fort-
pflanzende Herzschlag der Mutter und die Druckwelle ihrer
Bauchaorta wird ein kontinuierlicher Reiz für das Kind, seine
leiblichen, sinnlichen und seelischen Schwingungen damit in
Einklang zu bringen. Wie die Wellen in Sand und Stein Spuren
hinterlassen, wenn sich der Meeresspiegel längst zurückgezo-
gen hat, wird das werdende Kind sein Leben lang von diesem
Rhythmus geprägt sein. 1640 sprach der Tübinger Mediziner
Samuel Hafenreffer vom Puls als der «süßesten Melodie des Lebens». Musikalisch faßte Georg Friedrich Händel den Herzschlag in der Kantate «Mi palpita il cor [...]» («Mir klopft das
Herz [...]») in eine sich rhythmisch wiederholende Figur aus
Achtelpause, Achtelnote und Viertelnote. Eine wundervolle In-
terferenz ergibt sich, wenn «zwei Herzen im Dreivierteltakt»
schlagen.
   Tatsächlich steht die Rhythmik des Herzens in einem auffal-

lend nahen Verhältnis zur Wahrnehmung von äußeren Abläufen und Zeitintervallen durch die menschlichen Sinnesorgane. «Das normale Mittelmaß des gesunden Pulses» entspricht zugleich dem ziemlich eng abgrenzbaren Zeitwert, den wir selbst als weder schnell noch langsam empfinden, von dem aus wir aber «alle sinnlich wahrnehmbaren Folgeerscheinungen als langsam oder schnell beurteilen», konstatierte zu Beginn unseres Jahrhunderts der Musikwissenschaftler Hugo Riemann. Er sah «einen direkten Zusammenhang der Wahl dieses Grundmaßes mit unserer natürlichen körperlichen Organisation». Nach neuesten Forschungen ist die menschliche Sinneswahrnehmung am genauesten bei Zeitstrecken von 0,8 bis 0,6 Sekunden Dauer; das entspricht Frequenzen zwischen 75 und 100 in der Minute und damit dem Bereich zwischen der normalen Frequenz des Pulses und der bei mittlerer Belastung.

Die mikrokosmische Rhythmik des Herzens findet ihr makrokosmisches Pendant in Ebbe und Flut oder in Tag und Nacht. Die ontologische Dimension beschreibt bereits 600 v. Chr. der griechische Dichter Archilochos:

> «Herz, mein Herz, von Fluten Leides fortgerissen rettungslos,
> richt dich auf! Dem Feind entgegen halt die Brust und wehr dich!
> Gilts die Gegner zu empfangen, laß ganz nahe sie heran!
> Halte Stand! Und wenn du siegtest, rühm des Sieges dich nicht laut,
> lieg zu Haus nicht am Boden, klagend, wenn man dich besiegt,
> sondern freue dich des Frohen, trauere um Leidiges
> nie zu sehr! Erkenn des Lebens Auf und Ab, das uns beherrscht!»

CHRISTIAN HECKMANN

Der Rhythmus des Herzens im Gefüge anderer Lebensrhythmen

«Rhythmus ist die Wiederkehr ähnlicher Ereignisse in ähnlichen Zeitabständen.» Mit dieser Definition weist Klages (1944) auf die wesentlichen Elemente aller Rhythmen hin, auf Kontinuität und Plastizität. Wir können uns darauf verlassen, daß Wiederkehr stattfindet, aber wir müssen mit ständiger Metamorphose rechnen. Dieses ist ein Kennzeichen des Unterschiedes zwischen Organismus und Mechanismus. Die Maschine arbeitet im Takt. Gleiche, identische Ereignisse wiederholen sich in gleichen Zeitabständen. Alle Zeitmeßgeräte, alle Uhren verkörpern dieses Prinzip. Zugleich erlaubt der Vergleich von Mechanismus (Uhr) und Änderungen des Organismus die Wissenschaft von den biologischen Zeitstrukturen, die Chronobiologie zu betreiben.

Im Rhythmus liegt eine notwendige Bedingung für alle Lebensvorgänge. Diese sind polar organisiert. So kennen wir Wachstum und Involution, Schlafen und Wachen, Einatmen und Ausatmen, Systole und Diastole usw. Gleichzeitig sind diese Funktionstendenzen eines Organismus nicht zu verwirklichen. Erst der rhythmische Wechsel ermöglicht das Leben.

Alle Organismen haben neben einer Raumgestalt also auch eine Zeitgestalt. Die Zeitgestalt, dieses rhythmische Ordnungsgefüge steht in Komplexität und Differenziertheit der Raumgestalt in nichts nach.

Im Herzschlag, im Puls, erleben und erfahren wir Rhythmus. Das Herz ist eines der zentralen Rhythmusorgane. Aber die Aspekte des Rhythmus, der Zeitgestalt des Herzens, sind nicht erschöpft in der Frequenzbreite des «normalen» Pulsschlages, also etwa zwischen 50 und 100 Pulsen pro Minute; auch nicht in deren Extremvarianten, etwa zwischen 35 bis 40 und 180 bis 200 Pulsen pro Minute. Das Herz ist einbezogen in den Gesamtorganismus. Es nimmt teil an den vielfältig rhythmischen Vorgängen im Gesamtspektrum der Rhythmen.

Das Spektrum biologischer Spontanrhythmen

«Die Komplexität der funktionellen Organisation läßt Schwingungsformen des Verhaltens auf allen Ebenen der biologischen Integration erwarten: zellulär, metabolisch-humoral, neuro-endokrin und zerebral. Nachdem die Geschwindigkeit eines Oszillators von seiner physiologischen Größe und seiner Verbindung mit anderen Systemen oder von der Umwelt abhängt, dürfte eine breite Frequenzskala vorhanden sein.» (Sollberger 1972).

Tatsächlich läßt sich die große Zahl bekannter biologisch-rhythmischer Phänomene z. B. nach der Periodendauer der einzelnen Vorgänge ordnen. Es ergibt sich dann ein breites Spektrum, das von Bruchteilen einer Sekunde bis zu Schwankungen im Bereich von Jahren und darüber hinaus reicht. So sind z. B. Populationsschwankungen Vorgänge mit sehr großen Zeitkonstanten.

Abb. 6 zeigt ein solches Spektrum der rhythmischen Funktionen beim Menschen in einer Darstellung von Hildebrandt (1990), der durch sein umfangreiches wissenschaftliches Werk in den vergangenen Jahrzehnten viel zum Verständnis der rhythmischen Organisation, der rhythmischen Funktionsordnung beigetragen hat. Betrachtet man die Reihe der aufgeführten Funktionen, so fällt auf, daß (von unten nach oben) deren Komplexität mit zunehmender Periodendauer zunimmt. Im kurzwelligen Bereich finden sich rhythmische Vorgänge einzel-

Der Rhythmus des Herzens 65

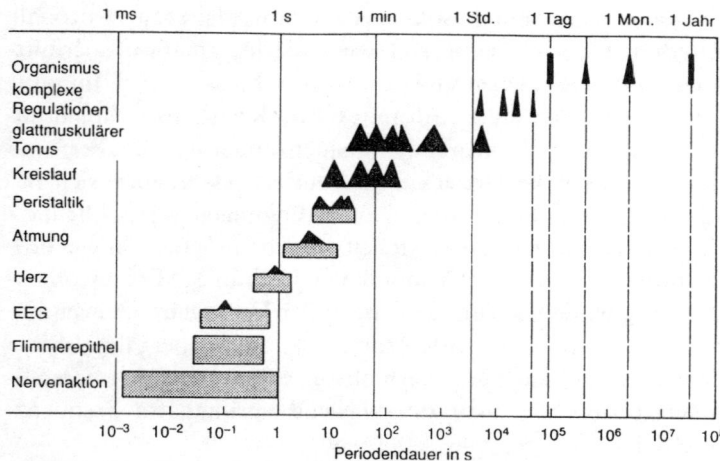

Abb. 6: Spektrum der Periodendauern rhythmischer Funktionen beim Menschen. Hellgetönte Felder: Bereich der Frequenzänderung bei Funktionsbeanspruchung; dunkelgetönte Dreiecke: statistische Frequenzvariabilität in Ruhe (aus Hildebrandt 1990).

ner Zellen. Es schließen sich Gewebe- und Organrhythmen an. Mit zunehmender Periodendauer werden immer mehr Einzelfunktionen zu gemeinsamen rhythmischen Aktionen zusammengefaßt. Ab einer Periodendauer von 12 bzw. 24 Stunden, also bei allen tagesrhythmischen Vorgängen, ist der Gesamtorganismus in die rhythmischen Veränderungen einbezogen. Für die Medizin erscheint es daher naheliegend, daß im Hinblick auf Diagnostik und Therapie eine entsprechende diagnostische und therapeutische Zeitordnung entwickelt werden muß. Hier stehen wir aber erst am Anfang einer solchen Konzeption.

Die im Schema der Abb. 6 verwendeten Symbole kennzeichnen noch weitere Besonderheiten in der Struktur dieses Spektrums: Bei den kurzwelligen Vorgängen deuten die breiten horizontalen Balken an, daß hier gleitende Frequenzveränderungen möglich sind. Besonders evident wird dies für neuronale Rhythmen, da in diesem Netzwerk die Informationsübermittlung durch Frequenzmodulationen verschlüsselt wird. Im mittleren Bereich der Herz-, Atmungs- und Kreislaufrhythmen finden sich ebenfalls gleitende Frequenzänderungen, aber, und dies ist durch die Dreiecke symbolisiert, es ergeben sich bestimmte – besonders unter Ruhebedingungen verwirklichte – Vorzugsfrequenzen. Diese stehen zumeist in ganzzahliger Proportion im Sinne einer harmonikalen Ordnung. Mit zunehmender Periodendauer tritt das Prinzip der Vorzugsfrequenzen immer stärker in den Vordergrund, gleitende Übergänge treten demgegenüber zurück. Oberhalb einer Periodendauer von Minuten beobachtet man überwiegend sprunghafte Frequenzwechsel.

Durch die gestrichelten, vertikalen Linien oberhalb von 12 Stunden Periodendauer wird auf eine weitere Besonderheit hingewiesen: Bei den längerwelligen Rhythmen finden sich spezifische Beziehungen zu geophysikalischen Umweltrhythmen. Die physiologischen Vorgänge im Organismus haben zeitliche Entsprechungen im Kosmos. Mehr oder weniger ausgeprägt sind die rhythmischen Vorgänge von Welt und Mensch aufeinander abgestimmt (synchronisiert). In der Evolution ist dabei aufgrund der heute vorliegenden Befunde eine zunehmende Emanzipation der biologischen Vorgänge von einer strengen kosmischen Abhängigkeit zu vermuten.

Spontanrhythmen und Krankheit

Die Schwankungen biologischer Funktionen, insbesondere im Langwellenbereich, d. h. jene Schwankungen, die den Gesamtorganismus umgreifen, führen zugleich zu systematischen Veränderungen für die Erkrankungs- und Heilungsmöglichkeiten. So haben die sich rhythmisch ändernden Funktionen bestimmte zeitliche Anordnungen von Krankheitssymptomen zur Folge. Als Beispiel seien die akuten Verschlimmerungen der koronaren Herzkrankheit genannt: Episoden der sog. stummen Myokardischämie, schmerzhafte Angina-pectoris-Anfälle und auch Herzinfarkte treten gehäuft in den frühen Vormittagsstunden (ca. 9 bis 11 Uhr) auf. Diese Tageszeit ist durch physiologische Veränderungen im Gerinnungssystem (erhöhte Thrombozytenaggregabilität, verminderte Lyseaktivität), verminderte Gefäßweite, erhöhten Blutdruck und vermehrte Sekretion der sog. «Streßhormone» gekennzeichnet. Betrachtet man das Phänomen dieser Krankheitshäufungen unter dem rhythmologischen Aspekt des Wechsels zwischen der trophotropen Erholungseinstellung aller Lebensfunktionen während der Nacht und der ergotropen Leistungseinstellung am Tage, so sind diese Akutveränderungen als Anpassungskrisen zu verstehen, und es leuchtet ein, daß eine Erkrankung wie Herzinfarkt vor allem für den alternden Organismus gefährlich wird.

Auch für jahreszeitliche Erkrankungshäufungen gibt es eine Vielzahl von Beispielen. Hier sind insbesondere die Vergleiche zwischen Nord- und Südhalbkugel der Erde eindrucksvoll, die die exakte Gegenläufigkeit der Jahreszeitenwellen belegen.

Ein anderer Aspekt betrifft die fehlende Einpassung in den extern vorgegebenen Rhythmus. Hier finden sich insbesondere Beispiele aus der Psychiatrie. Bestimmte Formen der Depression werden entweder mit Schlafentzug oder mit künstlicher Verlängerung des Lichttages durch Exposition in besonders hellem Licht behandelt. Damit ist ein weiterer Aspekt der Spontanrhythmik im Zusammenhang mit dem Krankheitsgeschehen angesprochen: Therapeutische Maßnahmen, zu verschiedenen Zeiten appliziert, können zu sehr unterschiedlichen Ergebnissen führen.

Zusammenfassend ergibt sich, daß sich im Rahmen spontanrhythmischer Schwankungen Voraussetzungen und Bedingungen für Krankheit und Therapie ändern. Fehlende Einpassung in die Umweltrhythmen kann ebenso wie fehlende Abstimmung der rhythmischen Vorgänge untereinander Krankheitswert erhalten. Als ein wichtiger Aspekt der Prävention ergibt sich daraus, daß ein Leben im Einklang mit den biologischen Rhythmen zur Krankheitsvorbeugung dient (Chronohygiene).

Reaktive Perioden

Neben den Spontanrhythmen mit ihren unterschiedlichen Periodendauern lassen sich auch die im Organismus reaktiv ausgelösten Veränderungen mit ebenfalls charakteristischer Zeitstruktur in ein großes Spektrum ordnen. Die periodische Zeitstruktur der Reaktionen steht in einem engen Zusammenhang mit den Spontanrhythmen und ist auch Ausdruck der gesamten rhythmischen Funktionsordnung des Organismus. Die Beziehungen zwischen Spontanrhythmik und den reaktiven Veränderungen sind je nach Periodendauer sehr differenziert.

Durch einige charakteristische Eigenschaften sind die reaktiven Perioden von den Spontanrhythmen zu unterscheiden:

- Reaktive Perioden treten nach Reizbelastungen auf, während die Spontanrhythmen nur im unbelasteten und voll adaptierten Zustand des Organismus die Funktionsordnung bestimmen.
- Die Phasenlage der reaktiven Perioden wird durch den Reizzeitpunkt bestimmt, weil der auslösende Reiz als Zeitgeber die Periodik synchronisiert. Interindividuelle Unterschiede der Phasenlage sind auch bei gleichem Reizzeitpunkt infolge unterschiedlicher Reagibilität möglich.
- Die Amplituden der periodischen Reaktionen werden mit dem Fortschreiten der regulatorischen bzw. adaptiven Kompensation gedämpft. Sie klingen aus, wenn funktionelles Gleichgewicht und volle Adaptation erreicht sind, so daß die Spontanrhythmen wieder hervortreten.

• Die Periodendauern der reaktiven Perioden sind nicht identisch mit den Spontanrhythmen. Sie nehmen mit Komplexität und Zeitbedarf der reaktiven Prozesse zu. Die reaktiven
Modifikationen liegen mit ihrem Frequenzschwerpunkt zumeist zwischen den benachbarten Spontanrhythmen (multiple bzw. submultiple). Dies zeigt sich insbesondere in den
Submultiplen des Tagesrhythmus, des Monatsrhythmus und
des Jahresrhythmus.

Als ein Hinweis auf die differenzierten Beziehungen zwischen Spontanrhythmik und reaktiven Perioden sei die Überlagerung der Tagesschwankungen vegetativer Funktionen (beispielsweise des Pulses) durch eine über den Tag hin gedämpfte
mehrstündige Schwingung genannt. Die mit der morgendlichen
Aktivierung angestoßene reaktive Periodik hat möglicherweise
für die Synchronisation des Tagesrhythmus mit den Umweltrhythmen eine stabilisierende Wirkung. Zugleich ergibt sich
– wie bereits für das Krankheitsgeschehen «Herzinfarkt» angedeutet – aus dieser Überlagerung des Grundrhythmus auch im
«normalen» Tagesgang ein Wechsel zwischen Krisen- und
Erholungsphasen. Schließlich ist bekannt, daß besonders im
Krankheitsfall die Überlagerung durch submultiple Rhythmen
so ausgeprägt ist, daß die 24stündige Schwingungskomponente
unter Umständen ganz in den Hintergrund treten kann.

Die Bedeutung der reaktiven Perioden für Krankheit und Therapie

Im Zusammenhang mit den angesprochenen Vorgängen bei
reaktiven Prozessen ergeben sich verschiedene Aspekte für das
Krankheitsgeschehen. So kann z. B. ein reaktiver Prozeß, der
im Rahmen einer Umstellungsreaktion (Adaptation) ausgelöst
wurde, zu wechselnden Gefährdungen des Organismus führen.
Andererseits kann der Krankheitsbeginn seinerseits Auslö-

ser einer reaktiven Periodik sein. Dies um so ausgeprägter, je plötzlicher und einschneidender die Krankheit beginnt. Für die Verläufe vegetativer Funktionen nach Herzinfarkt ist eine solche reaktive etwa siebentägig-periodische Schwingung (Zirkaseptanperiodik) mehrfach nachgewiesen worden.

Bei chronisch verlaufenden Krankheiten sind keine oder nur geringe reaktiv-periodische Komponenten zu erwarten. Doch könnte hier eine Therapieform, die in der Lage ist, reaktiv-periodische Veränderungen im Organismus auszulösen, grundsätzlich neue Möglichkeiten zur Selbstordnung eröffnen.

Der Dämpfungsgrad der reaktiv ausgelösten Schwankungen kann auch als ein Maß für die Kompensationsfähigkeit des Organismus angesehen werden. Im polaren Spannungsfeld von Krankheiten mit hoher Selbstheilungstendenz und solchen, bei denen die Spontanremissiontendenz fehlt, wäre eine Abstufung und Bewertung nach diesen chronobiologischen Gesichtspunkten möglich. Ganz allgemein zeigen also reaktiv-periodische Veränderungen einerseits in Form eines Gefährdungszyklus Risikokonstellationen an, zum anderen ermöglichen sie die Überwindung von Krankheiten (Kompensationszyklus).

Auch wenn sich in ihren Charakteristika spontanrhythmische Schwankungen und reaktiv-periodische Veränderungen grundsätzlich unterscheiden, handelt es sich hier nur um theoretische Abgrenzungen. Im konkreten Krankheitsfall dürften für den Organismus beide Komponenten wirksam sein. Dies führt dann zu wechselseitiger Beeinflussung, wodurch das konkrete rhythmische Geschehen z. T. wegen seiner Komplexität schwer durchschaubar wird.

Rhythmische Koordination und Krankheit

Für den Mittelwellenbereich des Spektrums der Rhythmen wurde auf die Besonderheiten der Frequenz- und Phasenko-

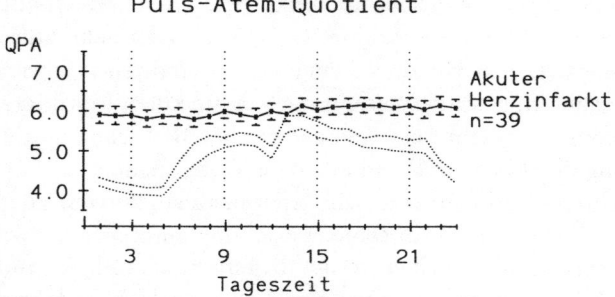

Abb. 7: Mittleres Tagesprofil des Puls-Atem-Quotienten bei Patienten mit frischem Herzinfarkt. Punkte entsprechen den Mittelwerten, die Klammern geben den Bereich des mittleren Fehlers der Mittelwerte an. Zum Vergleich ist als gestricheltes Kurvenpaar die Schwankung bei einem gesunden Normalkollektiv (Bereich des mittl. Fehlers der Mittelwerte) eingezeichnet.

ordination bereits hingewiesen. Ganzzahlige harmonische Abstimmungen sind unter Ruhebedingungen erkennbares Ziel organismischer Ordnung. Im ungestörten Nachtschlaf treten diese Zusammenordnungen deutlich hervor. Im Zentrum des rhythmischen Systems zeigen die Rhythmen von Puls und Atmung dies besonders klar. Das Frequenzverhältnis von Herzschlag und Atmung, der Puls-Atem-Quotient (Hildebrandt 1960) nähert sich in der Nacht dem «Normalwert» 4 : 1 an, unabhängig davon, ob tagsüber erhöhte oder verringerte Werte vorgelegen haben. Da die koordinativen Vorgänge leicht zu stören sind, ist zu erwarten, daß im Krankheitsfalle der Beobachtung und Verlaufskontrolle dieses Bereichs rhythmischer Funktionen große Bedeutung zukommen kann. Abb. 7 zeigt beispielhaft das Tagesprofil des Puls-Atem-Quotienten (QP/A) für eine Patientengruppe in den ersten Tagen nach einem Herzinfarkt. Als gestrichelte Linie ist zum Vergleich das Tagesprofil gesunder Probanden (Band der Streubreite) unterlegt. Die nächtliche Normalisierung fehlt bei den Infarktpatienten ebenso wie eine tagesrhythmische Schwankung. Schon die alten Ärzte hatten bei Herzkranken von «rhythmischer Starre» gesprochen. Im weiteren Verlauf nach dem akuten Infarktereignis kommt es zur mehr oder weniger raschen Besserung und Annäherung der Tagesprofile an normale Verhältnisse.

Abschließend möchte ich den zentralen Bereich rhythmischer Organtätigkeit in seiner Beziehung zu unserem rhythmischen Tun und Erleben verdeutlichen. Dies soll anhand der Abb. 8, die ebenfalls von meinem Lehrer Hildebrandt stammt, geschehen (vgl. Hildebrandt 1995). Die Skala der Periodendauer ist logarhythmisch geteilt. Unten finden wir den Frequenzbereich des Pulses, oben den der Atmung. Der schräge Doppelstrich zwischen beiden Bereichen soll verdeutlichen, daß gewisse Überlappungen bestehen. In der zweiten Spalte der Abbildung sind die im Spektrum angrenzenden Bereiche der langsameren Stoffwechselrhythmik und der schnelleren Informationsrhythmik angedeutet. Es sind die rhythmischen Organtätigkeiten und die rhythmisch-motorischen Tätigkeiten aufgeführt. Letztere sind willkürlich beeinflußbar und in ihrem Spontanverhalten nur unter besonderen methodischen Bedingungen beurteilbar, erstere sind unbewußte Rhythmen. Für alle Bereiche gilt das Prinzip harmonikaler Abstimmungen. Der Organismus stellt bestimmte, idealerweise ganzzahlige Frequenzverhältnisse ein und arbeitet dann mit optimaler Funktionsökonomie. Ganz rechts im Schema sind die musikalischen Maße der Taktdauer in der Schlagdauer diesem Frequenzspektrum zugeordnet. Musik findet sich eben auch genau in diesem Frequenzbereich. Wir erleben und erfahren unser Herz als Rhythmusorgan. Wir wissen dessen Rhythmus eingebettet in das große Gesamtspektrum der Rhythmen. Wir sind rhythmisch tätig und wir erleben rhythmisch-musikalisch im Einklang mit unserem Herzen.

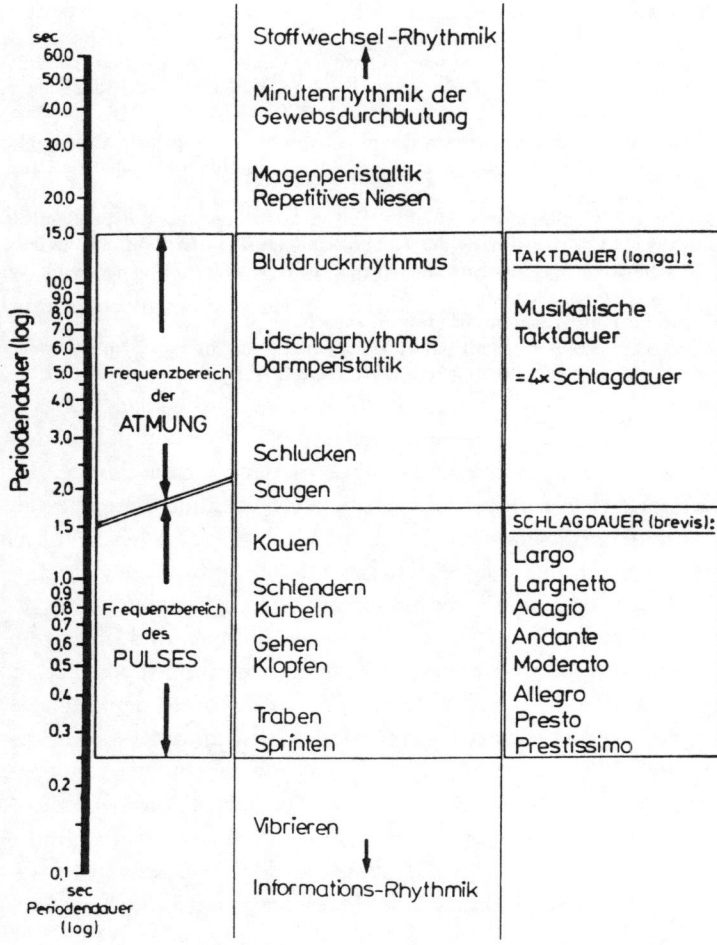

Abb. 8: Das Zentrum des rhythmischen Systems beim Menschen. Entsprechungen von rhythmischen Funktionen und Musik (aus Hildebrandt 1995).

Literatur

Hildebrandt, G.: Die rhythmische Funktionsordnung von Puls und Atmung. Habil.-Schrift, Marburg/Lahn 1959. In: Z angew Bäder- und Klimaheilk 7 (1960): 533–615.

Hildebrandt, G.: Wirkprinzipien der physikalischen Therapie. In: Drexel, H., Hildebrandt, G., Schlegel, K. E., Weimann, O.: Physikalische Medizin Band I, Stuttgart 1990.

Hildebrandt, G.: Biologische Rhythmen im Menschen und ihre Entsprechungen in der Musik. In: Rektor der Robert-Schumann-Hochschule, Düsseldorf: Rhythmik in Wissenschaft und Praxis. Beilage 1 zur Amtsmitteilung 13 (1995): 11–50.

Klages, L.: Vom Wesen des Rhythmus. Zürich, Leipzig 1944.

Sollberger, A.: Biologische Rhythmusforschung. Stuttgart 1972. In: Gadamer, H. G., Vogler, P.: Neue Anthropologie, Band I; Stuttgart 1972: 108–151.

Annette Cramer

Herzensklänge

Das Herz aus der Sicht der Musiktherapie

«Die Menschen drücken ihre Gedanken und Empfindungen auf
dreierlei Weise aus, durch Worte, durch Töne und durch Gebärden.
Die Worte unterrichten und überzeugen uns, sie sind die Organe
der Vernunft; aber Töne und Gebärden sind Organe des Herzens.
Sie rühren, sie gewinnen, sie überreden uns [...]»
Charles Batteaux 1713–1780

Töne und Gebärden als Organe des Herzens sind Klang im
ganzheitlichen Sinne, so wie ihn die alten Griechen betrachte-
ten. Klang, das war Haltung, Körperbewegung, Rhythmik, Ge-
stik, Tanz, Cheironomie (Handbewegung und Lautgebärde)
und auch Sprache. Ein Musiktherapeut der Antike sah sich einen Menschen in seiner gesamten harmonischen Erscheinung
an, um dann zu prüfen: Ist dieser Mensch in Harmonie? – oder
erscheint er «dissonant?». Unter diesem Aspekt soll hier der
Herzbereich betrachtet werden.

Dazu gehört zunächst natürlich die Rhythmik des Herzens,
aber auch die Stimme, die Gefühlsregungen des Herzens von
sich gibt. Und schließlich gibt es Erläuterungen zu einem möglicherweise existierenden «Herz-» oder «Sonnenton».

Herz und Rhythmus

Das Herz ist das wichtigste Bindeglied zwischen Mensch und
Musik. Es ist Sitz des Gefühlsbereichs und zentrales Organ des
rhythmischen Systems.

«Ecstasy! My pulse, as yours, does temperately keep time, and makes as healthful music; it is not madness that I have utter'd [...]» («Verzückung! Mein Puls hält ordentlich wie Eurer Takt, spielt ebenso gesunde Melodien; nicht Wahnwitz bring ich vor [...]»). Mit diesen Worten wehrt sich Hamlet gegen seine Mutter, die ihm Geistesverwirrung und Raserei (in der Übersetzung von Schlegel «Verzückung») vorwirft (*Hamlet*, 4. Szene, 3. Akt).

In der Tat – unser Puls reagiert äußerst sensibel und zeigt an, wie aufgeregt, wie schwach, wie krank, wie ausgeglichen wir sind. Die Pulsdiagnostik spielt deshalb in der traditionellen chinesischen Medizin eine entscheidende Rolle.

Doch auch schon die griechischen Ärzte der Antike kannten Pulsdiagnostik.[1] Herophilos aus Alexandria (ca. 300 v. Chr.) hat sich als einer der ersten Ärzte mit der «Musik im Puls» beschäftigt. Er stellte bestimmte zahlenmäßige Gesetzlichkeiten fest und berücksichtigte auch das Tastempfinden beim Pulsfühlen.[2] Der Umgang mit Metren war damals ein schwieriges Unterfangen, denn es gab noch keine modernen Uhren. Herophilos benutzte eine Wasseruhr. Er fand für vier Lebensalter unterschiedliche Bewegungen von Diastole und Systole und ordnete die beiden Bewegungen der Arterie «Arsis» und «Thesis» zu, dem Auf und Nieder in Musik und Metrik. Das Zeitverhältnis drückte er in Versfüßen aus:

Säuglinge: ∪ ∪

Heranwachsende: – ∪

Erwachsene: – –

Alte: ∪ –

Aufgrund dieser vier Basis-Pulse legte Herophilos Varianten und krankhafte Abweichungen fest.

Die Verknüpfung des Pulses mit Musik und Metrik ist bis heute aktuell. Die Chronobiologie, ein Fachgebiet der Medizin, das sich mit den Rhythmen in und um den Menschen beschäftigt, bestätigt die zentrale Rolle des Herz- und Pulsschlages,

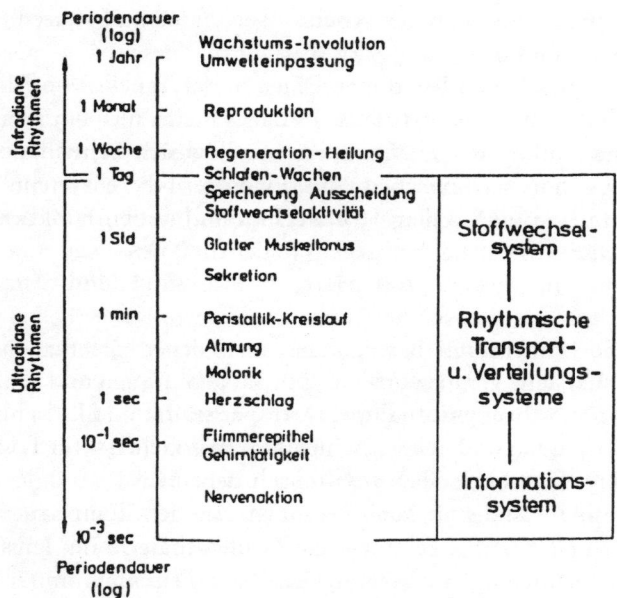

Abb. 9: Spektrum der Periodendauer rhythmischer Funktionen beim Menschen. Im rechten Abbildungsteil ist die Dreigliederung der ultradianen Rhythmen (mit Periodendauer unter 24 Stunden) angegeben (nach Hildebrandt 1990).

wenn man den Menschen in seinem gesamten rhythmischen Spektrum betrachtet.[3]

Die rhythmischen Funktionen werden in einen infradianen (langwelligen) und in einen ultradianen (kurzwelligen) Bereich eingeteilt (Abb. 9).

Im infradianen Bereich finden sich miteinander korrespondierende Umweltrhythmen: Tages-, Wochen-, Monats- und Jahresrhythmen. Sie haben unseren menschlichen Organismus inzwischen so beeinflußt, daß der Mensch sie gewissermaßen verinnerlicht hat, wie Versuche in Höhlen gezeigt haben. Sie haben einen lebenswichtigen synchronisierenden und phasenregulierenden Einfluß.

Die ultradianen Rhythmen liegen in der Tabelle von Abb. 9 unterhalb des Tagesrhythmus. Es handelt sich hier um rein endogene Funktionsschwankungen. Die höchsten Schwingungen finden sich in rhythmischen Funktionen des Nervensystems, die langsameren dienen dem Stoffwechsel und seinen Funktionen. Zwischen diesen beiden gegensätzlichen Polen liegt nun das rhythmische System von Herz, Blutkreislauf und Atmung (Abb. 10).

Alle elementaren Bewegungen im Körper, die für unsere bloße Existenz verantwortlich sind: Saugen, Kauen und Schlukken – für Nahrungsaufnahme, Darmperistaltik und Lidschlag – für Verdauung und Schlaf, Schlendern und Gehen – für Fortbewegung, liegen im selben rhythmischen Bereich.

Deshalb sind hier auch die musikalischen Tempoangaben angesiedelt. Die Viertelnote – der Grundschlag in der Musik – richtet sich nach dem menschlichen Puls. Er schlägt im Durchschnitt 72 mal in der Minute, wir atmen 18 mal pro Minute, d. h. auf einen Atemzug kommen vier Pulsschläge.

Dieses Verhältnis 4 : 1 ist ein außerordentlich wichtiges Verhältnis. Es findet sich überall: zunächst einmal in der Schwingungszahl der Doppeloktave. Auch der Rhythmus des Zwölffingerdarms zur Magenperistaltik steht im Verhältnis 4 : 1, Sauerstoff- (20 Prozent) und Stickstoff-Anteile (80 Prozent) in der Luft stehen im Verhältnis 1 : 4 und schließlich: im menschlichen Körper liegt der Herzbereich im Vergleich zur gesamten Körperlänge ebenfalls bei 4 : 1. Betrachtet man den Körper als klingende Säule, so schwingt also im Brustraum die Doppeloktave (Abb. 11)!

Nur ein gesundes Organ kann diesen Rhythmus einhalten. Auch ein Musiktherapeut sollte deshalb ab und zu mal zum Stethoskop greifen und das Puls-Atem-Verhältnis kontrollieren. Störungen gewisser Herzabschnitte können diesen harmoni-

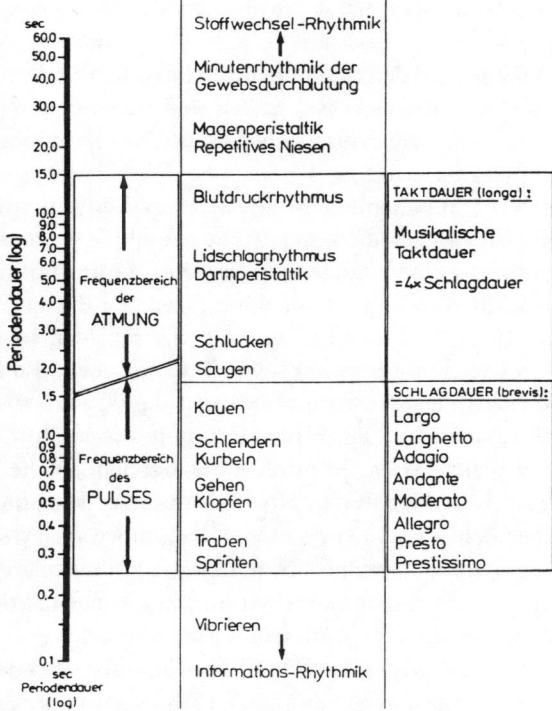

Abb. 10: Die Frequenzbereiche von Atmung und Herzrhythmus spielen eine zentrale Rolle im gesamten rhythmischen System des Menschen. Rechts sind die Tempobezeichnungen der Musik angegeben. Metrische Messungen richteten sich früher nach Musikstücken, die Viertelnote wiederum nach dem mittleren Pulsschlag des Menschen (nach Hildebrandt 1990).

schen Rhythmus verhindern und so zu gelegentlicher, vorübergehender, oft jedoch endgültiger Arrhythmie führen. D. h., jede Arrhythmie sollte als Hinweis auf eine ernsthafte Störung gewertet werden. Abgesehen von diesen eigentlichen Arrhythmien finden sich Tachykardie (Herzjagen) und Bradykardie (zu langsame Herztätigkeit) als Ausdruck des Überwiegens eines der beiden Pole. Das gesunde Verhältnis 4 : 1 hat die Neigung, beim Pykniker zu 5 : 1 zu- und beim Leptosomen auf 3,5 : 1 abzunehmen. Jede Abweichung nach oben oder nach unten ist ein frühzeitiges und sehr empfindliches Warnzeichen, das nicht übersehen werden sollte.[4]

Neueste Untersuchungen über Herzrhythmusstörungen stammen von einer Münchner Arbeitsgruppe, die Herzschläge mit rhythmischen Messungen analysierte.[5] Eine Methode, mit der sich das Risiko eines drohenden Herztods besser abschätzen läßt. Mit Hilfe der nichtlinearen Dynamik – unter dem Begriff Chaosforschung bekannt – wurde die zeitliche Einbettung von Extrasystolen (Herzrhythmusstörungen) im normalen Rhythmus gemessen. Das Ergebnis: das gesunde Herz schlägt nicht ganz gleichmäßig. Je unregelmäßiger jedoch die Einbettung der Extraschläge in den Normalrhythmus ist, desto höher ist die Sterblichkeit. Nach den Untersuchungen der Münchner Forschungsgruppe liegt das daran, daß die Einbettung von Störungen in den normalen Herzrhythmus ein Ausdruck der elektrophysiologischen Verhältnisse des Herzens ist. Wenn letztere stabil sind, ist das Muster regelmäßig. «Gesunde» Ungleichmäßigkeiten treten also in gleichmäßigen Abständen auf, sie haben gewissermaßen ihren eigenen Rhythmus. Werden sie labil, wird das Muster im Sinne der Chaosforschung «komplex».

Der Herzschlag ist neben anderen diffusen Körpergeräuschen der erste dominante Höreindruck, den wir – noch ungeboren im Mutterleib – wahrnehmen. Wenn man bedenkt, daß schon ab etwa der 15. Woche eine Prägung des Fötus durch akustische Reize möglich ist, dann kann man sich leicht vorstellen, daß wir auf Rhythmen, die in dem Schwingungsbereich des Herzschlages liegen, besonders empfindsam reagieren.

Reaktionsweisen im Verhalten von Neugeborenen weisen darauf hin, daß Geräusche oder ein bestimmter Klang bereits im Mutterleib erlernt werden können. So hörten in einer Unter-

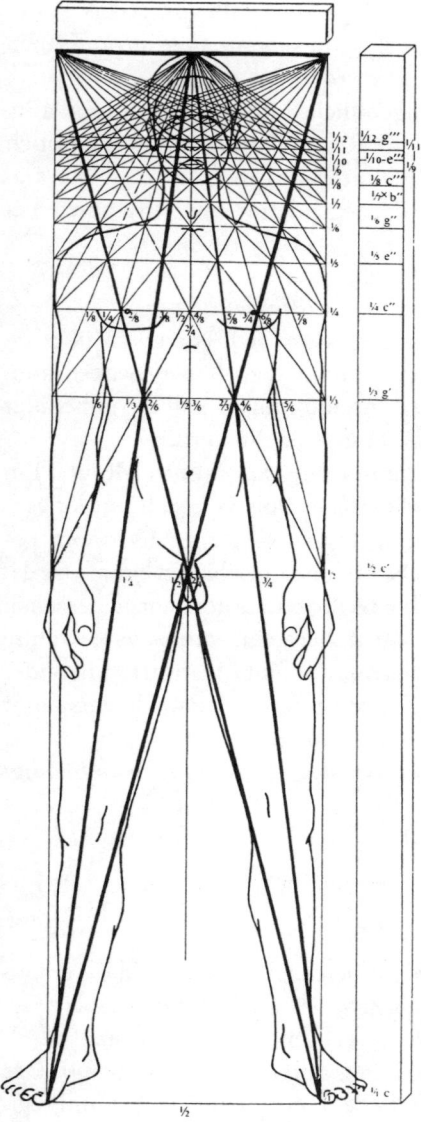

Abb. 11: Die Proportionen des Menschen. Rechts das Monochord in der Länge des Körpers, das mit seinen Saitenabmessungen die Proportionen der Intervalle angibt. So lassen sich Körperbereiche bestimmten Intervallen zuordnen. Der Herzbereich liegt im Verhältnis 4 : 1 (nach H. Kayser).[6]

suchung 86 Prozent aller Säuglinge innerhalb von 20 bis 28 Sekunden mit dem Schreien auf, wenn sie mit einer intrauterinen Geräuschkulisse konfrontiert wurden.[7]

Es wird vermutet, daß Jugendliche, die über Kopfhörer laute Rhythmen hören, in einer Art Regressionsverhalten sich noch einmal in den Uterus ihrer Mutter begeben, in dem die Geräuschkulisse tatsächlich vorwiegend nur aus Rhythmen besteht.[8]

Übungen gegen Herzrhythmusstörungen:
- Rhythmische Herzstörungen lassen sich vor allem über einen ruhigen, fließenden Atem aus dem Bauch-Beckenraum günstig beeinflussen. Die Atemübungen sollten unbedingt unter fachkundiger Anleitung gemacht werden.
- Im Durchschnitt schlägt unser Puls 72 mal pro Minute. Ein zu schneller oder unregelmäßiger Puls läßt sich mit langsamen Rhythmen regulieren. Dazu wird ein Metronom benutzt, das man auf optische Impulse umschalten kann. Das gewählte Tempo sollte 10 bis 20 Prozent unter dem gemessenen Pulsschlag liegen. Der Musiktherapeut kann das gewählte Tempo übernehmen und sanft auf einer Handtrommel oder einem Tamburin schlagen, während der Patient entspannt liegt und versucht, den Rhythmus zu verinnerlichen.

Von Trommelübungen ist bei Herzstörungen unbedingt abzuraten.

Herz und Stimme

Die Stimme ist primär Sympathieträger, Ausdruck der Persönlichkeit, des Charakters, aber sie ist auch Ausdruck der Gestimmtheit und der körperlich-seelischen Konstitution.

Stimme und Herz hängen eng miteinander zusammen. Das Herzzentrum ist die Wohnung des emotionalen Selbst und registriert demzufolge sämtliche Schwankungen bzw. jegliche Veränderung der Psyche und des Körpers. Blockaden im Herzbereich lassen sich mit einem geschulten Gehör über die Stimme heraushören. In der Chakrenlehre ist das Herz-Chakra das Chakra der Bindungen. Kernfunktion ist die Hingabe, die Fähigkeit, tief zu lieben und gesunde Beziehungen herstellen zu können. Doch Bindungsfähigkeiten sind oft gestört. Eine Störung des Herz-Chakras zeigt sich auch in übermäßiger Selbstbeherrschung und Disziplin, in Kontrollzwängen, Distanz zum Mitmenschen mit gleichzeitigem Beherrschungsdrang der Mitmenschen. Körperlich kann sich das in Atemproblemen, Asthma, bis hin zu Lungenemphysemen, Herzproblemen, hohem Blutdruck oder Angstzuständen äußern.

Oft ist eine Blockade im Herzbereich äußerlich zu sehen, an hochgezogenen Schultern (unbewußte Ängste, Schutzbedürfnis), festgehaltenen Schultern (unterdrückte Aggressionen), hängenden Schultern (Zweifel an sich selbst, Antriebsarmut) oder ganz einfach an Verspannungen im Schulter-, Nacken-, Brustbereich und forcierter Atmung in die Schultern: ein Zeichen für mangelnden Umgang mit den eigenen Gefühlen.

Das Herz, unser Gefühlsbereich, gibt unserer Stimme die Richtung vor. Je offener sich jemand im Herzbereich gibt, desto offener und heller ist die Stimme, je verspannter er ist, desto monotoner, gefühlsarmer spricht er (Abb. 12).

Die Chinesen kennen neben der Pulsdiagnostik auch die Stimmdiagnostik, durch die sich Störungen in sämtlichen Energiekreisläufen feststellen lassen. Für den blockierten Herz-Dünndarm-Meridian gilt: sprechend, gleichbleibend monotone Stimme. Im Sprechen und Singen äußert sich das in einer mangelnden emotionalen Ausdrucksfähigkeit. Es fehlt an Herz.

In der Stimmheilkunde finden sich bei funktionellen Aphonien (Fehlen des Stimmklanges) auffallend viele Alexithymiker.[9] Alexithymie ist die Unfähigkeit, Gefühle ausreichend zu diffe-

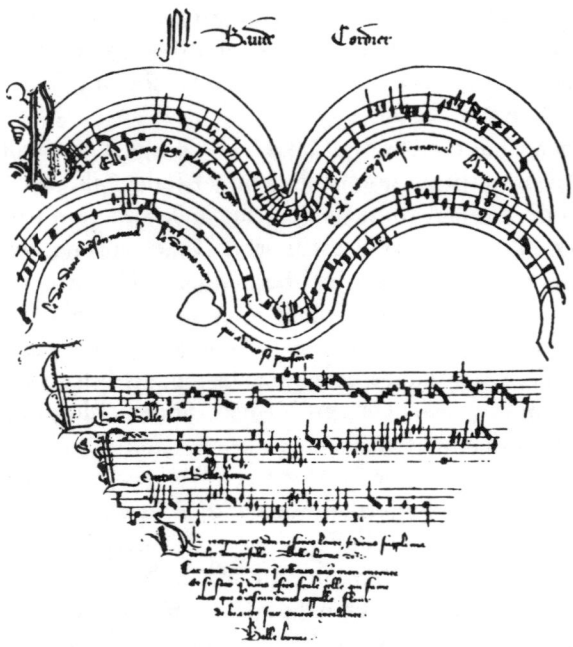

Abb. 12: Ein mittelalterliches französisches Chanson, in Herzform geschrieben. Ein Liebeszeichen des anonymen Komponisten für den Gegenstand seiner Zuneigung. Genauso, wie Stimme Herzstörungen spiegelt, kann Stimme auch ausgleichend, heilend und ermutigend auf das Herz wirken. Gesangskompositionen wirken am intensivsten auf Gefühl und «Stimmung».

renzieren oder mit Worten adäquat auszudrücken und die Unfähigkeit, mit Aggressionen entsprechend umzugehen. Alexithyme Patienten neigen zu einem pseudounabhängigen Beziehungsverhalten, das durch das Bedürfnis nach Unabhängigkeit, Überlegenheit und Kontrolle einerseits und Angst vor Abhängigkeit und Schwäche andererseits gekennzeichnet ist. Das heißt: Gefühl wird mit Schwäche verwechselt.

Auch Streß, *der* Hauptentstehungsfaktor für Herzstörungen, äußert sich natürlich in der Stimme. Allerdings auf andere Weise. Die Stimmheilkunde spricht hier von pseudospastischer Dysphonie (Stimmstörung mit Spasmen).[10] Die Symptome: Es kann mit einem Kitzeln im Rachen und einem unwillkürlichen, kurzen Zusammenziehen der kleinen Kehlkopfmuskeln im Rachen beginnen. Das führt zu kaum wahrnehmbaren Unterbrechungen des Stimmklanges innerhalb eines Wortes, das sich durch ein unregelmäßiges «Beben» während des Hervorbringens stimmhafter Klänge äußert. Es handelt sich hier um eine neurotische Konversionsreaktion, die ganz einfach durch radikalen Abbau von Streß beseitigt werden kann. Allerdings muß der Patient dazu bereit sein und die Zusammenhänge mit einer vorangegangenen Überbelastung oder persönlichen Verletzung erkennen.

Übungen:
* Mit leicht gespreizten Knien auf die Unterschenkel setzen, oder auf einen Hocker – aufrichten aus den Sitzknochen. Die Hände (die Rechte über der Linken) auf die Brust legen. Augen schließen. Atem fließen lassen. Die Entfaltung des Einatmens unter den Händen spüren. Gefühle im Brustraum zulassen, sammeln, beobachten, aus- und einfließen lassen.
* Atemübungen,
* Stimmübungen mit A und E. Das A gehört wie E und I zu den hellen Vokalen. Beim A entspannen sich Zwerchfell und Zunge. Es schwingt vor allem im Brustraum, ist aber bei guter Resonanz auch im Bauch und Kopf zu spüren. Das E, einer der wichtigsten Laute unserer Sprache, wirkt wie eine kleine Massage im Brustbein und schwingt auch in Hals und Kopf (die Vokale immer mit «H» im Ansatz tönen, als «HAA» und «HEE»).

Folgende Gesangskompositionen z. B. entspannen das Herz und besänftigen das Gemüt: [11]

- Hildegard von Bingen. Symphonia. Geistliche Gesänge (Sequentia. Harmonia mundi, GD 77020)
- Jean Sibelius: Die Finnische Nationalhymne, gesungen vom Candomino Choir, Taumo Satonaa. (Finlandia Record FACD 918S)
- Gustav Mahler: «Ich atmet einen linden Duft». Aus: Lieder nach Gedichten von Friedrich Rückert, gesungen von Frederica von Stade (Sony Essential Classics, SBK 53518).
- Mikhail Ippolitiv-Ivanov: «Oh Gentle Light of Holy Glory», aus: «Vespers», op. 43 (CD SMK 64091)
- W. A. Mozart: «Soave sia il vento», aus «Così fan tutte». Mit Karita Mattila, Anne Sofie von Otter, José van Dam und der Academy of St. Martin in the Fields unter Sir Neville Marriner.

Herz und Klang

Das Herz wird der Sonne zugeordnet. Das zeigt sich

- in der Astrologie: dem Zeichen des Löwen werden Herz und Sonne zugeordnet;
- in der Fünf-Elementen-Lehre: der Herz-Dünndarm-Meridian wird dem Feuer zugeordnet, der Hitze, dem Süden und dem Mittag;
- in der Chakrenlehre: das vierte Chakra, das Herz-Chakra, ist der Mittelpunkt des Chakrensystems und hat die Farbe Gelb bzw. Gold;
- in den Rhythmen des menschlichen Organismus: Der Herzrhythmus ist im Sonnenrhythmus integriert. Wir atmen 18 mal in der Minute, am Tage $18 \times 60 \times 24 = 25\,920$ mal. Diese Zahl entspricht der Anzahl der Erdjahre während eines platonischen Weltenjahres (ein platonisches Jahr ist

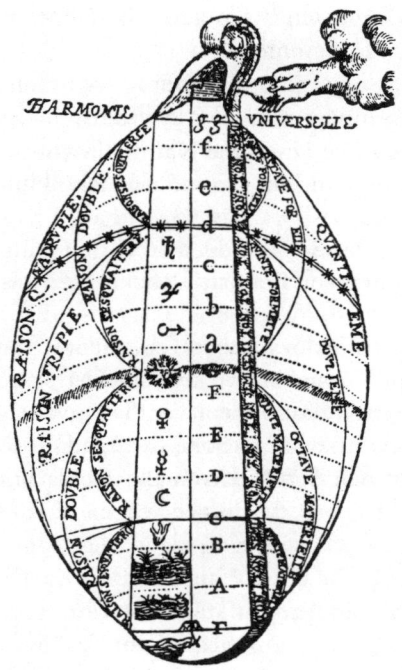

Abb. 13: Das «Weltenmonochord» als Symbol der universellen Harmonie. Das «gamma graecum», das G, als tiefster Ton und Basis entspricht dem Element Erde. Im Mittelpunkt die Sonne. Ganz oben auf einer Wolke sitzt der Allmächtige und stimmt am Wirbel die Harmonie des Universums ein.

die Dauer eines Umlaufs des Frühlingspunktes in der Ekliptik aufgrund der Präzession).
Auf vielen Abbildungen des Mittelalters haben Musikwissenschaftler und Philosophen das ganze Universum als Klang dargestellt. Auf der Abbildung von Marin Mersenne, Jesuitenpater, Philosoph und Musikwissenschaftler, trennt die Sonne den Bezirk des «Formalen», der jenseitigen Gefilde, von dem «Mate-

riellen», den Elementen.[12] Sie liegt als Oktavton in der Mitte der universellen Harmonie (Abb. 13).

Es galt als Selbstverständlichkeit unter Philosophen, Ärzten und Musikwissenschaftlern der Antike und des Mittelalters, daß der Mensch den gesamten Klang des Universums auch in sich trägt. Betrachten wir uns auf der Abbildung von Robert Fludd den Bereich des Herzens, so wird auch hier das Herz – in Verbindung mit der Sonne – in den Mittelpunkt des gesamten kosmischen Systems gestellt und gleichzeitig als Ton benannt (Abb. 14).[13]

Der Sonnenton ist inzwischen «entschlüsselt» worden. Hans Cousto hat eine Formel entwickelt, mit der sich durch Berechnung der Planetenumlaufbahnen die Planeten in Schwingungen, Frequenzen umwandeln lassen können.[14] Die Sonne schwingt demzufolge auf den Ton h. In manchen Berechnungen wird er auch als cis angegeben. Verfolgen wir die Frequenz des h und cis durch zigfache Oktavierung bis in den Nanometer-Bereich, in dem Ton zur Farbe wird, dann erhält sie die Farbe Gelbgrün.

Schon Helmholtz hat umfangreiche Untersuchungen zu Tönen und Farben vorgenommen.[15] Um das Einteilungsprinzip der musikalischen Tonleiter auf die Schwingungsdauer der Lichtwellen anzuwenden, benutzte er die genauen Werte der Fraunhoferschen Spektrallinien für die einzelnen Farbwerte. Auch er fand für die Töne h bis c Farben im gelbgrünen Bereich.

Obwohl viel experimentiert wird, liegen bisher keine gesicherten Ergebnisse vor, aus denen man schließen könnte, daß sich Herzstörungen und Herzblockaden mit dem Ton der Sonne, dem cis oder h oder gar mit Farben lindern lassen könnten. Cis und h liegen weit auseinander, auch wenn es zunächst nicht so scheint. Schon winzige Vierteltonverschiebungen haben unterschiedliche Wirkungen auf den Körper des Menschen. Interessant ist, daß auch Robert Fludd das Herz dem c zuordnet. Berücksichtigt man, daß sich der Kammerton 'a' seit der

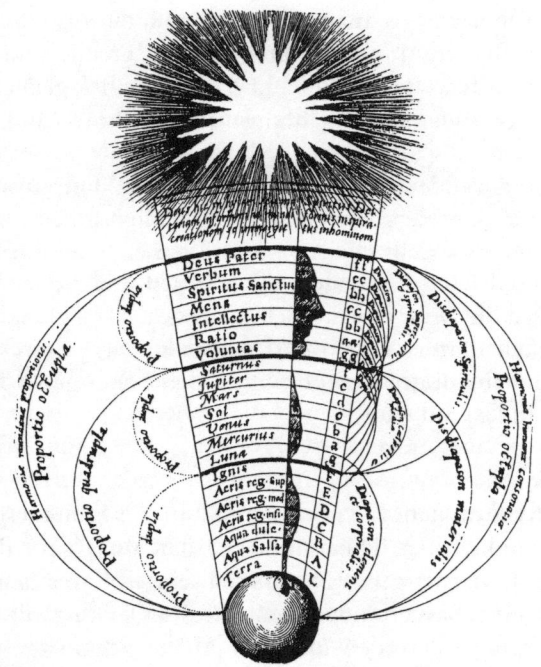

Abb. 14: Der Mensch als Abbild göttlicher Schöpfung – er trägt das ganze Universum mit seinem Klang in sich und ist – die Sonne im Herzen – verbunden mit Himmel und Erde (Robert Fludd, 1621).

Barockzeit ständig erhöht hat, so entspricht dieses von Fludd angegebene c dem heutigen cis. Nach meinen bisherigen praktischen Erfahrungen kann ich bestätigen, daß das cis in den häufigsten Fällen «erhellend», dabei «beruhigend» und «ausgleichend» wirkt. In Meditationen auf den Ton cis wird sehr oft die Farbe gelb oder gold gesehen.

Licht und Helligkeit scheinen in Verbindung mit Klang bei Herzproblemen eine Rolle zu spielen. Franciscus de Pedemontium schrieb um 1500, man solle Patienten, die aus Furcht oder Schrecken herzkrank geworden seien, viel Freude und Zuversicht verschaffen «mit hellem Licht, dem Anblick grüner Dinge und schöner Bilder, mit Erzählungen, angenehmen und sanften Gesängen».[16]

Als ergänzende Instrumente neben dem Hauptinstrument Stimme für den Herzbereich sind Streichinstrumente zu nennen. Geigen und Celli klingen warm, können «Gefühle in Wallungen» und Energie bringen. Sie wärmen und regen das Blut an – sofern die Musikstücke richtig ausgesucht werden.

Bei allen Empfehlungen darf jedoch nie vergessen werden: Ein allgemeingültiges Rezept gibt es nicht, denn jeder Mensch reagiert anders auf Musik.

Übungen

Zum Schluß möchte ich noch einmal an die Einleitung dieses Beitrages anknüpfen: Töne und Gebärden als Organe des Herzens. Genau darum geht es bei diesen sehr wohltuenden Übungen aus China. Sie verbinden Elemente des Qi Gong mit Lauten. Die Bewegungen werden mit dem Atemrhythmus gekoppelt; durch den Stimmeinsatz wird der Ausatem länger, damit beruhigt sich automatisch auch die Herzfrequenz. Wichtig sind die weichen geschmeidigen Bewegungen der Arme und der Knie.

Grundsätzlich gilt für diese Übungen: Immer mit weichen Knien stehen, die Füße etwa in der Breite des Beckens und parallel zueinander.

Bei jedem Einatmen leicht in die Knie gehen (innere Vorstellung: den Atem durch die Fersen holen). Mit dem Ausatmen wieder aufrichten. Nicht zu lang einatmen, sondern reflektorisch, und trotzdem spüren, wie sich das Einatmen im Körper entfaltet. Gut und lang ausatmen, Atempause beachten. Die Körperbewegung richtet sich immer nach der Atembewegung.

Abb. 15 a) Herzentspannung

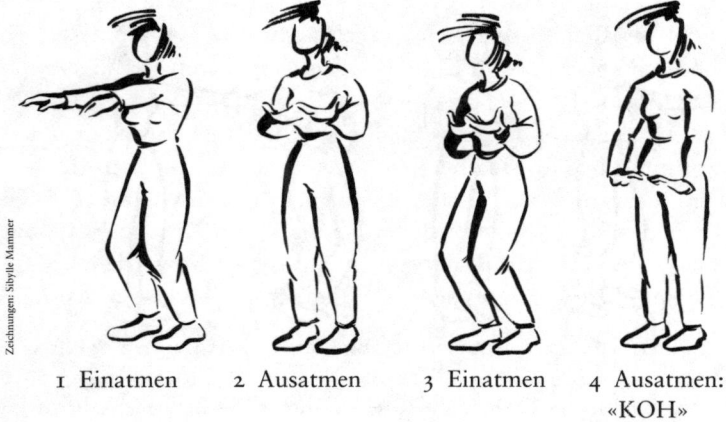

Zeichnungen: Sibylle Mammer

1 Einatmen   2 Ausatmen   3 Einatmen   4 Ausatmen:
                                              «KOH»

Ausgangsstellung: Leicht gegrätscht hinstellen. Die Arme hängen lok-
ker neben dem Körper.

1 Einatmen, Arme vor den Körper führen, dabei leicht in die Knie
  gehen.
2 Ausatmen – aufrichten – dabei Handinnenflächen nach oben
  drehen und die Hände an den Körper ziehen, bis sie vor dem
  Herzraum eine Schale bilden.
3 Einatmen – leicht in die Knie gehen – mit der inneren Vorstellung: die Schale füllt sich mit verbrauchter Energie aus dem
  Herzraum.
4 Ausatmen – aufrichten – die Handgelenke drehen und die Hände
  langsam nach unten führen. Innere Vorstellung: die Schale ausschütten, verbrauchte Energie abführen. Dabei «KOH» stimm-
  los ausfließen lassen (das O aus dem Koh wird wie das O in «offen» gesprochen). Bei 1) weitermachen.

Diesen Übungsablauf insgesamt fünfmal. Danach:

Abb. 16 b) Herzkräftigung

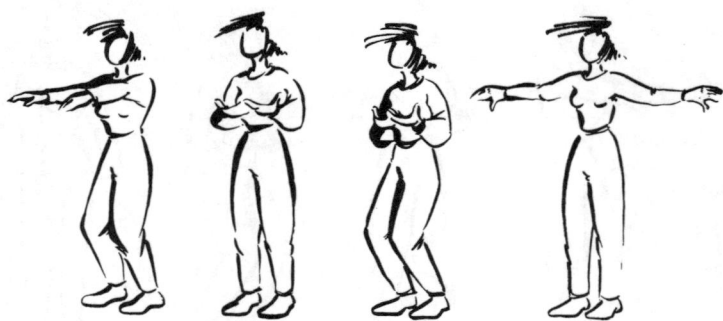

1 Einatmen   2 Ausatmen   3 Einatmen   4 Ausatmen: «HAA»

1 Einatmen – leicht in die Knie – während des Einatmens die Arme nach vorne vor den Körper führen.

2 Ausatmen – aufrichten – Handinnenflächen nach oben drehen und die Hände an den Körper ziehen, bis sie vor dem Herzraum eine Schale bilden.

3 Einatmen mit stimmlosem «HAA» – leicht in die Knie – mit der inneren Vorstellung: die Schale füllt sich mit frischer Energie, die in den Brustraum fließt.

4 Ausatmen – aufrichten – die Handinnenflächen nach außen drehen, so daß sich die Fingerspitzen fast berühren (weiche Arme, auf die abgewinkelten Handgelenke achten!), Arme vor dem Brustraum nach links und rechts öffnen. Innere Vorstellung: frische Energie im Brustraum verteilen, Brustraum öffnen und weiten, sich für Gefühle öffnen. Dabei ein «HAA» tönen.

Finden Sie Ihren Herzton, indem Sie immer wieder überprüfen, bei welcher Tonhöhe das Brustbein besonders stark vibriert. Bei 1) weitermachen.

Diesen Übungsablauf fünfmal.

Es empfiehlt sich, bei Herzbeschwerden diesen gesamten Zyklus jeden Tag zu einer bestimmten Uhrzeit möglichst am geöffneten Fenster zu machen.

Anmerkungen

1 Schöne, H.: Markellinos' Pulslehre. Ein griechisches Anekdoton. In: Festschrift zur 49. Versammlung Deutscher Philologen und Schulmänner in Basel im Jahre 1907, Basel 1907: 33 ff.

2 Kühn, C. G. (Hrsg.): Galen: Opera omnia. Bd. 9, Leipzig 1821–33. Nachdruck Hildesheim 1964–65: 463 ff.

3 Hildebrandt, G.: Zeiterleben und Zeitorganismen des Menschen. In: Hildebrandt, G. (Hrsg.): Chronobiologische Betrachtungen zum Zeitkonflikt des heutigen Menschen, Institut f. Gesundheitswesen, München 1992: 14 ff.

4 Bott, V.: Anthroposophische Medizin Band I, Heidelberg 1982: 134 ff.

5 Morfill, G., Schmidt, G. In: «Pace» Bd. 19 (1996): 976.

6 Kayser, H.: Lehrbuch der Harmonik, Zürich 1950: 181 ff.

7 Murooka, H., Kole, Y., Suda, N.: Analyse des sons intra-uterines et leurs effects tranquillisants sur le nouveau-née, Journal of Gynecol. Obstet. Biol. Repr. 5 (1976): 367–376.

8 Gross, W.: Was erlebt ein Kind im Mutterleib?, Freiburg 1982: 55 ff.

9 Kinzl, J.: Funktionelle Aphonie – psychosomatische Aspekte. In: Gundermann, H. (Hrsg.): Die Krankheit der Stimme – die Stimme der Krankheit, Stuttgart 1991: 89 ff.

10 Damsté, P. H.: Die Stabilität funktioneller Dysphonien. In: Gundermann, H. (Hrsg.): Die Krankheit der Stimme – die Stimme der Krankheit, Stuttgart 1991: 49 ff.

11 Von vielen der hier angegebenen Titel und Komponisten gibt es die unterschiedlichsten Einspielungen und Interpretationen. Die hier aufgeführten Interpretationen gehören zu den besten. Sollten Sie nicht erhältlich sein, empfehle ich dringend, mindestens fünf verschiedene Einspielungen anzuhören und zu vergleichen, bevor man sich zum Kauf entschließt.

12 Mersenne, M.: Harmonicorum libri Xii (duodecim). Edition aucta. Genf 1972.

13 Fluctibus, R.: Utriusque Cosmi II, Frankfurt 1621.

14 Cousto, H.: Die Oktave. Das Urgesetz der Harmonie, Berlin 1991.

15 Helmholtz, H.: Handbuch der physiologischen Optik, Leipzig 1867.

16 De Pedemontium, F.: Additiones Petri Apponi. Additiones Francisci de Pedemontium. In: Johannes Mesue: Opera, Lyon 1525.

FRANK K. SCHMIDT

Rhythmische Trommeltherapie in Hypnose bei Herz- und Atemstörungen* *

Einleitung

In der Hypnose kann der Therapeut direkt zum Unbewußten des Patienten sprechen und ihn in frühkindliche Stadien zurückführen. Auch der Patient soll dies wissen und darüber informiert werden, daß die therapeutische Unterstützung durch den Trommelrhythmus die unbewußte Erinnerung an den Herzschlag der Mutter wieder wachruft. Dieser früheste Höreindruck aus der Zeit des intrauterinen Daseins verbindet sich seit Jahrmillionen menschlicher Entwicklung in den Tiefen der Seele mit der liebenden, nahen Geborgenheit in der Mutter und der noch heilen (ganzen) Einheit von ihr mit dem Ungeborenen. So bleibt dieser Rhythmus im Unbewußten zeitlebens mit der Erfahrung des ursprünglichen Heilseins verbunden, und nicht umsonst begleiten entsprechende Trommelrhythmen seit jeher die meisten schamanischen Heilungszeremonien.

Einen besonderen Bezug aber behält der intrauterin gehörte Herzschlag der Mutter mit der Tätigkeit und dem Rhythmus des eigenen Herzens und der eigenen Atmung. Der Therapeut, der in der hypnotischen Übertragungssituation an die Stelle der Mutter tritt, benutzt die Trommel sozusagen, um seinen Herzschlag hörbar zu machen, sich mit dem Patienten symbolisch zu

---

* Aus dem Englischen übertragen von Werner J. Meinhold.

synchronisieren und ihm durch die Erfahrung des symbiotischen Heilseins Hilfe zur Gesundung anzubieten.

Wie die bisherigen Resultate mit diesem Verfahren belegen,
können weitreichende Wirkungen erzielt werden. Als wichtigste Grundleistung ist eine besonders tiefe allgemeine Entspannung, vor allem auch im Gefäßbereich, einhergehend mit einer
erheblichen Verbesserung der Durchblutung zu nennen.

Der Patient kann, während er sich in der Hypnose auf sein
Herz und seine Atmung konzentriert, suggestiv angeregt werden, sich bei jedem Trommelschlag vorzustellen, daß dessen
harmonisierende Schwingungen sein eigenes Herz und seine Atmung erreichen und in ihn einfließen, um die Heilung zu bewirken. Da die Schwingungen des Trommeltons nicht nur mit dem
Ohr hörbar, sondern auch mit der Haut fühlbar sind, fördert
der ebenfalls bereits im frühesten intrauterinen Stadium funk-
tionsfähige Tastsinn als zusätzlicher spezifischer Schlüsselreiz
eine tiefe Regression in die ursprüngliche Erfahrung des Heilseins.

Wie es von der Hypnosetheorie her bekannt ist, sollte die
Engrammbildung (Prägung) im Hinblick auf das Therapieziel
der Therapie vorangehen. Bei diesem Verfahren nutzen wir ein
Engramm, das nicht nur individuell bereits gebildet ist, sondern
allgemein als gesunde, ererbte Erfahrung im archaischen Unbewußten jedes Menschen schlummert. So kann selbst dann,
wenn die individuelle intrauterine Entwicklung eines Patienten
durch Ängste der Mutter und andere ungünstige Umstände belastet war, was im späteren Leben oft Herzerkrankungen begünstigt, mit dieser Therapie auf das gesunde, ererbte, archai-
sche Urengramm der sicheren symbiotischen Geborgenheit
zurückgegriffen werden.

Wiederum ist dann der Therapeut stellvertretend für die
Mutter die andere Hälfte der symbiotischen Einheit und ermöglicht durch seine tatsächliche, innerlich beteiligte Anwesenheit
in einer bedingungslosen Akzeptanzhaltung dem Patienten ge-

genüber, daß dieser das ererbte Urengramm auf seine individuelle Lebensgeschichte übertragen und es dort als gesunde existentielle Grunderfahrung etablieren kann.

Der Phantasie von Therapeut und Patient sind dabei keine
Grenzen gesetzt. Imaginative Bilder, die sich aus der jeweils individuellen Situation entwickeln, können zusätzliche Symbole
sein, die den Behandlungsverlauf unterstützen.

So ist auch das folgende Modell lediglich als beispielhafte
Anregung zu verstehen, die in einem weiten Spielraum modifiziert werden kann. Wohl aber sollten die charakteristischen
Merkmale des Vorgehens, wie die rhythmische Durchgestaltung
und Wiederholung und die engrammatische Anbindung der therapeutischen Inhalte an die Trommeltöne, beibehalten werden.

Frank K. Schmidt und Werner J. Meinhold

Hypnose – Text und Anleitung

Du läßt Dich in eine gelöste Ruhe hineingleiten. Achte auf die
Schwere in Deinen Armen und Beinen, während Du meiner
Stimme und meinen Anregungen folgst. Arme, Beine schwer.
Arme, Beine schwer. Arme, Beine schwer. Nun lenke Deine Aufmerksamkeit auf ein angenehm zunehmendes Wärmegefühl an
der Hautoberfläche Deiner Arme und Beine, indem Du meinen
Anregungen folgst. Arme, Beine angenehm warm. Arme, Beine
angenehm warm. Arme, Beine angenehm warm. Nun konzentrierst Du Dich auf die linke Seite Deiner Brust, den Herzbereich, und folgst bitte meiner Stimme. Herzschlag ruhig und regelmäßig. Herzschlag ruhig und regelmäßig. Herzschlag ruhig
und regelmäßig. Nun erweiterst Du Deine Konzentration auf
den gesamten Brustbereich und folgst bitte meiner Stimme. Atmung frei und regelmäßig. Atmung frei und regelmäßig. Atmung frei und regelmäßig. Nun lenkst Du Deine Aufmerksam-

keit auf den unteren Brustbereich und oberen Bauchbereich. Folge bitte meiner Stimme. Bauch angenehm warm. Bauch angenehm warm. Bauch angenehm warm. Nun will ich Dich zu einem schönen Tagtraum einladen. Stelle Dir vor, daß Du im Urlaub an Deinem Lieblingsstrand liegst. Von oben sendet die Sonne ihre angenehme Wärme über Deinen Körper. Der Sand ist so schön weich, als ob Du auf einer Luftmatratze liegen würdest. Im Hintergrund hörst Du die Wellen, Du hörst sie kommen und gehen und läßt Dich von ihrem ruhigen sanften Rhythmus in eine Stimmung der Gelassenheit und wohligen Ruhe hineintragen. Und während Du der wohltuenden Musik der Wellen lauschst in ihrem Auf und Ab, spürst Du auch mehr und mehr das sanfte Auf und Ab Deiner Atmung, wie sie ganz von selbst kommt und geht, so wie die Wellen. Und so ist auch der Rhythmus Deines Herzens spürbar, in einem angenehmen Pulsieren. Und während Du diese wunderbaren Gefühle und inneren Vorstellungen genießt, folgst Du wieder meiner Stimme. Stirn angenehm kühl. Stirn angenehm kühl. Stirn angenehm kühl. Stirn angenehm kühl. Stirn angenehm kühl.

Und nun folgst Du weiter meiner Stimme, Dein Körper ist behaglich gelöst, und während Du Dich weiter auf das Auf und Ab Deiner Atmung und den Rhythmus Deines Herzens konzentrierst, folgst Du meiner Stimme. Wenn sanfte Trommelschläge in die Tiefe Deiner unbewußten Seele finden, wirken ihre ruhigen Töne erholsam auf die Atemmuskeln und den Herzmuskel, und alles kann sich nun gesund verbinden.

Es folgen sechs zunehmend hörbare Trommelschläge, um zuehmend tiefere Ebenen des kollektiven Unbewußten zu erreichen und dort die archaischen «Erinnerungen» an rhythmische Trommelschläge anzusprechen. (Ganz allmähliche, sanfte Steigerung der Lautstärke, nicht dramatisch; langsame, gleichmäßige Schlagfolge.)

Wenn sanfte Trommelschläge in Deine unbewußte Seele sinken,

werden sie Deine Atmung und Deinen Herzschlag ganz ausgleichen, und alles kann sich nun verbinden.

Es folgen sechs zunehmend hörbare Trommelschläge, um zunehmend tiefere Ebenen des kollektiven Unbewußten zu erreichen und dort die archaischen «Erinnerungen» an rhythmische Trommelschläge anzusprechen.

Wenn sechs sanfte Trommelschläge in Deine unbewußte Seele sinken, wird ihr sanftes Schwingen den Rhythmus Deines Herzens finden, und alles kann sich nun verbinden.

Es folgen sechs zunehmend hörbare Trommelschläge, um zunehmend tiefere Ebenen des kollektiven Unbewußten zu erreichen und dort die archaischen «Erinnerungen» an rhythmische Trommelschläge anzusprechen.

Wenn sechs Trommelschläge die Tiefe Deiner unbewußten Seele finden, werden sie Deinem Atem und Deinem Herzen innere Ruhe senden, und alles kann sich nun verbinden.

Es folgen sechs zunehmend hörbare Trommelschläge, um zunehmend tiefere Ebenen des kollektiven Unbewußten zu erreichen und dort die archaischen «Erinnerungen» an rhythmische Trommelschläge anzusprechen.

Wenn sechs sanfte Trommelschläge in Deine unbewußte Seele sinken, wird ihr sanfter Rhythmus sich mit Deinem Atem verbinden.

Es folgen sechs zunehmend hörbare Trommelschläge, um zunehmend tiefere Ebenen des kollektiven Unbewußten zu erreichen und dort die archaischen «Erinnerungen» an rhythmische Trommelschläge anzusprechen.

Wenn sechs sanfte Trommelschläge die Tiefe Deiner unbewußten Seele finden, wird ihr voller Ton sich mit der Kraft Deines Herzens verbinden.

Es folgen sechs zunehmend hörbare Trommelschläge, um zunehmend tiefere Ebenen des kollektiven Unbewußten zu erreichen und dort die archaischen «Erinnerungen» an rhythmische Trommelschläge anzusprechen.

Wenn sechs sanfte Trommelschläge die Tiefe Deiner unbewußten Seele finden, wirkt Dein Einatmen und Ausatmen erleichternd auf das Herz, und dieses Gefühl kann sich nun in der
Brust heilend verbinden.

Es folgen sechs zunehmend hörbare Trommelschläge, um
zunehmend tiefere Ebenen des kollektiven Unbewußten zu
erreichen und dort die archaischen «Erinnerungen» an
rhythmische Trommelschläge anzusprechen.

Wenn sechs sanfte Trommelschläge die Tiefe Deiner unbewußten Seele finden, wird ihr voller Ton sich mit der Kraft Deiner
Atmung verbinden.

Es folgen sechs zunehmend hörbare Trommelschläge, um
zunehmend tiefere Ebenen des kollektiven Unbewußten zu
erreichen und dort die archaischen «Erinnerungen» an
rhythmische Trommelschläge anzusprechen.

Wenn sechs sanfte Trommelschläge die Tiefe Deiner unbewußten Seele finden, wird ihr heilsames Schwingen tief in Dein Herz
hineinklingen, und alles kann sich nun verbinden.

Es folgen sechs zunehmend hörbare Trommelschläge, um
zunehmend tiefere Ebenen des kollektiven Unbewußten zu
erreichen und dort die archaischen «Erinnerungen» an
rhythmische Trommelschläge anzusprechen.

Wenn sechs sanfte Trommelschläge die Tiefe Deiner unbewußten Seele finden, werden Sie nun Atmung und Herzschlag wohltuend miteinander verbinden.

Es folgen sechs zunehmend hörbare Trommelschläge, um
zunehmend tiefere Ebenen des kollektiven Unbewußten zu
erreichen und dort die archaischen «Erinnerungen» an
rhythmische Trommelschläge anzusprechen.

Wenn sechs sanfte Trommelschläge die Tiefe Deiner unbewußten Seele finden, wird ihr heilsames Schwingen tief in Deine
Atemmuskeln dringen, und alles kann sich nun verbinden.

Es folgen sechs zunehmend hörbare Trommelschläge, um
zunehmend tiefere Ebenen des kollektiven Unbewußten zu

erreichen und dort die archaischen «Erinnerungen» an
rhythmische Trommelschläge anzusprechen.

Wenn sechs sanfte Trommelschläge die Tiefe Deiner unbewußten Seele finden, spürst Du angenehm Dein Herz und kannst es
nun mit Deinem ganzen Ich verbinden.

Es folgen sechs zunehmend hörbare Trommelschläge, um
zunehmend tiefere Ebenen des kollektiven Unbewußten zu
erreichen und dort die archaischen «Erinnerungen» an
rhythmische Trommelschläge anzusprechen.

Wenn sechs sanfte Trommelschläge die Tiefe Deiner unbewußten Seele finden, schwingen Atmung und Herzschlag ganz harmonisch, und alles kann sich nun heilend verbinden.

Es folgen sechs zunehmend hörbare Trommelschläge, um
zunehmend tiefere Ebenen des kollektiven Unbewußten zu
erreichen und dort die archaischen «Erinnerungen» an
rhythmische Trommelschläge anzusprechen.

Wenn sechs sanfte Trommelschläge die Tiefe Deiner unbewußten Seele finden, spürst Du ganz angenehm die Atmung und
kannst sie nun mit Deinem Selbst verbinden.

Es folgen sechs zunehmend hörbare Trommelschläge, um
zunehmend tiefere Ebenen des kollektiven Unbewußten zu
erreichen und dort die archaischen «Erinnerungen» an
rhythmische Trommelschläge anzusprechen.

Wenn sechs sanfte Trommelschläge die Tiefe Deiner unbewußten Seele finden, schwingt ihr sicherer Klang mit Deines Herzens sicherem Gang, und alles kann sich nun verbinden.

Es folgen sechs zunehmend hörbare Trommelschläge, um
zunehmend tiefere Ebenen des kollektiven Unbewußten zu
erreichen und dort die archaischen «Erinnerungen» an
rhythmische Trommelschläge anzusprechen.

Wenn sechs sanfte Trommelschläge die Tiefe Deiner unbewußten Seele finden, spürst Du bewußt die freie Sicherheit in Deiner
Brust, und alles kann sich nun verbinden.

Es folgen sechs zunehmend hörbare Trommelschläge, um

zunehmend tiefere Ebenen des kollektiven Unbewußten zu erreichen und dort die archaischen «Erinnerungen» an rhythmische Trommelschläge anzusprechen.

Wenn sechs sanfte Trommelschläge die Tiefe Deiner unbewußten Seele finden, tönt ihr sicherer Klang hinein in Deiner Atmung freien Gang, und alles kann sich heilsam nun verbinden.

Du kannst Dich nun langsam auf das Aufwachen vorbereiten und daran denken, daß nach dem Aufwachen die Erinnerung an sechs Trommelschläge in Deinem Unbewußten verbleibt, wo Du sie fest verbunden hast mit all den guten Empfindungen, die Du langsam in die Tiefe Deiner unbewußten Seele hast sinken lassen. Die Erinnerung an die Trommelschläge ist nun wohltuend eingebettet in Deinem Herzen und in Deiner Atmung, und jeder Herzschlag und jeder Atemzug wird heilsam wirken wie jeder dieser Trommelschläge und alles in Dir wachhalten, was sich damit verbindet.

Es folgen sechs zunehmend hörbare Trommelschläge, um zunehmend tiefere Ebenen des kollektiven Unbewußten zu erreichen und dort die archaischen «Erinnerungen» an rhythmische Trommelschläge anzusprechen. Danach erfolgt keine suggestive Anbindung mehr, um die Trommelschläge für sich als selbständigen Schlüsselreiz darzustellen.

Nun achte einfach auf mein Zählen von eins bis sechs, und Du wirst Dich wach, erfrischt, optimistisch und vertrauensvoll fühlen. Eins, zwei, drei, vier, fünf und sechs. Bitte öffne Deine Augen, strecke Dich, bewege Deine Finger und Zehen. Du bist völlig wach. Vielen Dank, mein Freund.

Ein Tonbandbeispiel ist auf Anfrage vom Autor erhältlich: Dr. Frank K. Schmidt, P. O. Box 292, USA – Somerset P. A. 15501

Kapitel 3

Materie – Das leibliche Herz

Einführung

VON SUSANNE HAHN

Herz ist eine leib-seelische Wirklichkeit und Erfahrung des ganzen Menschen. Wessen Herz links in der Brust schlägt, der hat es auf dem rechten Fleck. Es sitzt dem Zwerchfell auf und kann deswegen beim Lachen im Leibe hüpfen. Kein anderes Organ macht sich dem Menschen so wie das Herz bemerkbar. In der Mitte seines Körpers spürt er Freude, Angst und Trauer ebenso wie körperliche Anstrengungen als Klopfen, Enge oder Schmerz. Und was findet er, wenn er dort nachschaut, zum Beispiel röntgt?

> «‹Sehen Sie sein Herz?› fragte der Hofrat, indem er abermals die riesige Hand vom Schenkel löste und mit dem Zeigefinger auf das pulsierende Gehänge wies [...]. Großer Gott, es war das Herz, Joachims ehrliebendes Herz, was Hans Castorp sah! ‹Ich sehe dein Herz!› sagte er mit gepreßter Stimme [...]» (Thomas Mann, *Der Zauberberg*)

Das Herz als hochspezialisierter Muskel mit seinen Hohlräumen bildet sich phylo- und ontogenetisch in enger Wechselwirkung von Struktur und Funktion, von äußeren Anforderungen und inneren Möglichkeiten. Die Leiblichkeit des Herzens, seine Räume und sein Zeitrhythmus sind zugleich Voraussetzung und Ergebnis seiner natürlichen Entwicklung. Bereits bei 2,5 mm langen Embryonen kann man an den Zellen der Herzanlage rhythmische Kontraktionen erkennen. Ab dem 14. Tag nach der Befruchtung tritt eine gerichtete Bewegung auf. Jetzt bildet sich ein Rinnsal aus. Zwischen dem 23. und 34. Tag staucht sich die ursprünglich schlauchförmig gerade gestreckte Anlage des Herzens; es entsteht ein eigenartig gedrungener muskulärer Hohlkörper mit spiralisierter Blutstromführung. Eine aufregende Konstruktion ist dieses in sich verschlungene vierkammrige Herz!

Der Stoff, aus dem die Herzen gemacht werden, entscheidet über ihre Güte: Es gibt warme und kalte, harte und weiche, Herzen aus Gold, Stein oder Fett – «ihr Herz ist dick wie Schmer» (Spr 119,70). Das Herz kann sein Gewicht in die Waagschale werfen: Im altägyptischen Totengericht wird es gegen eine Feder, Zeichen der Göttin Maat, gewogen. «Der Herr wägt die Herzen» (Spr 21,2) berichtet die Bibel. Und auch die heutigen Götter in Weiß legen das Herz eines Toten auf die Waage, um post mortem seine Tauglichkeit zu prüfen.

Wird ein Herz «gewogen und zu leicht befunden» (Dn 5,27) oder ist es zu schwer, kann es ausgetauscht und zum Ausgangspunkt neuen Lebens werden: Gott «will das steinerne Herz wegnehmen aus eurem Leibe und ein fleischernes Herz geben» (Ez 11,19). Auch die moderne Transplantationschirurgie macht so etwas möglich.

Das Herz ist ein alternativer Energiespender: Im Märchen werden die Herzen des Feindes gegessen, um sich seine Kraft einzuverleiben. Herzen entflammen, glühen und brennen. Seine Leiblichkeit aber macht das Herz auch begrenzt und verletzlich: Man kann sich etwas zu Herzen nehmen, aber wes Herz voll ist, dem geht der Mund über. Mitten ins Herz getroffen, bricht oder zerreißt es.

Hanno Felder

Bewegung mit Herz

Körperliches Training als Vorbeugung und Therapie

Bewegung als Medizin ist schon sehr alt

Bewegung ist seit der Antike ein bekanntes und bewährtes Therapeutikum. Plato bezeichnet die Heilkunst und Gymnastik als Schwesterkünste, Hippokrates betont den hygienischen Wert von Gymnastik, Eristratos, Galen und im orientalischen Bereich Avicenna empfehlen die Bewegung (Gymnastik). In der Neuzeit beschränkt sich die Bewegungstherapie nicht nur auf den orthopädischen Bereich, sondern findet auch zunehmend Verwendung bei inneren Erkrankungen.

Umdenken in der Therapie: vom Passiven zum Aktiven

Der hohe Stellenwert der körperlichen Aktivität im Rahmen der Herzinfarktbehandlung sowie seiner Prävention zeigt den grundlegenden Prozeß des Umdenkens in der Medizin gegenüber den Zivilisationserkrankungen. Während noch vor 40 Jahren der Herzinfarktpatient für sechs Wochen nahezu absolut ruhiggestellt wurde, d. h. weitgehende seelische und körperliche Schonung verordnet bekam, wurde ab Anfang der sechziger Jahre von dieser vorherrschenden Doktrin langsam abgewichen. Mit ersten gezielten krankengymnastischen Bewegungen sollte einer Muskelatrophie, der Osteoporose sowie thromboembolischen Komplikationen vorgebeugt werden. Diese Form der aktiven

Bewegung wird bis heute im Akutkrankenhaus noch durchgeführt (Phase 1 der Bewegungstherapie). Weitreichende klinische
Studien konnten keine negativen Auswirkungen (z. B. Herzinsuf-
fizienzen, Aneurysmenbildung, EKG-Veränderungen etc.) dieser
Frühmobilisation aufzeigen. Auf der Grundlage dieser Erfolge
versuchte man, Patienten in den Rehabilitationskliniken (An-
schlußheilbehandlung) dosiert, kontrolliert und adaptiv weiter
körperlich zu belasten. Diese Phase 2 der Frührehabilitation
wurde nunmehr auf die Bewegungstherapie direkt am Wohnort
mit der Phase 3 (Sekundärprävention zur Verhinderung eines
Reinfarktes) erweitert. Die erste Ambulante Koronargruppe
wurde Mitte der sechziger Jahre in Schorndorf gegründet. Einen
großen Aufschwung erhielt dieser Gedanke durch die Gründung
des Hamburger und Kölner Modells, was dazu führte, daß sich
die Rehabilitationsstraße (Akutkrankenhaus, Rehabilitations-
klinik, Bewegungstherapie am Heimatort = Ambulante Koronargruppe) in Deutschland flächendeckend ausbreitete. Die Bewegungstherapie am Wohnort – 1994 gab es über 2900
Gruppen – ist heute Alltäglichkeit bei koronarer Herzkrankheit.
Gerade die Sportvereine haben sich dieser Form des Sports angenommen. Fast wöchentlich entstehen neue Gruppen, die sich
zunehmender Beliebtheit bei den Patienten erfreuen.

Der Körper braucht (Bewegungs-) Reize

Ausgangspunkt der Bewegungstherapie (aktive Therapie) sind
die in biologischen Organismen bestehenden Reparations- und
Anpassungsmechanismen, die adäquat gefördert werden müssen. Nach dem biologischen Grundgesetz von Roux hängt die
Qualität der Struktur und Funktion eines Organs neben seiner
genetischen Determinierung entscheidend von seiner funktionellen Belastung ab. Diese kann nur durch körperliche Bewegungen initiiert werden, die innerhalb festgelegter physiologi-

scher Grenzen erfolgen sollen: Geringe Reize bewirken nichts, zu hohe Reize schädigen, mittlere – optimale – Reize führen zu den gewünschten Anpassungsreaktionen. Diese Applikation von körperlichen Reizen ist nichts anderes als Training. Durch einen Reiz wird der Organismus aus seiner Homöostase gebracht und antwortet mit einer Leistungssteigerung. Abbildung 17 zeigt in schematischer Form das Modell der Trainingswirkung, d. h. der Anpassungsreaktion auf einen Reiz hin:

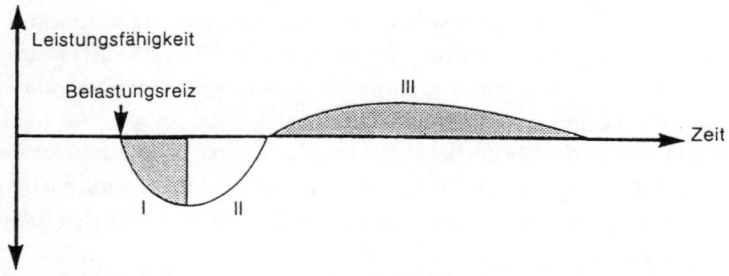

Abb. 17: Normalerweise stehen die durch vielfältige, fein abgestimmte Reaktionsmechanismen gesteuerten körperlichen Abbau- (katabole Vorgänge) und Aufbauvorgänge (anabole Vorgänge) des Organismus im Gleichgewicht (Homöostase). Unter dem Einfluß einer äußeren überschwelligen Belastung (Training) kommt es zu einer Störung dieses Gleichgewichts. Während der Belastung erfolgen zunächst Abbauvorgänge (katabole Reaktionen) mit einer vorübergehenden Funktionsbeeinträchtigung (Ermüdung), der ein durch Strukturaufbau den Trainingsanforderungen angepaßtes höheres Leistungsniveau (Superkompensation) folgt. (Modifiziert aus: Brusis/Falkensammer (1990)).

Ziele der Bewegungs- und Sporttherapie

Die Ziele der Bewegungstherapie lassen sich für einen motorischen, affektiven, kognitiven und sozialen Bereich definieren.

Besonderer Wert wird auf die Gruppensituation gelegt, da sich
hier die nachfolgend genannten Therapie- und Lernziele/In-
halte wesentlich wirkungsvoller umsetzen lassen.

Motorischer Bereich

- Primäres Ziel ist hier die Verbesserung der Leistungsfähigkeit und Belastbarkeit des Herz-Kreislaufsystems durch entsprechende physiologische Veränderungen.
- Durch Bewegung kommt es zu einer Kompensation von Bewegungsmangel oder einseitiger körperlicher Belastung.
- Neben der Verbesserung der Ausdauerleistungsfähigkeit soll
  es zu einer Verbesserung der Muskelqualitäten (Kraft) kommen, um dem mit zunehmendem Alter einsetzenden Hal-
  tungsverfall entgegenzuwirken.
- Durch eine körperliche Belastung stellen sich auch tech-
  nisch-koordinative Verbesserungen ein, die insbesondere bei
  Herzpatienten zu ökonomischeren Bewegungsabläufen führen sollen.
- Erklärtes Ziel ist es, den Patienten neue Bewegungserfahrun-
  gen, d. h. neue Bewegungsformen, Sportarten (z. B. Tanzen,
  Schwimmen, Skilanglauf, Wandern, etc.) zu vermitteln, um
  hiermit auch die Motivation zum Sporttreiben zu erhöhen.

Affektiver Bereich

- Durch bewegungstherapeutische Maßnahmen soll eine Verbesserung des allgemeinen Wohlbefindens beim Patienten
  erreicht werden, da z. T. massive psychische Veränderungen
  (Angstgefühle etc.) vorkommen können.
- Durch die Vermittlung eines intensiven Körpergefühls (Steigerung der Körpersensibilität) soll es zu einer Linderung von
  Angstzuständen kommen.
- Eine Stärkung des Selbstgefühls und des Selbstvertrauens
  wird durch vielfältige bewegungstherapeutische Verfahren
  angestrebt.

- Ein zentrales Ziel ist auch die Verhinderung, Vermeidung oder Kompensation von Streß; gerade körperliche Aktivität, flankiert mit ergänzenden therapeutischen Maßnahmen, bietet gute Ansätze, das individuelle Streßgeschehen zu analysieren und Kompensationsstrategien aufzubauen.
- Den Patienten soll die Fähigkeit zur Kontrolle der (Muskel-) Spannung vermittelt werden, um hieraus zur Entspannung/ Lockerung zu gelangen.
- Den Patienten soll die Einsicht vermittelt werden, ein nicht situativ-angepaßtes Leistungsstreben zugunsten einer angemessenen Zielsetzung zu verändern.
- Erfolgserlebnisse sollen auch unter der Anerkennung einer verminderten Leistungsfähigkeit als solche vermittelt und anerkannt werden.

Sozialer Bereich
- Durch das Angebot von Hilfe beim Aufbau eines neuen/erweiterten Bekannten- und Freundeskreises soll das Bemühen um Umstellung der Lebensweise unterstützt werden.
- Generell soll durch die Gruppenstruktur in der Bewegungstherapie die Bereitschaft gestärkt werden, eigene Probleme zu äußern, Rat und Hilfe anzubieten, Bereitschaft zur Mitarbeit, Mitgestaltung und Mitverantwortung im Gruppengeschehen zu übernehmen.

Eine langfristige Individualphase in der Rehabilitation von Herz-Kreislauferkrankungen ist nicht nur unökonomisch, sondern behindert letztlich auch den sozialen Wiedereingliederungsprozeß. Gerade beim Sport können Patienten ähnlicher Schadensbilder und Belastungsstufen zusammengefaßt und gemeinsam therapiert werden. Seine Funktion ist nicht nur die Wiederherstellung bzw. die Erhöhung der momentanen Leistungsfähigkeit, sondern überdies erfüllt die Bewegung im Sport auch wichtige soziale Integrationsaufgaben und ermög-

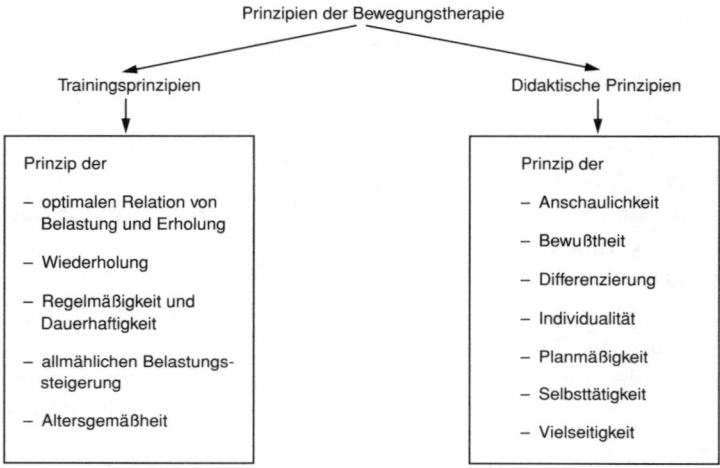

Abb. 18: modifiziert aus: Brusis / Falkensammer (1990).

licht den Wiedererwerb eines subjektiven Wert- und Leistungs-
gefühls. Sport trägt so dazu bei, die erworbene physische, psychische und soziale Kompetenz auch nach der eigentlichen
Rehabilitationsphase zu erhalten und kann somit im Sinne der
Sekundärprävention fortwirken.

Therapeutische Ausgestaltung

Abbildung 18 zeigt die Prinzipien der Bewegungstherapie auf,
differenziert in die Trainingsprinzipien und in die didaktischen
Prinzipien durch den Therapeuten. Hieraus wird deutlich, daß
von dem Bewegungstherapeuten vielfältige Aufgaben verlangt
werden. Neben seiner inhaltlich-fachlichen Kompetenz bei der
Übungswahl sind medizinische, pädagogische und auch psy-
chologische Kenntnisse in Theorie und Praxis gefragt.

Der Therapeut ist in der Regel ein akademisch ausgebildeter Sportlehrer mit Zusatzqualifikation. Ihm zur Seite steht ein Arzt, der bei jeder Bewegungstherapie anwesend sein muß.

Stundenorganisation

Der Aufbau der Übungs- und Trainingseinheiten im Rahmen der Rehabilitation von Herz- und Kreislauferkrankungen hängt von einer Vielzahl interner und externer Faktoren ab. So müssen beim individuellen Programmaufbau der Schweregrad der Schädigung, die Phase des Rehabilitationsprozesses und die Belastbarkeit der Patienten beachtet werden. Diese genannten Faktoren werden durch den Arzt bzw. durch den Kardiologen dem Bewegungstherapeuten übermittelt. Externe Faktoren wie Klima, Wetter, Medikation, Alter etc. nehmen gleichwohl Einfluß auf die Therapieinhalte.

Inhalte

Die Inhalte einer bewegungs- und sporttherapeutischen Stunde sind vielfältig. Neben gymnastischen Übungen, insbesondere zur Verbesserung der Koordination oder Kräftigung, spielen Ausdauerbeanspruchungen aufgrund ihrer positiven Einflußnahme auf das Herzkreislaufsystem eine wichtige Rolle. So wird ein Lauftraining durchgeführt, das dem jeweiligen Belastungsvermögen des Patienten entspricht. Stark motivierenden Charakter weisen die Spielformen (z. B. Abwandlungen von Volleyball oder «Kleine Spiele») auf, die im Rahmen der ambulanten Herzsportgruppen durchgeführt werden. Abgerundet wird das therapeutische Angebot durch Entspannungsverfahren (z. B. Progressive Muskelrelaxation, Autogenes Training,

Yoga etc.) als auch durch Gruppengespräche (Gesprächstherapie) oder eine Urlaubsfahrt.

Resümee

Die vorgestellten bewegungstherapeutischen Verfahren erweitern und ergänzen den Kanon der Behandlungsverfahren (Medikation, Operation etc.) sinnvoll, zweckmäßig und wirkungsvoll. Die Erfahrungen haben gezeigt, daß es hiermit zu einer erheblichen Steigerung der Lebensqualität nach einem Infarkt kommt. Des weiteren lassen sich positive Veränderungen in der Physiologie der Betroffenen aufzeigen. Befragungen unter den Teilnehmern haben noch ein weiteres eindeutiges Ergebnis gebracht: Diese Form der Therapie macht am meisten Spaß!

Literatur

Appel, H. J., Mauritz, K. H. (Hrsg.): Sport in der Rehabilitation, St. Augustin 1988.
Brusis, O. A., Weber-Falkensammer, H. (Hrsg.): Handbuch der Herzgruppenbetreuung, Erlangen 1990.
Hollmann, W., Rost, R., Dufaux, B., Liesen, H.: Prävention und Rehabilitation von Herz-Kreislaufkrankheiten durch körperliches Training, Stuttgart 1983.
Rost, R.: Sport- und Bewegungstherapie bei inneren Krankheiten, Köln 1991.
Skinner, J. (Hrsg.): Rezepte für Sport- und Bewegungstherapie, Köln 1989.

HERMANN REICHENSPURNER / STEPHAN SCHÜLER

Ersatzteil Herz?

Die Herztransplantation als medizinische Therapie

Einleitung

Im Laufe der letzten 25 Jahre hat sich die Herztransplantation zu einem etablierten Verfahren bei der Therapie von schweren Herzerkrankungen im Endstadium entwickelt. Insgesamt wurden der Internationalen Gesellschaft für Herz- und Lungentransplantationen bis April 1995 über 25 000 Herztransplantationen gemeldet. Über 90 Prozent dieser Eingriffe erfolgten nach 1985. Während die Zahl der potentiellen Herzempfänger laufend anwächst, wird die Zahl der durchgeführten Operationen durch die mangelnde Verfügbarkeit von geeigneten Spenderorganen limitiert. Nicht zuletzt aus diesem Grund erscheint eine sorgfältige Auswahl von potentiellen Herzempfängern als besonders wichtig.

Indikation und Kontraindikation zur Herztransplantation

Eine Herztransplantation wird bei Patienten mit symptomatischer und therapieresistenter endständiger Herzerkrankung in Betracht gezogen. Hauptindikationen für die Transplantationen sind die ischämische Kardiomyopathie bei zugrundeliegender koronarer Herzerkrankung und die dilatative Kardiomyopathie mit massiver Herzerweiterung. Beide Indikationen stellen nahezu 90 Prozent aller Patienten, die für eine Herztransplantation

in Betracht kommen, dar. Die übrigen Patienten im Erwachse-
nenalter, welche zur Transplantation vorgestellt werden, leiden
an schweren endständigen Herzklappenerkrankungen, massiven Herzrhythmusstörungen oder Herztumoren. Insbesondere
in den letzten Jahren werden auch vermehrt bei Kindern Herz-
verpflanzungen erfolgreich durchgeführt. Neben der dilatativen
Kardiomyopathie sind schwere angeborene Herzfehler bei Kindern die Hauptindikation zur Transplantation.

Das Spektrum der Kontraindikation für eine Transplantation hat sich in den letzten Jahren stark gewandelt. Der insulin-
pflichtige Diabetes mellitus stellt keine absolute Kontraindikation mehr dar. In den letzten Jahren wurden mehr und mehr
Patienten mit insulinpflichtigem Diabetes mellitus operiert,
ohne dabei einen negativen Einfluß auf die Überlebensraten
nach der Transplantation zu zeigen.[1] Patienten mit malignen
Erkrankungen in der Anamnese werden zur Transplantation
angenommen, wenn das Tumorfreiintervall nach der Therapie
mehr als fünf Jahre betragen hat. Die noch vorhandene maligne
Erkrankung stellt jedoch nach wie vor eine absolute Kontraindikation dar, genauso wie die aktive Infektion.

Die Altersgrenzen haben sich ebenfalls in den letzten Jahren
deutlich verschoben und liegen derzeit bei 0 bis 70 Jahren.[2] Wie
oben erwähnt, sind in den letzten Jahren auch vermehrt Herztransplantationen bei Kindern vorgenommen worden. Ein
Großteil dieser pädiatrischen Patienten sind Neugeborene und
Säuglinge mit einem Alter unter einem Jahr.

Ein präoperativ erhöhter Lungengefäßwiderstand (mehr als
6–8 Wood-Einheiten) stellt in der postoperativen Phase nach
Herztransplantationen einen wichtigen Risikofaktor dar und
entwickelt sich in extremem Fällen auch zur Kontraindikation.

Die für eine Transplantation vorgesehenen Patienten befinden sich in der Regel in einem Stadium der Herzinsuffizienz der
New York Heart Association Klasse III–IV mit deutlichen Beschwerden bei geringer Belastung oder sogar bereits in Ruhe.

Die durchschnittliche Lebenserwartung dieser Patienten ohne die Herztransplantation beträgt in der Regel weniger als ein Jahr nach Vorstellung zur Transplantation.

Warteliste

Für die Bundesrepublik Deutschland wird eine zentrale Warteliste aller auf die Herztransplantation wartenden Patienten in der Zentrale von EUROTRANSPLANT in Leiden, Holland, geführt. Diese Zentrale ist für die Beneluxstaaten, für Deutschland und Österreich zuständig. Alle in diesem Bereich gemeldeten Organspenden werden zentral bei EUROTRANSPLANT gemeldet. Ein in einem bestimmten lokalen Regierungsbereich gemeldeter Spender wird primär dem lokal zuständigen Herztransplantationszentrum angeboten. Sollte dieses Spenderorgan dort nicht akzeptiert werden können, erfolgt die Vergabe des Spenderorgans über die EUROTRANSPLANT-Zentrale. Entscheidendes Kriterium dabei sind die Dringlichkeit des potentiellen Herzempfängers, die Länge der Wartezeit auf der Warteliste, Blutgruppe, Größe und Gewicht. Spezielle Gewebsanalysen sind für die Organverteilung, im Gegensatz zur Nierentransplantation, nicht notwendig. Im Bereich EUROTRANSPLANT beträgt die durchschnittliche Wartezeit vom Patienten auf die Herztransplantation bei Empfängern mit hoher Dringlichkeit ca. sechs Wochen, bei Patienten auf der normalen Warteliste ca. ein Jahr.[3]

Operation

Der operative Eingriff wird als orthotope Herztransplantation bezeichnet, bei welcher das Empfängerherz durch das neue Spenderherz ersetzt wird. Dabei wird das Herz des Empfängers unter Belassung der Hinterwände des rechten und linken Vorhofes entnommen und dabei die Aorta und Arteria pulmonalis an ihrem Ursprung aus dem Herzen durchtrennt. Am Spenderherzen werden ebenfalls der linke und rechte Vorhof eröffnet. Die Implantation erfolgt dann durch jeweilige Nähte des linken und rechten Vorhofs, und zuletzt werden Arteria pulmonalis und Aorta End-zu-End miteinander vernäht. Diese, von Dr. Shumway in Stanford, Kalifornien, USA, entwickelte Technik erspart dem Chirurgen die einzelnen Nähte der großen Körpervenen bzw. der Lungenvenen. Im Gegensatz dazu wird bei der sogenannten heterotopen Technik das Empfängerherz im Brustkorb belassen und das Spenderherz zusätzlich in die rechte untere Thoraxhälfte implantiert. Dabei werden folgende Nähte durchgeführt: linker Vorhof Seit-zu-Seit, rechter Vorhofe Seit-zu-Seit, Aorta End-zu-Seit und Arteria pulmonalis End-zu-Seit mit Interposition einer Kunststoffprothese. Nach eigenen Untersuchungen an der Universität von Kapstadt, Südafrika, kommt die heterotope Technik nur bei spezifischer Indikation zur Anwendung:

1. Bei Patienten mit deutlich erhöhtem fixiertem pulmonalem Gefäßwiderstand (mehr als 5 bis 8 Wood-Einheiten)
2. Bei einer deutlichen Gewichtsdiskrepanz (mehr als 30 Prozent) zwischen Spender und Empfänger.[4]

Postoperative Medikation

Die Medikation nach der Operation besteht in erster Linie in der Verabreichung von sog. immunsuppressiven Medikamenten, welche die Abwehr des Patienten unterdrücken und somit eine Abstoßungsreaktion des transplantierten Herzens vermeiden sollen. Hauptbaustein dieser immunsuppressiven Medikamente ist Cyclosporin A, welches seit dem ersten Einsatz in den achtziger Jahren zu einer deutlichen Verbesserung der Ergebnisse nach Herztransplantationen geführt hat. Gegenwärtig kommt an den meisten Zentren eine Kombination von Cyclosporin A mit Azathioprin und niedrigdosierten Kortikosteroiden zum Einsatz. Zur Abstoßungsprophylaxe kann in den ersten Tagen bis zum Erreichen eines therapeutischen Cyclosporinspiegels noch ein monoklonaler antilymphozytärer Antikörper (z. B. OKT 3) oder polyklonales Anti-Thymozytenglobulin verabreicht werden. Die wesentlichen Nebenwirkungen der immunsuppressiven Medikamente sind arterielle Hypertonie, Nephrotoxizität und Entwicklung eines Diabetes mellitus. Weitere Nebenwirkungen von Cyclosporin A sind Hypertrichose und Gingiva-Hyperplasie. Bei Patienten mit vorbestehender oder mit dem Risiko zur Entwicklung einer Osteoporose sollte die Kortisondosis so niedrig wie möglich gehalten werden, unter Umständen bei längeren abstoßungsfreien Intervallen sogar komplett abgesetzt werden.

In letzter Zeit kommen auch vermehrt neue immunsuppressive Medikamente zum Einsatz. Ein an der Universität Pittsburgh erstmals verwendetes Medikament ist Tacrolimus, welches anstelle von Cyclosporin A eingesetzt wird. Dieses Medikament hat ein ähnliches Nebenwirkungsspektrum wie Cyclosporin A, jedoch scheint eine stärkere immunsuppressive Wirkung vorhanden zu sein. Auch bei schweren steroidresistenten Abstoßungsreaktionen ist Tacrolimus erfolgreich als sog. «Rescue-Therapie» eingesetzt worden.[5] Anstelle von Azathioprin wurde in den letzten Jahren auch vermehrt Mykophenolsäure eingesetzt, die in einzelnen Studien bessere Ergebnisse bei der Unterdrückung der akuten und chronischen Abstoßungsreaktionen zeigt.[6]

Akute Abstoßungsreaktionen werden in der Regel mit jeweils 500 mg Methylprednisolon an drei aufeinanderfolgenden Tagen therapiert. Bei steroidrefraktären und/oder klinisch manifesten Abstoßungsreaktionen können zusätzlich monoklonale (z. B. OKT 3) oder polyklonale T-Zell-Antikörper gegeben werden. Alternativ wurde erfolgreich Metotrexat, die totale

lymphoide Bestrahlung oder, wie oben erwähnt, Tacrolimus
eingesetzt.

Postoperative Nachsorge

Nach der Transplantation verbleiben die Patienten bei unkom-
pliziertem Verlauf ca. ein bis zwei Wochen in stationärer post-
operativer Betreuung. Danach können sie in eine Rehabilita-
tionsklinik oder direkt nach Hause entlassen werden. Zur
Diagnosestellung von eventuellen Abstoßungsreaktionen stehen verschiedene Methoden zur Verfügung. Zum einen wurde
am Deutschen Herzzentrum in Berlin die Methode des intramyokardialen Elektrokardiogramms erfolgreich zur Diagnose
von akuten Abstoßungsreaktionen eingesetzt. Mit dieser Methode kann das Auftreten von Abstoßungsreaktionen bei Patienten zu Hause über eine Telefonleitung überwacht werden.
Zum anderen werden Patienten regelmäßig in die Transplanta-
tionsambulanz einbestellt, um eine körperliche Untersuchung
vorzunehmen, das Herz mittels Echokardiogramm zu beurteilen und die Medikamentenspiegel (z. B. Cyclosporin A) im peripheren Blut zu bestimmen. Bei unklaren Veränderungen im
intramyokardialen Elektrokardiogramm oder im Echokardiogramm können zusätzlich auch transvenöse rechtsventrikuläre
Endomyokardbiopsien vorgenommen werden, welche dann
histologisch auf das Vorhandensein von akuten Abstoßungsreaktionen hin untersucht werden. Die Nachuntersuchungs-
intervalle verlängern sich je nach postoperativem Zeitraum. In
jedem Fall werden die Patienten in jährlichen Abständen nach-
untersucht und auch koronarangiographiert, um die Präsenz einer chronischen Abstoßungsreaktion im Sinne einer Transplantatvaskulopathie zu erkennen.

Ergebnisse nach Herztransplantationen

Gegenwärtig liegt die Ein-Jahres-Überlebensrate nach Herz-transplantationen bei 84 Prozent und die Fünf-Jahres-Überlebensrate bei 69 Prozent (Hosenpud 1995). Die eigene Erfahrung am Herz-Kreislaufzentrum Dresden seit Januar 1995 stützt sich auf 20 Patienten – die derzeitige aktualisierte Ein-Jahres-Überlebensrate beträgt 88 Prozent.

Die Ergebnisse der postoperativen Rehabilitation sind ausgezeichnet. 97 Prozent der Patienten an der Universität Stanford befanden sich ein Jahr nach Herztransplantation im NYHA-Stadium I.[7] Die Ergebnisse in den Vereinigten Staaten zeigen auf, daß 94 Prozent von jungen Erwachsenen und 83 Prozent von älteren Patienten (über 55 Jahre) innerhalb von drei Monaten nach der Herztransplantation wieder in ihrem Beruf tätig waren und ein weitgehend normales Leben führten. Die Ergebnisse sind in der Bundesrepublik Deutschland nicht exakt nachzuvollziehen, da viele der transplantierten Patienten sich zum Zeitpunkt der Transplantation bereits im Stadium der Frühberentung befinden. Bezüglich der Lebensqualität wurde eine longitudinale Studie an der Universität München durchgeführt. Dabei bezeichneten 95 Prozent der Herzempfänger ihre postoperative Lebensqualität als gut bis exzellent.[8]

Die Haupttodesursachen im Akutverlauf nach Herztransplantationen sind Infektionen und Abstoßungsreaktionen. Beide Komplikationen sind bei den meisten Patienten während des postoperativen Verlaufes zu beobachten; in der Mehrzahl der Fälle sind sowohl Infektionen als auch Abstoßungsreaktionen allerdings medikamentös zu therapieren. Hauptkomplikation im Langzeitverlauf ist die chronische Abstoßungsreaktion im Sinne einer Transplantatvaskulopathie mit einer Inzidenz von 15–22 Prozent in den ersten drei Jahren, mit einem Anstieg auf 48 Prozent im vierten Jahr nach Operation.[9] Die Genese der Transplant-Arteriosklerose ist weitgehend unklar und wahr-

scheinlich multifaktoriell. Das Auftreten von akuten Abstoßungsreaktionen wird als Risikofaktor bei der Pathogenese der
chronischen Transplantatreaktion diskutiert. Es konnte kein
Zusammenhang mit dem Alter des Spenders oder des Empfängers, der Grundkrankheit des Empfängers, einem Nikotinabu-
sus, der Dosis der Kortikosteroide oder dem Cholesterinspiegel
gefunden werden.[10] In stark fortgeschrittenen Fällen verbleibt
die Retransplantation als einzig mögliche Therapie im Endstadium.

Schlußfolgerungen

In den letzten 15 Jahren sind erhebliche Fortschritte auf dem
Gebiet der Herztransplantation erzielt worden. Die Überlebensraten liegen derzeit bei 84 Prozent nach einem Jahr und bei
nahezu 70 Prozent nach fünf Jahren. Die Mehrzahl der Patienten kann postoperativ voll rehabilitiert werden und ein nahezu
normales Leben führen. Infektionen sowie akute und chronische Abstoßungsreaktionen sind die Hauptkomplikationen
und Hauptursachen für Morbidität und Mortalität nach der
Transplantation.

Limitierender Faktor bleibt der Mangel an geeigneten Organspenden. Ein stärkeres Bewußtsein in der Öffentlichkeit für
die Organspende und eine vermehrte Bereitschaft aller Kran-
kenhäuser, geeignete Organspender zu melden, sollten es
ermöglichen, eine größere Anzahl von Patienten einer Transplantation zuzuführen und somit die Wartezeit für eine Transplantation zu verkürzen.

Anmerkungen

1 Rhenman, M. J., Rhenman, B., Icenogle, T., Christensen, R., Copeland, J.: Diabetes and heart transplantation. Heart Transplant 7 (1988), 5: 356–358.

2 Hosenpud, J. D., Novick, R. J., Breen, T. J., Keck, B., Daily, P.: The Registry of the International Society for Heart and Lung Transplantation: Twelfth Official Report 1995. Heart Lung Transplant, 14 (1995) 5: 805–815.

3 Cohen, B.: Eurotransplant Annual Report 1995.

4 Reichenspurner, H., Hildebrandt, A., Boehm, D., Kaulbach, H. G., Willems, S., Odell, J. A., Horak, A., Reichart, B.: Heterotopic heart transplantation in 1988 – recent selective indications and outcome. J Heart Transplant, 8 (1989) 5: 381–386.

5 Meiser, B. M., Schulze, C., Fuchs, A., Nollert, G., Mair, H., Reichenspurner, H., Kreuzer, E., Überfuhr, P., Reichart, B.: FK 506 is superior to OKT3 for rescue therapy in cases of persistent rejection after intrathoracic transplantation. J Heart Lung Transplant, 15 (1996): 94.

6 Taylor, D. O., Ensley, R. D., Olsen, S. L., Dunn, D., Renlund, D. G.: Mycophenolate mofetil (RS-61443): preclinical, clinical, and three-year experience in heart transplantation. Heart Lung Transplant, 13 (1995) 4: 571–582.

7 Grattan, M. T., Moreno-Cabral, C. E., Starnes, V. A., Oyer, P. E., Stinson, E. B., Shumway, N. E.: Eigth-year results of cyclosporine-treated patients with cardiac transplants. J Thoracic Cardiovasc Surg, 99 (1990) 3: 500–509.

8 Angermann, C. E., Bullinger, M., Spes, C. H., Zellner, M., Kemkes, B. M., Theisen, K.: Quality of life in long-term survivors of orthotopic heart transplantation. Z Kardiol, 81 (1992) 8: 411–417.

9 v. Scheidt, W., Ziegler, U., Kemkes, B. M., Reichart, B., Erdmann, E.: Long-term myocardial function after heart transplantation. Thorac Cardiovasc Surg 41 (1993) 3: 156–162.

10 Uretsky, B. F., Murali, S., Reddy, P. S., Rabin, B., Lee, A., Griffith, B. P., Hardesty, R. L., Trento, A., Bahnson, H. T.: Development of coronary artery disease in cardiac transplant patients receiving immunsuppressive therapy with cyclosporine and prednisolone. Circulation (1987) 4: 827–834.

Ursula Drumm

Mit dem Herzen eines anderen leben

Ein Erfahrungsbericht

Im deutschen Wörterbuch steht unter dem Begriff «fremd» – unbekannt, ungewohnt, einem anderen gehörend. Seit fast vier Jahren lebe ich mit einem «fremden Herzen». Mit meiner Herztransplantation endete ein Abschnitt meines Lebens, der geprägt war von schwerster Krankheit, Klinikaufenthalten, seelischen Belastungen und Angst vor dem Tod.

Am 24. März 1981 erlitt ich einen schweren Herzinfarkt, der mich mitten aus meinem gewohnten Leben herausriß. Die vernichtende Diagnose der Ärzte damals: Schwerer Vorderwandinfarkt mit ausgedehntem Aneurysma, von heute auf morgen 100 Prozent Schwerbehinderung, keine Heilung möglich. Kein Berufsleben mehr, kein Sport, nur noch kleine Beschäftigungen im Haushalt, für alles was Leben hieß – nur noch Zuschauer. Elf Jahre schlängelte ich mich so durch, lebte um zu überleben. Mit immer wieder neuen Medikamenteneinstellungen hielten die Ärzte mein Herz am Schlagen.

Das endgültige Aus kam 1992. Nach dem totalen körperlichen Zusammenbruch und einem monatelangen Klinikaufenthalt eröffneten mir die Ärzte, daß nur ein neues Herz ein Weiterleben möglich machen würde. Die Risiken, die eine solche Operation mit sich bringt, verschwiegen sie mir nicht. Aber die Aussicht auf eine bessere Lebensqualität, überhaupt weiterleben zu dürfen, weckte riesige Hoffnungen in mir.

Die Wartezeit auf das neue Herz: ein Gefühlschaos aus Hoffnung, Verzweiflung und Angst. Tag für Tag spürte ich, wie mein Körper immer schwächer wurde. Die Angst vor dem stolpernden und immer wieder aussetzenden Herz in meiner Brust ließ mich Tag und Nacht nicht mehr zur Ruhe kommen. Mein Selbstwertgefühl und auch meinen Lebensmut hatte ich, trotz der Hoffnung, längst verloren.

Am Freitag, den 13. November 1992, wurde mir in der chirurgischen Klinik in Heidelberg ein neues, fremdes Herz transplantiert. Seit diesem Tag schlägt das Herz eines anderen Menschen in meiner Brust.

Schon beim Aufwachen aus der Narkose spürte ich, daß sich etwas verändert hatte. Angestrengt hörte ich in mich hinein. Kein Stolpern, kein Aussetzen der Herzschläge, keine Atemnot und keine Angst.

Aber riesengroß die Freude, daß ich die Transplantation geschafft hatte. Die sichtbaren Zeichen der Apparatemedizin auf der Wachstation waren teilweise bedrückend, aber auch sehr beruhigend. Beim ersten Besuch meines Mannes, der an der Tür schon das Victoryzeichen machte, überwältigten mich meine Gefühle. In solche strahlenden und lachenden Augen hatte ich schon monatelang nicht mehr geschaut. Mehr als die profane Frage, ob er schon etwas gegessen habe, brachte ich vor lauter Glück nicht heraus. Als mich drei Tage nach der Operation meine kleine Schwester besuchte, konnte ich die ersten Minuten überhaupt nichts sagen.

Immer und immer wieder verfolgte ich fasziniert auf dem Bildschirm den gleichmäßigen Schlag meines neuen Herzens. Mit Freudentränen in den Augen spazierte ich, untergehakt bei meinem Mann und einer Krankenschwester, fünf Tage nach der Operation über den Flur der Klinik. Als nach ein paar Tagen alle Drähte und Leitungen, die von den Geräten zu meinem Körper führten, verschwunden waren, lebte ich ohne medizinische Hilfe, mit dem Herz eines anderen Menschen. Ich erholte mich sehr schnell von der Operation und freute mich über jede spürbare Verbesserung.

Mitten in meine Euphorie fiel dann ein großer Wermutstropfen. Acht Tage nach der Transplantation mußte ich das erste Mal zur Biopsie. Bei diesem Eingriff werden von der Herzinnenwand kleine Gewebeteilchen abgezwickt, die dann auf eine Organabstoßung untersucht werden. Es war für mich ein sehr schmerzhafter Vorgang. Die Aussicht, daß ich in Zukunft immer wieder biopsiert werden muß, war für mich erschreckend, obwohl die Ärzte mir sagten, daß das zur Routine werden würde. Die ersten beiden Biopsieergebnisse waren «Null» – keine Abstoßung und wurden von meinem Ärzteteam mit großer Freude und von mir mit noch größerer Erleichterung aufgenommen.

Dann allerdings folgten heftige Abwehrreaktionen meines Körpers, die zu schweren Abstoßungen führten. Mit der Verabreichung von sehr hohen Dosen Kortison brachten die Ärzte die Abstoßungen unter Kontrolle. Mein neugewonnenes seelisches Gleichgewicht ging allerdings verloren. Ich bekam Angstzustände, daß ich mein neues Herz wieder verlieren würde. Schuldgefühle gegenüber meiner Organspenderin plagten mich Tag und Nacht. Hatte die junge Frau, die mir ihr Herz hinterlassen hat, Kinder, Geschwister, Eltern, war sie verheiratet? Was war sie von Beruf, wie ihre Konfession, war sie sportlich, musisch, so gefühlsbetont wie ich? Wie geschah der Unfall, bei dem sie ihr Leben verlor? Viele Fragen, die ständig in meinen Gedanken kreisten, die mir niemand beantworten konnte.

Als ich an einem Abend den Sonnenuntergang beobachtete, der sich im stillen Wasser des Neckars spiegelte, mußte ich weinen, weil ich dieses Schauspiel sehen konnte – meine Organspenderin nicht. «Sehen Sie das doch einmal so, Frau Drumm», versuchte mich ein Arzt zu trösten, «Ihre Organspenderin lebt doch in Ihnen weiter mit und sieht das durch Sie.» Viele stille Gebete zu Gott, viele Gespräche mit meinen Ärzten und stundenlange Unterhaltungen mit meinem Mann halfen mir wieder, zu mir selbst zu finden.

Richtig angefangen hat mein zweites Leben nach der Entlassung aus der Klinik. Zuhause, in meinem gewohnten Umfeld, ging meine Genesung mit Riesenschritten voran. Oft stand ich am Fenster und schaute in den Garten. Freute mich über den beginnenden Frühling, das Grün der Tannen und die ersten Knospen der Sträucher. Alles sah ich jetzt viel bewußter als vor meiner Operation.

Obwohl ich die ersten drei Monate außerhalb der Wohnung einen Mundschutz tragen mußte, machte ich mit meinem Mann stundenlange Spaziergänge. Täglich trainierte ich auf unserem Ergometer. Immer wieder hörte ich in mich hinein, wenn ich mich körperlichen Belastungen aussetzte. Aber ich spürte nichts. Regelmäßig schlug das neue Herz in meiner Brust. Kein Stolpern, kein Aussetzen und keine Atemnot. Oft konnte ich das selbst nicht fassen.

Manchmal stand ich morgens schon um fünf Uhr auf, um in der Küche zu werken oder auch nur um meinen Tag zu verlängern. Mit großer Begeisterung stürzte ich mich auf meine Bügelwäsche. Ich bügelte stundenlang, auch die Kleidungsstücke, die eigentlich gar nicht geglättet werden mußten. Viele Beschäftigungen, die ich vor meiner Transplantation nicht mehr ausüben konnte, zogen mich magisch an.

Die körperliche Liebe mit meinem Mann, die vor meiner Operation monatelang Pause hatte, genoß ich in vollen Zügen. Es war einfach nur schön, wieder «richtig» zu leben. Mein Selbstwertgefühl stieg von Woche zu Woche, mein altes Selbstbewußtsein hatte ich nach kurzer Zeit wiedergefunden.

Ich war sehr gerührt, als mein Mann mir ein neues Fahrrad kaufte, mein erstes eigenes Rad. Als Kind hatte ich nie eines besessen, da meine Eltern sich das nicht leisten konnten, außerdem habe ich noch vier Geschwister, da wurde immer alles geteilt. Meine erste Fahrradtour ging über sechs Kilometer. Anschließend konnte ich vier Stockwerke zu meiner Mutter hochlaufen, ohne mich anzustrengen. Es war ein fantastisches Erlebnis, es war unglaublich.

Mit meiner Schwester suchte ich meinen ersten Tennisschläger aus. Es war ein tolles Gefühl, dem Verkäufer zu sagen, daß ich Tennis spiele. Ganz offensichtlich, so, daß es alle sehen konnten, ja sehen mußten, trug ich meinen Tennisschläger aus dem Sportgeschäft nach Hause. Ich kam mir vor wie in einem anderen Leben, als ich dann das erste Mal auf dem Tennisplatz stand. Daß ich das anschließende Après-Tennis besonders genoß, verstand sich von selbst. Meine Wäscheberge wurden durch das Tennisspielen noch größer, aber auch das stellte mich vor keine Probleme.

Am ersten Jahrestag meiner Transplantation löste mein Mann mit mir ein Versprechen ein, das ich Gott in einem stillen Gebet vor meiner Operation gegeben hatte. Nach zwanzigjähriger standesamtlicher Ehe ließen wir uns kirchlich trauen.

Das erste Jahr mit meinem neuen Herzen war geprägt von sehr vielen positiven Erlebnissen, von Gedanken an meine Organspenderin und einem tiefen Gefühl des Dankes. Dankbarkeit gegenüber der unbekannten Frau, die mir ihr Herz hinterlassen hat, den Ärzten, meinem Mann, ohne den ich das alles nicht geschafft hätte, und dem lieben Gott, zu dem ich sehr oft gebetet hatte.

Mittlerweile lebe ich seit fast vier Jahren mit dem Herz eines anderen Menschen. Die Abstände zwischen den Biopsien wurden größer, die Ergebnisse waren im allgemeinen erfreulich. Von größeren Abstoßungsreaktionen, abgesehen von denen kurz nach der Operation, blieb ich verschont. Zu den Jahresuntersuchungen mußte ich jeweils für eine Woche stationär in die Klinik, aber da wurde Gott sei Dank bis heute noch nichts Negatives festgestellt. Mein Medikamentenkonsum ist geringer als vor der Transplantation. Allerdings mit einem gravierenden Unterschied: Früher nahm ich die Tabletten gegen das Sterben, heute nehme ich sie für das Leben.

Meine große Leidenschaft ist immer noch Tennis, aber auch die Fahrradtouren mit meinem Mann bereiten mir viel Freude.

Mit regelmäßigen Besuchen im Schwimmbad, wo ich dann meine Runden drehe, versuche ich mich ebenso fit zu halten wie mit den Saunagängen, die abgesehen vom Schwitzen auch meiner Seele sehr gut tun. Meinen Haushalt verrichte ich wie die meisten anderen Frauen auch. Ich arbeite im Vorstand des Vereins Herztransplantation Heidelberg e. V. Unser Ziel ist es, die Bevölkerung über die Organspende aufzuklären und zu informieren sowie allen direkt oder indirekt von einer Herztransplantation Betroffenen Rat und Hilfe zu geben. Zusätzlich bin ich im evangelischen Frauenkreis meiner Heimatgemeinde engagiert.

Die von den Ärzten versprochene Lebensqualität nach der Operation ist bei mir eingetreten. Die schweren Stunden, die mir vorausgesagt wurden, habe ich erleben müssen, aber das hat sich gelohnt. Meine Lebenseinstellung hat sich verändert. Ich lebe heute viel bewußter als früher. Mein Leben ist heute so ausgefüllt, daß manche Tage viel zu wenig Stunden haben.

Meine Organspenderin wird immer, mein ganzes Leben lang, einen wichtigen Platz in meiner Gefühls- und Gedankenwelt haben. Oft schon habe ich mich gefragt, ob sie wohl einen Einfluß auf mich hat. Zu einem konkreten Ergebnis bin ich bisher nicht gekommen. Meine Persönlichkeit hat sich durch die Transplantation nicht verändert. Meine Organspenderin hat mir ihr Herz geschenkt und ein neues Leben – meine Seele, die habe ich behalten.

Ich lache und weine noch immer über dieselben Dinge wie vor meiner Transplantation. Ich liebe noch die gleichen Menschen wie früher, und auch mein Temperament hat sich nicht verändert. Eigentlich, denke ich, bin ich heute so, wie ich mich vielleicht entwickelt hätte, wenn ich nicht das Pech gehabt hätte, diesen schweren Infarkt zu bekommen.

Und wenn andere Menschen erstaunt fragen: «Wie, Sie leben mit einem neuen, fremden Herzen?» Dann denke ich oft: Was heißt «neu», was heißt «fremd»?

Mein Herz ist mir nicht mehr fremd, es ist zu einem Teil von mir geworden, und so hat meine Organspenderin das auch gewollt, schließlich trug sie einen Organspenderausweis bei sich. Und der Begriff «neu», den höre ich nicht sehr gerne, denn ich weiß ja, daß es kein «neues Herz» ist, im Sinne von «neu» und was man eigentlich darunter versteht. Es ist ein Herz, das gelebt hat in einem anderen Menschen, in Freude und Leid für diesen anderen Menschen geschlagen hat und schließlich mir zum Geschenk gemacht wurde. In diesem Bewußtsein lebe ich.

Kapitel 4

Symbol – Vom gläsernen Herzen zum Herz des Herzens

Einführung

VON WERNER J. MEINHOLD

> «*Dem Geheimnis, in das unser Menschsein ein-
> gebettet ist, können wir uns nur in Symbolen
> nähern.*»
>
> HERBERT KESSLER, Das offenbare Geheimnis

Das Symbol, oft als bloßes Zeichen und Bedeutungsträger ver-
kannt, ist nach Kessler «eine Brücke zwischen Natur und Geist,
zwischen dem Sinnlichen und dem Übersinnlichen. Es ist die
Sprache des Unerforschlichen und jener Urkraft, der wir die
seelisch-geistige Energie zur Lebensgestaltung verdanken.»

Eine besondere Art von Mittler ist das Symbol, vielleicht *der*
Mittler schlechthin. Als Kapitel in der Mitte dieses Buches soll
es die Vernetzung der leiblich-sinnlichen Raum-Zeit-Ebene des
Herzens mit der «übersinnlichen» und oft unbewußten Ebene
des seelisch-geistigen Herzerlebens in ihrem Bezug zum ganzen
Menschen erfahrbar werden lassen.

Daß die von der Symbolkraft bewirkte Vernetzung mehr ist
als eine Verbindung verschiedener Inhalte und Bedeutungs-
horizonte, mehr sogar als der goldene Schlüssel zum Verständnis
tiefster Geheimnisse des Menschseins, wird erkennbar, wenn
sich der Blick hinaushebt über die eindimensionale Ausrichtung
auf das Symbol hin. Vom Symbol geht noch eine andere, we-
sentlichere Kraftdimension aus. Diese ist nicht nur Behältnis für
das, was darin enthalten ist, sondern sie wirkt auch selbst unmittelbar ein auf den Menschen, gestaltet aus essentiellen,

unerforschlichen Tiefen sein Leben und setzt ihn in Beziehung zu seiner Welt.

Unerforschlich und unbewußt und vielleicht gerade deshalb um so sicherer und unwiderstehlicher entfaltet die Botschaft des äußeren materiellen Kosmos den unendlichen Symbolraum im inneren Kosmos der menschlichen Seele und eröffnet eine dritte Dimension, die von dort zurückflutet zu ihrem Ursprung. Die Grenzen zwischen Reiz und Wahrnehmung, zwischen der «objektiven» elektromagnetischen Schwingung des physikalischen Universums und dem «subjektiven» sinnlichen Erleben und Handeln des individuellen Menschen, zwischen begreifbarer Wirkung und überwirklichem Begreifen erweitern sich, werden unscharf und verlieren an Bedeutung.

Vom steinernen, *kalten Herz,* das der Holländer Michel dem Kohlenmunkpeter im Hauffschen Märchen anstelle seiner natürlichen «Unruh’ in das Gehäuse» setzte, ist es ein weiter Bogen zu einem anderen Stein, dessen «glühend Blut» Novalis im *Heinrich von Ofterdingen* als des «Glanzes Licht» preist und mit der «lichten Flut» jenes Herzens vergleicht, «in dem das Bild der Unbekannten ruht», und von dem er fragt, ob es das «Herz des Herzens» habe. Beide Herzen aber symbolisieren Wege des Menschen.

Arved Grieshaber

Das Herz als archetypisches Quaternitätssymbol des Selbst

> *Im Schlangenwagen,* an
> der weißen Zypresse vorbei,
> durch die Flut
> fuhren sie dich.
>
> Doch in dir, von
> Geburt,
> schäumte die andre Quelle,
> am schwarzen
> Strahl Gedächtnis
> klommst du zutag.
>
> Paul Celan, «Atemwende»

Die Ursprungssituation des Herzens

Novalis, romantischer Dichter und Philosoph, entwarf in seinen *Lehrlingen zu Sais* schon früh und lange vor der modernen Tiefenpsychologie einen weitgefaßten Horizont in der Parallele Meer – Erde = Mutter – Kind, jener Ur-Existenz im Wasser, Fruchtwasser und Urmeer in Beziehung setzend:

«Das Wasser, dieses erstgeborene Kind luftiger Verschmelzungen, kann seinen wollüstigen Ursprung nicht verleugnen und zeigt sich als Element der Liebe und der Mischung mit Allgewalt auf Erden. Nicht unwahr haben alte Weisen im Wasser den Ursprung der Dinge gesucht, und wahrlich, sie haben von einem höheren Wasser als dem Meer- und Quellwasser gesprochen. [...]
Im Durste offenbart sich diese Weltseele, diese gewaltige Sehnsucht nach dem Zerfließen. Die Berauschten fühlen nur zu gut diese überirdische Wonne des Flüssigen und am Ende sind alle angeneh-

men Empfindungen in uns mannigfache Zerfließungen, Regungen jener Urgewässer in uns. Selbst der Schlaf ist nichts als die Flut jenes unsichtbaren Weltmeeres und das Erwachen das Eintreten der Ebbe. Wieviele Menschen [...] hören das Wiegenlied dieser mütterlichen Gewässer und genießen nicht das Entzücken des Spiels dieser unendlichen Wellen [...]»

O. Rank beschrieb diesen Zustand als «ozeanisches Urgefühl», S. Ferenczi stellte ihn als «thalassalen Regressionszug» dar, bis schließlich nur noch der versachlichte und bildentkleidete Begriff «Regression» übrigblieb.

In fast allen Schöpfungs-Mythen der Welt entwickelt sich aus dem anfangs- und zeitlosen Urmeer jedes Leben, fast stets auch evoziert und differenziert durch die Ur-Schlange als Ur-Mutter, Verführerin wie Führerin zwischen verschlingender Unbewußtheit und aufkeimendem Bewußtsein, Begleiterin bzw. Attribut der großen Mutter mit ihren lebensspendenden und todbringenden Kräften.

In unserer mediterran-christlich geprägten Kultur tritt uns die Schlange in der Genesis als Paradiesbaum- und Erkenntnis-Motiv der psychischen Anthropogenese (Menschwerdung) luziferisch (lichtbringend) entgegen und stellt symbolisch und psychodynamisch relevant den klassischen Autonomie-Abhängigkeits-Konflikt in der Ur-Sprungs-Beziehung von Bindung/ Ablösung dar. Sie vergegenwärtigt als Ur-Angst-Motiv die Gefahr des Verschlungenwerdens wie auch die Erlösungsmöglichkeit durch ihre Überwindung. Sowohl die Gefahr der Regression wie die Gefährdung durch Progression sind für das Ich angstauslösend, da es seine Auflösung fürchtet.

Häufig erscheint die Schlange als bedrohliches instinkt-erdhaftes Symbol in Träumen von Herzangstpatienten «als unheimliches Numen der ‹Mutter› [...], die tötet, aber zugleich die einzige Möglichkeit, einen vor dem Tode zu sichern, darstellt, da sie ja auch die Lebensquelle ist» (CGJ V,381s.), die in der kindlichen entwicklungsbedingten Ablösungsphase «von der

‹Mutter› zurückgenommene Libido [...] wird bedrohend wie
eine Schlange, das Symbol der Todesangst, denn die Beziehung
zur Mutter hat zu sterben, woran man selber fast stirbt» (CGJ
V,399).

Das Herz ist das frühest gebildete und erste eigenständige
Organ des Föten, sein Gehör erstes differenzierendes Sinnesorgan nach $4^{1}/_{2}$ Schwangerschaftsmonaten. «Unter dem Herzen
der Mutter getragen», nimmt er einerseits synkritisch über die
Haut, andererseits über den Gleichgewichtssinn rhythmisch-
pulsierend wie auch hörend den mütterlichen Herzschlag, ihre
strömend-massierende Aorta und ihre peristaltisch-phasischen
Darmkontraktionen wahr. Schon allein physiologisch überträgt
sich jegliche mütterliche Gemütsregung rhythmisch auf den Föten bzw. Embryo.

Überproportional häufig haben Herzangstpatienten alko-
holabhängige Mütter und zeigen dadurch bereits vorgeburtlich
angstprägende physiologische Charakteristika.

Uroborisch-ozeanische «participation mystique» der mütterlich-paradiesischen Einheitswirklichkeit

Der Biologe und Anthropologe A. Portmann sieht im Fortbestehen der uterinen Embryonalsituation in der postuterinen Em-
bryonalzeit bis zum 20. bzw. 22. Lebensmonat, mit spätem Erreichen der üblichen Geburtsreife erst nach Ablauf des ersten
Lebensjahres, im Menschen eine «physiologische Frühgeburt».
Aus der «Einheitswirklichkeit» und «unbewußten Identität»
(E. Neumann) der frühen Mutter-Erfahrung heraus ist das Körper-Selbst des Neugeborenen noch vom Selbst der Mutter über-
lagert. Die Einheitswirklichkeit des Paradieses in der Dual-
union der Vor-Ich-Zeit stellt sich als gegensatzlose Einheit der
psychischen Wirklichkeit und im Symbol des großen Runden
dar: Die Mutter ist für das Kind Innen und Außen, Körper, Du

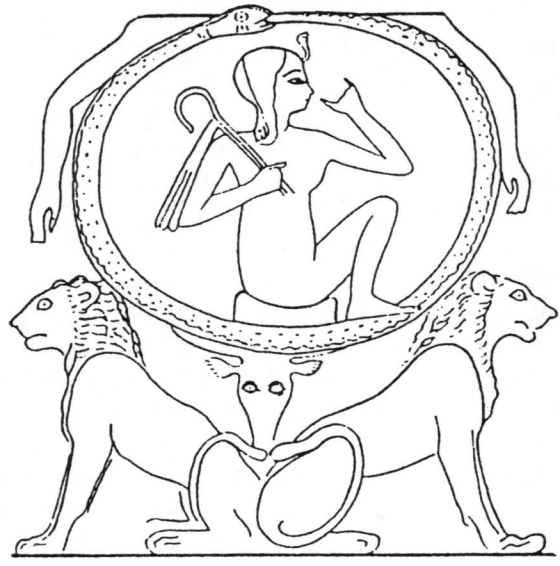

Abb. 19: Das Sonnenkind im Uroboros.

und Welt wie Selbst zugleich: Matrix (Mutterboden) des extra-
uterinen kindlichen Seins und Ur-Vertrauens.

Die altägyptische Mythologie und Religion hat hierfür auf
der Papyrusdarstellung «Das Sonnenkind im Uroboros» ein
eindringliches Bild des großen Runden gefunden und stellt den
Pharao im Schlangen-Sonnen-Kreis sitzend dar (Abb. 19). Der
Uroboros ist Ausdruck des Urschoßes und Uterus, Einheit des
männlich-weiblichen Gegensatzes in der Vorgeschichtlichkeit
des magischen Weltbildes als das große Erhaltende und Enthal-
tende. Der Uroboros ist zeitloser Urdrache des Anfangs, der
sich selbst in den Schwanz beißt, sich selbst tötet, sich selbst
heiratet und begattet, ist zeugend und empfangend, verschlin-
gend und gebärend, aktiv und passiv, oben und unten zugleich.

Novalis' Herz ist «gleichsam das religiöse Organ. Vielleicht ist das höhere Erzeugnis des produktiven Herzens nichts anderes als der Himmel. Indem das Herz [...] sich selbst empfindet, sich selbst zu einem idealischen Gegenstande macht, entsteht Religion – alle einzelnen Neigungen vereinigen sich in Eine – deren wunderbares Objekt – ein höheres Wesen – eine Gottheit ist. Dieser Naturgott ißt uns, gebiert uns, spricht mit uns, beschläft uns, läßt sich von uns essen, von uns zeugen und gebären. Kurz – ist der unendliche Stoff unserer Tätigkeit und unseres Leidens.» (Novalis)

Auffallend ist, wie intuitiv exakt Novalis hermeneutisch die Phänomenologie dieses «Naturgottes» analog jener des Uroboros verdichtet, – war ihm doch die Darstellung und Bedeutung des Papyrus gar nicht bekannt. So läßt sich die vor- wie nachgeburtliche Situation und Konstellation des Herzgeängstigten nur in diesen Dimensionen und Erlebniskategorien als prägende Ursituation vorstellen.

Die Beziehung von Herz und Sonne als Entsprechung von Mikrokosmos und Makrokosmos

Sowohl in der aztekischen Inka-Kultur wie in der altägyptischen Welt- und Daseinsvorstellung waren Herz und Sonne unlösbar miteinander verbunden (aztek.: Sonne/Feuer-Herzopferung zur Sicherung und Erhaltung des Welten-Laufs und der Menschheitsentwicklung; ägypt.: Herz/Sonne = Gewissen/Bewußtsein). So bildet auch der Solarplexus (Sonnengeflecht) zwischen Herz und Magen diese Beziehung als anatomisches Relikt ab und stellt das Herz in einen solaren Zusammenhang.

Die Dreiheit der zeugend-schöpferischen Sonnen-Samen-Herzen (Abb. 20) aus der Alchimie amalgiert in der Vorstellung die Wechselbeziehung von Verbundenheit und Unauflöslichkeit ebenso wie das Ying-Yang-Symbol bzw. -Prinzip des Tao. Für den christlichen Mystiker J. Böhme ist in seinen Mandala-Dar-

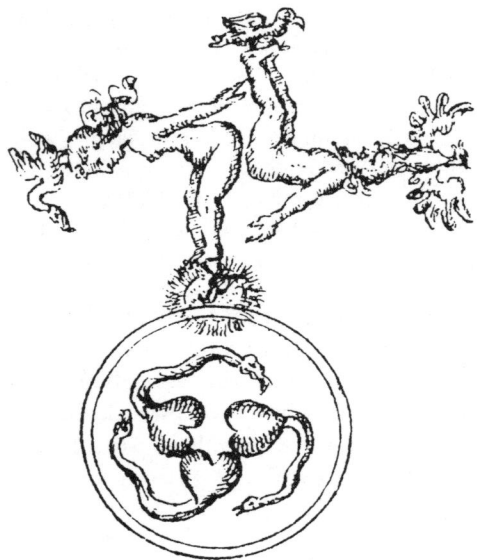

Abb. 20: Herz – Samen – Schlangen.

stellungen das Herz ebenso Mitte wie Mittler im und am Menschen. Novalis wiederum sagt von ihm, es ist «der Schlüssel der Welt und des Lebens» – und damit wird es zum Angelpunkt, zum Zünglein zwischen Wagen und Abwägen.

Das Herz als schlagendes und anklagendes Gewissen

In der altägyptischen Daseins- und Jenseits-Vorstellung ist das Herz Zentralorgan und Zentralsymbol für die Persönlichkeit des Menschen, ja wird selbst personifiziert als alter ego und Gewissensinstanz, wobei die Hieroglyphe Herz=Gewissen «ib» beide ausdrückt und bildlich einen Krug, eine Amphore (= zu-

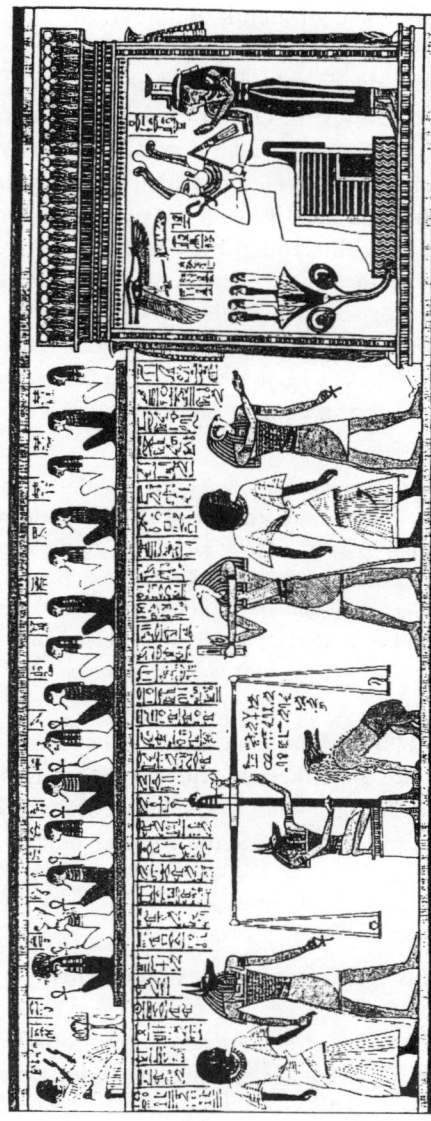

Abb. 21: Herzwägung beim ägyptischen Totengericht.

sammenklingend, selbsttönend) darstellt. In den Papyri der ägyptischen Totenbücher findet sich die Herzwägung (Psychostasie) vor Maat, der Göttin der Rechtschaffenheit und Rechtfertigung, seit 2100 v. Chr. Das Herz des Toten wird im Totengericht (Abb. 21) gegen die Feder der Maat aufgewogen. Ist das gewogene Herz schwerer als die Feder, verfällt der Gerichtete der Verdammnis und dem Rachen der neben der Waage lauernden, «großen, verschlingenden Fresserin und Beisserin». Unser deutscher Begriff der «Gewissensbisse» hat sowohl im Englischen wie Französischen den gleichen bildhaften Wortstamm des Beißens. Die Stimme des eigenen Herzens wird zur Stimme des eigenen Richters, so hat der Tote ein Selbstzeugnis seiner Unschuld abzulegen, indem er sich und sein Herz durch das Herz rechtfertigt:

> «O mein Herz, das von meiner Mutter kam! – mein Herz meiner Mutter, mein Herz meiner irdischen Existenz. O mein Herz, das zu meinem Wesen gehört! – steh nicht auf gegen mich als Zeuge. Sprich nicht gegen mich [...] Laß meinen Namen nicht einen schlechten Geruch haben vor dem Gericht, rede keine Lüge gegen mich [...] laß keine Anklage gegen mich entstehen [...] sei gegrüßt mein Herz, [...] sei gegrüßt, meine Eingeweide!» (Totenbuchspruch 30 A/B).

Das Herz ist Sitz und Zentrum des Menschen für Körper, Geist, Seele, Willen, Persönlichkeit wie für die Verbindung zu Gott; es steuert und ordnet und steht als Innenwelts- wie Außenweltszentrum mit dem Ka, der Seelenkraft oder dem Doppelgänger auf einer Stufe.

Das Herz als Quaternitätssymbol des Selbst

Das *Selbst* bildet in der Analytischen Psychologie C. G. Jungs den Mittelpunkt wie auch den Umfang, «der Bewußtsein und Unbewußtes einschließt, es ist das Zentrum der psychischen To-

talität» (CGJ XII, 59), «eine Art Kompensation für den Konflikt zwischen Innen und Außen [...] der völligste Ausdruck der
Schicksalskombination, die man Individuum nennt [...] (CGJ
VII, 263), [...] es ist schon längst vorhanden und älter als das
Ich [...] geheimer Spiritus Rector des Schicksals [...] ein Arche-
typus [...] (CGJ VIII/II, 180), [...] das a priori Vorhandene, aus
dem das Ich hervorgeht [...]» (CGJ XI, 283), – es ist aber auch
eine «absolute Paradoxie, indem es in jeder Beziehung Thesis
und Antithesis und zugleich Synthesis darstellt [...] (CGJ XII,
34), [...] selber Konflikt und Einheit» (CGJ XII, 36).

Somit ist das Herz selbst, als archetypisches Symbol des
Selbst, polar angelegt und vereinigt Gegensätze energetischer
Spannungszustände, zwischen Systole und Diastole, zwischen
Intro- und Extraversion, weiblich und männlich, wie das Ying
und Yang des chinesischen Tao, aktiv und passiv zwischen sym-
pathischer und parasympathischer Innervation, sauerstoffge-
sättigtem, arteriellem und kohlendioxidbeladenem, venösem
Blutaustausch, zwischen dem kleinen und dem großen Kreislauf, wie schließlich zwischen Begründung und Beendigung des
körperlichen Lebens bzw. Sterbens.

In der Vier-Gestalt des Herzens, mit seinen beiden rechten
und linken Vorhöfen und Herz-Kammern, entsprechen sich die
vielfältigen, durchmischenden energetisch-dynamischen Funktionen wie im Ying-Yang, das in seiner Einheit ebenso wie das
Selbst Ganzheitsausdruck des Menschen wird und jeweils einen
Teil des Gegenteils in Einheit und Konflikt integriert.

Die Angst des Herzens – als primäres matriarchales Schuldgefühl

Somit ist das individuelle *Herz-Gewissen* matriarchalen Ursprungs als primäres Schuldgefühl der festhaltend-verschlin-
gen-wollenden Mutter gegenüber, im Gegensatz zum kollekti-

ven-partriarchalen Kopf-Gewissen Freuds. Herzangst wurzelt
in der Gewissens-Schuld, ausgelöst durch das ambivalente Streben, sich aus der mütterlichen Abhängigkeit abzulösen und
doch zugleich auf sie angewiesen zu sein. Die Herzangst hat ihren entwicklungspsychologischen Knotenpunkt in der Über-
gangsphase von der frühkindlichen Symbiose mit der Mutter
zur Individuation, dem Übergang von Abhängigkeit zu Selb-
ständigkeit, von Gehorsam zu Eigenverantwortung, vom Un-
bewußtsein zum Bewußtsein, vom Verschmelzen zum Sich-Pro-
filieren und -Abgrenzen. Angst und Sorge um das Herz dienen
dem Herz-Geängstigten (z. B. Herzneurotiker, Herzphobiker)
der Abwehr ursprünglich gegen die Mutter gerichteter Aggression, die auf das Herz projiziert wird und einer Verschiebung
gleichkommt: Damit ist es nicht die Mutter, von der und durch
die eigene Abhängigkeit erlebt wird, sondern das Herz, dessen
versagender Dienst und dessen vertrauensvolle Verläßlichkeit
wie jene der Mutter zugleich gefürchtet wie ersehnt werden:
Verlassenheitsfurcht durch die Mutter wird zur Furcht vor der
Verläßlichkeit des Herzens eines vor der Auflösung geängstig-
ten (Herz)-Ich: Herz=Mutter, Mutter=Herz, Ich und Mutter
scheinen sich hier im Herzen als Symbol der Einheitlichkeit des
Ungeteilten gegenseitig zu repräsentieren. Als schlagendes Gewissen wird die Mutter bei der Herzangst zur inkorporierten
Gewissensinstanz im Herzen: Das ängstliche Schlagen des Herzens mahnt als Mutter und hält die schuldbesetzte Erinnerung
an sie leibhaftig wach; an sie, die nicht verlassen werden darf,
um eigene Wege zu gehen. Der Herzgeängstigte leidet darunter,
sein Herz als Repräsentant der Mutter und als verinnerlichte
mütterliche Gewissensinstanz nicht befriedigen zu können und
von seinem Herzen nicht in Frieden gelassen zu werden, nicht
genügend zu arbeiten, zu wenig zu leisten. Seinem mütterlichen
Gewissen ständig etwas schuldig bleibend, wird er zum Herz-
Schuldner, in ständigen Gewissensskrupeln lebend (lat. scrupu-
lus = Gewichtssteinzeichen); er wägt immer wieder skrupulös

ab und wagt doch nie. Die Mutter wird als Verfolgerin auf das Herz projiziert und damit im Herzen als angst- und mütterlich-besetztes Ursprungsgewissen personifiziert. Die Schlange als mütterliches Schöpfungs- und Herzangstsymbol wird so zur klassischen Konstellation des zugrundeliegenden kindlichen Abhängigkeitskonfliktes in Beziehung zum Autonomiekonflikt des Erwachsenen. Das in den 70er Jahren aufkeimende ökologische Gewissen nach der Abrechnung mit den Vätern einer vaterlosen Gesellschaft der 68er Generation ist ein ganzheitliches individuelles Gewissen, ein kollektives matriarchales Gewissen, insofern es sich im Gegensatz zur partriarchalen Vorherrschaft technisch-mechanistischen Denkens stellt und sich auf die «Mutter Erde» beziehend, zum globalen Gewissen des großen Runden (Uroboros) wird, indem es sich auf die Urspungssituation der Existenz des Woher und des Wohin besinnt.

In der *Herz-Neurose* bzw. *-Phobie* wird durch primär pränatale Prägung und Präfiguration die existentielle Gewissens-Angst in der Daseins-Schuld zum primären Schuldgefühl am Herzen und zur Existenzangst gegenüber der eigenen Lebens- und Zukunftsmöglichkeit konkretisiert. Der Herz-Geängstigte sitzt über sich selbst ständig zu Gericht, Ich und Selbst haben in ihm ihre Beziehung zueinander verloren; er ist sich entfremdet und trägt einen permanenten Nähe-Distanz-Konflikt mit sich aus: das Herz ist zur «furchtbaren Mutter» geworden, von der er sich im Stich gelassen zu werden fürchtet. Zugleich aber auch «zeugt es von einem zu zarten Gewissen, welches das eigene moralische Selbst so hoch einschätzt, das ihm nichts verzeihen will. Ein solches Gewissen macht hypochondrische Menschen!» (Goethe, *Gespräche mit Eckermann*, 29. Mai 1831).

Herzangst ist somit zuallererst Angst vor der Verlassenheit und dem Verlorensein des mütterlichen Schutzes und der Vernichtung, dem Ausgeliefertsein gegenüber einer verschlingenden Ur-Angst. Das Herz symbolisiert die Mutter, ebenso wie es als zentrales Körper-Selbst die mütterlich-uroborische Urerfah-

rung in der «participation mystique» (E. Neumann) einer para-
diesischen Einheitswirklichkeit repräsentiert. In der Herzangst
dominiert die Mutter, die nicht ins Leben hinausläßt, denn im
schlagenden Herzen als Gewissen ist sie immer gegenwärtig –
andererseits ist der so Geängstigte Gefangener seines Herzens
wie sein eigener Gefängniswärter zugleich. Die Angst, dieses geliebte Ursprungs-Liebesobjekt zu verlieren, dominiert als Mutter: sei es, daß sich die Mutter bei eigenen Autonomiestrebun-
gen abwendet oder, daß das Herz (als Mutter) aufhören müßte
zu schlagen. So rundet sich der zeitlose Kreis uroborisch ohne
Anfang und Ende.

Kolon

Keine im Licht der Wort-
Vigilie erwanderte
Hand.

Doch du, Erschlafene, immer
sprachwahr in jeder
der Pausen:
für
wieviel Vonsammengeschiedenes
rüstest du's wieder zur Fahrt:
das Bett
Gedächtnis!

Fühlst du, wir liegen
weiß von Tausend-
farbenem, Tausend-
mündigem vor
Zeitwind, Hauchjahr, Herz-Nie.

Paul Celan, «Die Niemandsrose»

Literatur

Grieshaber, A.: Natur – Mensch – Krankheit bei Novalis, Heidelberg 1983.
Jung, C. G.: Gesammelte Werke in 20 Bänden, Hrsg. von Jung-Merker, L. /
    Rüf, E. / Zander, L., Olten 1971 ff.
Kluckhohn, P./Samuel, R.: Historisch-kritische Ausgabe der Novalis-Werke
    (HkA), Darmstadt 1968–1981. Novalis HkA, III.
Neumann, E.: Ursprungsgeschichte des Bewußtseins, Olten 1971.

GERHARD LEUKROTH

Der Turmalin als Herz des Herzens im Mineralreich

Ein Heilungssymbol für das innere Wesen des Menschen

Einleitung

«Es ist dem Stein ein rätselhaftes Zeichen
Tief eingegraben in sein glühend Blut,
Er ist mit einem Herzen zu vergleichen,
In dem das Bild der Unbekannten ruht.
Man sieht um jenen tausend Funken streichen,
Um dieses woget eine lichte Flut.
In jenem liegt des Glanzes Licht begraben,
Wird dieses auch das Herz des Herzens haben?»

NOVALIS: Arionmärchen im *Heinrich von Ofterdingen*

Wie kommt der Geologe aus Freiberg, Philosoph und Dichter Novalis dazu, einen Stein mit einem Herzen zu vergleichen? Ist das nur ein poetischer Einfall oder spricht hier der Philosoph und Geologe in poetischer Form eine Wahrheit aus, die wir Nicht-Fachleute erst bei genauerem Betrachten und Nachdenken verstehen?

Ein Verständnis dafür erschließt sich uns, wenn wir in den philosophischen Fragmenten von Novalis lesen, was er über das Verhältnis des Menschen zur Welt sagt:

«Es dünkt dem Menschen als sei er in einem Gespräch begriffen, und irgendein unbekanntes geistiges Wesen veranlasse ihn auf eine wunderbare Weise zur Entwicklung der evidentesten Gedanken. Dieses Wesen muß ein Höheres Wesen sein, weil es sich mit ihm auf eine Art in Beziehung setzt, die keinem an Erscheinungen gebunde-

nen Wesen möglich ist – es muß ein homogenes Wesen sein, weil es
ihn wie ein geistiges Wesen behandelt und ihn nur zur seltensten
Selbsttätigkeit auffordert. Dieses höhere Ich verhält sich zum Menschen, wie der Mensch zur Natur, oder wie der Weise zum Kinde.
Der Mensch sehnt sich ihm gleich zu werden. [...] Philosophieren
ist eine Selbstbesprechung obiger Art, eine eigentliche Selbstoffen-
barung – Erregung des wirklichen Ich durch das idealische Ich. Der
Entschluß zu philosophieren (Anm. und damit Wissenschaft zu betreiben im Sinne von Wesenserkenntnis!) ist eine Aufforderung an
das wirkliche Ich, daß es sich besinne, erwache und Geist sein soll.»
Denn: «Die Welt ist ein Universaltropus des Geistes – ein symboli-
sches Bild desselben.«

Wenn aber die Welt tatsächlich ein Universaltropus des Geistes
ist, den wir heute nüchtern «Information» nennen, dann sind
auch alle Erscheinungen der Welt Ausdruck der Kräfte dieses
Geistes. Alles ist dann in der Natur über die Art der Prozesse
seiner Entstehung in einem integrativen Netz der Wirkungen
miteinander verbunden und läßt sich durch ein entsprechendes
integratives Denken innerhalb des Weltganzen so miteinander
in Beziehung setzen, daß es, sich wechselseitig beleuchtend, uns
sein innerstes Wesen offenbart.

Die Bildung des Herzens in der Eizelle und die Entstehung des Turmalins

Eine Analogiebeziehung des menschlichen Herzens zum Turmalin als «Herz des Herzens» im Mineralreich wird erkennbar,
wenn man die Entstehungsprozesse der beiden scheinbar völlig
unterschiedlichen Naturerscheinungen miteinander vergleicht:
   In beiden Fällen ist eine flüssige, strömende Grundsubstanz
der Anfang der Entwicklung. Für den Turmalin ist es die flüssige, magmatisch-granitische Schmelze unterhalb der festen
Erdkruste, für das Herz des Embryos ist es das Eiweiß inner-

halb der befruchteten Keimzelle. Zwar handelt es sich chemisch um jeweils ganz verschiedene Stoffe, aber der Verlauf der Entwicklungsprozesse zeigt, daß hier gleichartige Bildekräfte am Werke sind, die einen Vergleich erlauben.

Bei der *Herzentwicklung* sind in der befruchteten Eizelle am Anfang alle Organe des zukünftigen Organismus als flüssige, fließende Vorstufen vorhanden. Im Protoplasma des Dotters setzt unter dem Einfluß der Wärme eine Strömung ein, die ihrem Wesen nach polar ist. Sie entwickelt sich über die Stadien von «Blutseen», die zusammenfließen, zum Kopfpol hinströmen und von hier unter dem Einfluß rhythmisch pulsierender Kräfte wieder zurück in das Bett der Blutfülle gelangen. Gleichzeitig erfolgt eine Differenzierung in gefäßbildendes und blutbildendes Eiweiß (Angioblasten und Erythroblasten). Als erste «Kristallisationsphase» bildet sich dann eine elastisch bewegliche zarte Herzhülle. In ihr formt sich das Herz aus dem strömenden Blut, dem «Urblut», das in der äußeren Peripherie der Eidotteranlage extraembryonal entstanden ist. Zunächst entstehen aus den Strömungen, von links und rechts kommend, zwei Adern mit polaren Fließrichtungen, die miteinander verschmelzen und so ein pulsierendes Röhrenherz formen, aus dem durch Ausbildung von Schleifen und «Beulen» schließlich die Vorhöfe und Herzkammern entstehen. Das so aus flüssigem Eiweiß entstandene menschliche Herz vereinigt als Organ der Mitte die Polaritäten im Menschen: Oben und Unten, Nervensinnesystem und Stoffwechsel-Gliedmaßensystem, und ist damit als «Ausgleichsorgan» zwischen Gefühl und Wille Ausdruck und Träger der Ichkräfte des menschlichen Bewußtseins.

Die *Entstehung des Turmalins* in den Gesteinen der Erdkruste führt uns zurück in die Zeit der Bildung der Erde und ihrer Naturreiche im Archaikum (vor ca. 3800 Mio. Jahren). Charakteristisch für diese geologisch älteste Zeit der Erdentwicklung ist die Granitbildung. Nach neuesten geologischen Er-

kenntnissen bleibt das Vorkommen der freien Quarze in den
Graniten ein Phänomen, das sich mit der klassischen Theorie
einer primären Entstehung des Granits aus dem Basalt «von
unten herauf» durch differenzierende Kristallisation aus dem
feuerflüssigen Magma nicht erklären läßt (Abb. 22).

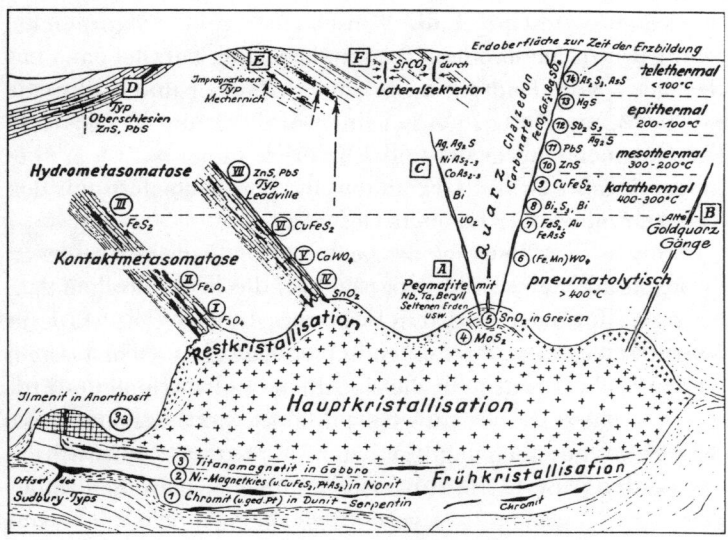

Abb. 22: Aus: Hermann Borchert: Lernblätter zur Geochemie und La-
gerstättenkunde, Essen 1978.

Es ist deshalb wahrscheinlicher, daß die ersten kristallinen Gesteine «von oben herunter» aus der Differenzierung und dem
Niederschlag einer «Lebens-Ursphäre» entstanden sind, die zu
Beginn der Erdentwicklung über dem oberen basaltischen Erd-
mantel als eine feinflüssig-gasförmige, eiweißartige Hülle lag
und ihren Ursprung dem Licht und der Wärme verdankte. Mit
dieser Vorstellung wird die Verwandtschaft zwischen den geo-

logischen Bildeprozessen der Erde und den Vorgängen in einer befruchteten Eizelle evident: Betrachten wir unter diesem Aspekt den heute vorhandenen festen Granit, so haben wir in ihm hauptsächlich die drei Minerale *Feldspat, Quarz* und *Glimmer* vor uns. Von ihnen gehen die Hauptentwicklungslinien der Gesteinswelt in Verbindung mit den anderen Naturreichen aus: Vom Glimmer führt der Weg über Gneis, Glimmerschiefer, Phyllit und Tonschiefer zum Pflanzenreich (Kohlenstoff, Steinkohle, Pflanzenabdrücke). Parallel dazu finden sich – vom Feldspat ausgehend – Marmor und Kalksteine mit tierischen Resten (Muscheln, Korallen), die in Gips und Salzgesteinen eingelagert sind. Die dritte Linie, mit Quarz beginnend, führt zu den Granuliten und Kieselschiefern mit den Versteinerungen der höheren Tierwelt.

So weist uns die Folge der heute auf der Erde vorhandenen Gesteine auf Lebensbildeprozesse hin, die in der kolloidalen, flüssig-gasförmigen und durchwärmten Ursphäre der Erde in Vorstufen schon stattgefunden haben. Das granitische Gestein ist demnach, bezogen auf die eigentliche Entwicklung des Erdkörpers, das erste, was aus einer Materie hervorgegangen ist, die sich aus der noch ungegliederten Ursphäre als Stoffwechselabscheidung von Lebensprozessen auf dem basaltischen Untergrund der Kontinente ablagerte. Deshalb entspricht der Granit auch heute noch mit seinem dreigliedrigen Aufbau aus Feldspat, Quarz und Glimmer der Zusammensetzung der ehemaligen eiweißähnlichen Ursphäre der Erde, und sein Entstehungsprozeß erinnert an die Vorgänge in einer befruchteten Eizelle.

Vergleicht man das granitische Magma unterhalb der festen Erdkruste – entstanden aus den Ablagerungen der Ursphäre – mit dem strömenden Eiweiß in einer Keimzelle, so ist es wie dieses in ständiger kreislaufförmiger Bewegung. In seiner einfachen Zusammensetzung aus Feldspat, Quarz, Glimmer und Hornblende enthält es die Vorstufen nahezu aller Gesteine, Mineralien und Edelsteine, die sich aus ihm bei der magmatischen

Kristallisation in gesetzmäßiger Reihenfolge bilden. Wichtig für unsere Betrachtung ist, daß der Turmalin während der Granitbildung in der Phase der Hauptkristallisation in größeren Mengen erscheint. Dabei werden durch den Turmalinbildeprozeß die Grundmineralien des Granits veredelt im Sinne einer Integration und Harmonisierung ihrer Bestandteile. Betrachten wir unter diesem Aspekt den Granit als das Herz aller Gesteine, dann ist der Turmalin seiner Bildung nach tatsächlich das Herz dieses Herzens, das mit dem Licht, dem Ursprung der Lebenssphäre unseres Planeten und der Grundlage aller Materie in besonderer Beziehung steht.

Turmalin als Offenbarung des Lichtes

Die besondere Beziehung des Turmalins zum Übersinnlichen des Lichtes zeigt sich in seiner Farbenvielfalt, vor allem in der sog. pyramidal-prismatischen Polychromie der Madagaskar-Turmaline: Schneidet man diese senkrecht quer zur Längsachse, so findet man auf den Scheiben der Querschnitte geometrisch exakte Bilder pyramidaler Farbzonen: Es erscheinen drei mehr oder weniger exakte Farbbänder, die miteinander ein gleichfarbiges, gleichseitiges Dreieck bilden, das aus drei Farbzonenstreifen besteht, die in den Ecken zusammentreffen (Abb. 23). Das sind die Querschnitte räumlicher Gebilde, die den Kristall aufbauen und in seinem Innenraum übereinander gestapelt sind (Abb. 24).

Innerhalb der verschiedenfarbigen Dreiecke eines solchen Querschnitts taucht bei manchen Steinen ein nach Farbe und Form scharf abgesetztes, mehr oder weniger regelmäßiges Gebilde auf, ein Stern, dessen drei Strahlen im Winkel von 120° zueinander stehen (Abb. 25).

Diesem Farbstern der Querschnitte entspricht im Kristall ein räumliches Gebilde (Abb. 26), das eine dreiflüglige Säule dar-

Abb. 24

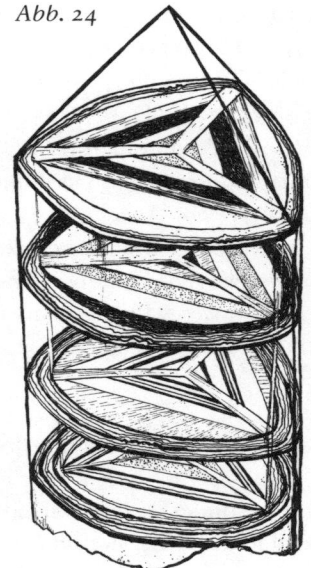

Abb. 23

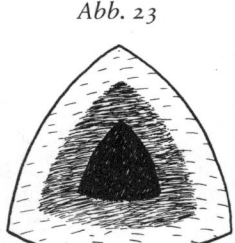

stellt, die bei anderen Mineralien und Edelsteinen nicht vorkommt. Sie verleiht dem Turmalin eine Sonderstellung im
gesamten Mineralreich, die äußerlich am einmaligen Farbenreichtum seiner Vertreter offenbar wird.

Mit der Beziehung des Turmalins zum elektromagnetischen
Wellencharakter des Lichtes hängt auch seine besondere Fähig-
keit zur Integration der unterschiedlichsten Stoffe zusammen:
Sein Mischkristall enthält in einer komplexen Molekülstruktur
mehr als fünfzig Elemente von den über hundert Elementen des
Periodischen Systems.

Diese starke Integrationskraft des Turmalins zeigt sich äußerlich noch in der Erscheinung der *Pyroelektrizität,* die in der
Mineralogie erstmalig an ihm entdeckt wurde: Erwärmt man
einen stengligen Turmalinkristall, so lädt sich der eine Pol posi-

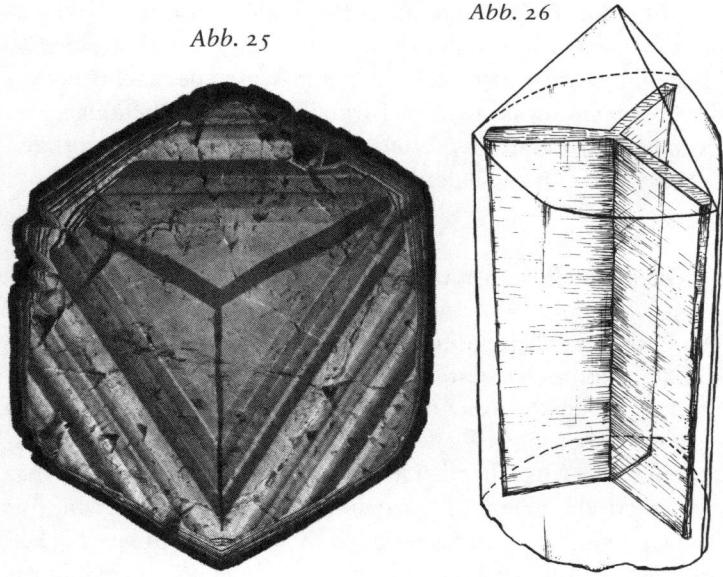

Abb. 25

Abb. 26

tiv, der andere negativ auf, und beim Abkühlen wechseln beide
Pole ihre Vorzeichen. Aufgrund dieser elektrischen Aufladung
zieht der erwärmte Turmalin leichte Stoffe an, so daß er von
Pfeifenrauchern als Reinigungsgerät benutzt wurde und den
Namen «Aschesammler» erhielt.

Novalis hat das Phänomen der pyroelektrischen Kräfte des
Turmalins als Bild und Gleichnis für die höchste geistig-see-
lische Lebenskraft genommen und dargestellt im Märchen von
Eros und Fabel, das in dem Roman *Heinrich von Ofterdingen*
erzählt wird. Dem Turmalin «als handelnde Person» kommt
dabei die besondere Aufgabe zu, nach der Katastrophe eines
Weltunterganges, den der Intellekt in Gestalt des «Schreibers»
angezettelt hat, die Asche des Opferfeuers zu sammeln, aus der
die neue Welt geboren werden kann.

Auf seiner Eigenschaft als Stoffsammler, auf seiner Souveränität über das Untersinnliche der elektromagnetischen Schwingungen und auf seiner Beziehung zum Wesen des Lichts beruht die Auferstehungskraft des Turmalins, die ihn befähigt, das Zerfallene, Abgestorbene und Verbrannte einem zukünftigen Leben wieder einzugliedern.

Die Turmalinfarben und ihre Botschaft an die Seele

Die Farben der Turmalinkristalle entstehen erst, wenn im Kristallgitterkomplex bestimmte Metalle als paramagnetische Ionen (Feldlinienverdichter) eingelagert sind, die selektiv die elektromagnetischen Wellen des Lichts absorbieren. Die wichtigsten farbverursachenden Metalle und ihre Wirkungen als paramagnetische Ionen im Turmalingitter sind Chrom: grün, rot; Mangan: violett, rosa; Eisen: rot/gelb; Kobalt: rot/blau; Nickel: grün. Im darauf beruhenden Farbenreichtum des Turmalins offenbart sich besonders eindrucksvoll sein Wesen. Mit diesem Begriff umschreiben wir im herkömmlichen Sinne nur die Lebens-, Seelen- und Geistäußerungen von Pflanze, Tier und Mensch. Wenn wir aber von der Vorstellung der Entstehung der Erdkruste aus einer lebendigen Ursphäre ausgehen und damit die Mineralien und Edelsteine als zu Ende gekommene Lebensprozesse betrachten, dann ist es nur folgerichtig, in den herrlichen Farben der Turmaline zur Ruhe gekommene, seelische Stimmungsqualitäten zu empfinden, in der Kristallform erstarrte geistige Qualitäten wahrzunehmen und in den Eigenschaften von Härte, Gewicht und chemischer Zusammensetzung kondensierte Willensimpulse und Stoffwechselprozesse zu erfahren. Damit aber haben wir über unsere eigenen Seelenfähigkeiten des Denkens, Fühlens und Wollens die Möglichkeit, das kristallin erstarrte Wesen eines Minerals im eigenen Innern wiederauferstehen zu lassen und seine Wirkungen zu erleben. Konzentrieren wir dabei unsere Aufmerksamkeit auf die Farben des Turmalins, so läßt sich empfindend nachvollziehen, daß wir hier Bilder und Gleichnisse für höchste Seelenqualitäten (Tugenden) vor uns haben. Im einzelnen lassen sich unter Berücksichtigung der aus der Farbtherapie bekannten Wirkungen der sieben Farben des Regenbogenspektrums folgende Zuordnung treffen:

1. *Rot:* aktive Farbe der von innen nach außen wirkenden Seelenkraft der Liebe. *Rubellit,* Realsymbol für Selbstlosigkeit in der Liebe.

2. *Blau:* meditative Farbe der Verinnerlichung des Seelenlebens. *Indigolith,* Realsymbol für Andacht und Gebetskraft der Seele.

3. *Gelb:* aktive Farbe der Seelenerhellung durch geistige Kraft. *Goldgelber Turmalin,* Realsymbol für durchsonnte Seelenharmonie.

4. *Grün:* Belebt und beseelt die Gedankenkraft der Seele. *Verdelith,* grüner Turmalin, Realsymbol für lebendiges Leben im Denken.

5. *Violett:* Blau in Rot und Rot in Blau geborgen, die Farbe der Hingabe. *Violetter Turmalin,* Realsymbol für Hingabe und Opferkraft.

6. *Rosenrot* und *pfirsichblütfarbig:* geistige Willenskraft in der Seele. *Apyrit,* pfirsichblütfarbiger Turmalin, Erleuchtung im Wollen.

7. *Farblos:* Klarheit im Charakter. *Achroit,* farbloser Turmalin, Realsymbol für Wirklichkeitssinn.

Turmalin – Realsymbol für die Entwicklung der Seele zum «Herz des Herzens»

Überschauen wir zusammenfassend die Entstehung und die Eigenschaften des Turmalins im Mineralreich, so haben wir in ihm ein Realsymbol vor uns, dessen Bedeutung bis zu den Pro-

zessen reicht, die unsere Seele im Lebenslauf erfahren und erleiden muß, um aus ihrem Schoß das «höhere Selbst», das «Herz
des Herzens» gebären zu können. Denn Ausgleich und Harmonie zwischen Stoffen und Kräften und ihre Integration in einem
übergeordneten Zusammenhang, wie sie im Turmalinprozeß
durch Umwandlung geschmolzener granitisch-pegmatitischer
Gesteine erfolgt, lassen sich im Bereich des Seelenlebens ebenfalls nur durch ein «Aufschmelzen» alter, fixierter und erstarr-
ter Strukturen, Verhaltens- und Denkweisen erreichen, verbunden mit der Orientierung auf einen neuen, dem bisherigen
Stand des Bewußtseins übergeordneten Zustand. Dieser Ent-
wicklungsprozeß der Seele zum «höheren Selbst» hin, im alchi-
mistischen Sinne dem Turmalinbildeprozeß vergleichbar, beginnt mit dem Streben nach Selbsterkenntnis, die Novalis im
folgenden Gedicht meint:

Kenne dich selbst

Eins nur ist, was der Mensch zu allen Zeiten gesucht hat;
Überall, bald auf den Höhen, bald in den Tiefen der Welt –
Unter verschiedenen Namen – umsonst – es versteckte sich immer,
Immer empfand er es noch – dennoch erfaßt er es nie.
Längst schon fand sich ein Mann, der den Kindern in
    freundlichen Mythen
Weg und Schlüssel verriet zu des Verborgenen Schloß,
Wenige deuteten sich die leichte Chiffre der Lösung,
Aber die wenigen auch waren nun Meister des Ziels.
Lange Zeiten verflossen – der Irrtum schärfte den Sinn uns –
Daß uns der Mythus selbst nicht mehr die Wahrheit verbarg.
Glücklich, wer weise geworden und nicht die Welt mehr
    durchgrübelt,
Wer von sich selber den Stein ewiger Weisheit begehrt.
Nur der vernünftige Mensch ist der echte Adept – er verwandelt
Alles in Leben und Gold – braucht Elexiere nicht mehr.
In ihm dampfet der heilige Kolben – der König ist in ihm –
Delphos auch und er faßt endlich das: Kenne dich selbst.

Turmalin der Christusstein

Novalis weist in seinem Gedicht deutlich auf das Ziel dieses Selbsterkenntnis- und Entwicklungsprozesses der Seele hin mit den Worten: «Längst schon fand sich ein Mann [...]».
Mit diesem Mann, «der den Kindern in freundlichen Mythen Weg und Schlüssel veriet zu des Verborgenen Schloß», ist ohne Zweifel Christus gemeint, der gesagt hat «Ich bin die Wahrheit und das Leben» und dessen «Wahrheit» die Liebe ist, die Seelenfähigkeit mit der stärksten Integrations- und Harmonisierungskraft, die wir kennen und die Paulus preist mit den Worten:

«Die Liebe ist langmütig, die Liebe ist gütig,
sie ereifert sich nicht, sie prahlt nicht,
sie bläht sich nicht auf.
Sie handelt nicht ungehörig, sucht nicht ihren Vorteil,
läßt sich nicht zum Zorn reizen, trägt das Böse nicht nach.
Sie freut sich nicht an dem Unrecht, sondern freut sich
an der Wahrheit.
Sie erträgt alles, glaubt alles, hofft alles, hält allem stand.
Die Liebe hört niemals auf.» (1 Korinther 13)

Mit der Fähigkeit zu dieser «wahren» Liebe hat die Seele das Gleichgewicht, die Harmonie zwischen Denken, Fühlen und Wollen erreicht und die zwölf kosmischen Kräfte des Tierkreises, die gestaltend in das Wesen des Menschen eingreifen, wenn er sich ihnen durch den Erkenntnisprozeß öffnet, sind als Tugenden verinnerlicht. Damit ist der Boden bereitet für das «höhere Selbst» im Menschen, für das «Herz des Herzens», für die Wiedergeburt des Christus in seiner Seele.
Im Unterschied zur Turmalinbildung im Mineralreich, bei der dieser umfassende Integrationsprozeß der Elemente unter dem Einfluß der kosmischen Kräfte im Kristall bis hin zur Symbolik des «Turmalinkreuzes» Abschluß und sichtbaren Aus-

druck gefunden hat – so daß dieser Stein zu Recht «Christus-stein» genannt werden kann –, bleibt der entsprechende Prozeß im Menschen zeitlebens unvollendet. Denn wer wollte sich an-maßen, Christus gleich zu sein?

Für uns bleibt, solange wir leben, der Weg das Ziel, der uns in der eigenen Lebensgeschichte früher oder später zu unserem «Kreuz auf Golgatha» führt, wo das niedere Selbst stirbt, damit das höhere Selbst in unserem Herzen geboren werden kann.

Der Turmalin als Realsymbol für diesen «Gralsweg» kann uns dabei als «Christusstein» begleiten und, über seine weitest-gehend noch unerforschte stofflich-leibliche Heilwirkung hin-aus, eine meditative, geistige Hilfe sein.

Kapitel 5

Not – Herzeleid und Herzleiden

Einführung

von Gion Condrau

Ein Blick in unsere Welt läßt unschwer die Not erkennen, in der sich die Menschheit befindet. Der Notstand unserer Welt hat Ausmaße erreicht, die einer Vernichtung gleichzusetzen sind. Wohin wir blicken, zeigt sich die Not in ihrer trostlosen Mannigfaltigkeit: als soziale Not in leibhaftiger und materieller Armut, als existentielle Not in individuellen und kollektiven Krisensituationen, als ökologische Not in einer unwirtlich gewordenen, der Unbill der Natur wie des Menschen ausgesetzten Umwelt, die wir einst zu beherrschen glaubten, und nicht zuletzt als die menschlichste aller menschlichen Nöte, als Beziehungs- und Herzensnot.

Not ist dort, wo Unfreiheit, Zwang, Angst, Bedrückung, also unausweichliche Gefahr droht, die ihrerseits lähmt, zum Stillstand oder zur Fluchtbewegung führt. Der in Not geratene Mensch, denken wir an die soziale, ökonomische und zum Teil auch an die existentielle Not, bedarf der unmittelbaren Hilfe, die ihm in vielen Fällen auch zuteil wird. Es gibt individuelle und kollektive Fürsorge auf privater und staatlich subventionierter Basis, es gibt für alles und jedes Hilfswerke, ein Internationales Rotes Kreuz, einen Roten Halbmond, «Ärzte ohne Grenzen» oder Amnesty International, die sich um die Not der Häftlinge kümmert. Schwieriger wird die Hilfeleistung dort, wo es um die *emotionale Not* geht, um die Beziehungs- und *Herzensnot*. Meines Wissens gibt es kein Internationales Rotes Herz, obwohl dies vielleicht gar keine schlechte Idee wäre. Gewiß gibt es Kriseninterventionen im gestörten Beziehungsspektrum, z. B. speziell eingerichtete Zentren und Nottelefondienste wie die «dargebotene Hand». Auch sie helfen gelegentlich in Herzensangelegenheiten, und doch bleibt der Mensch in unserer Welt, die eher der «Kommunikation» als der «Beziehung» verpflichtet ist, in seiner Herzensnot zumeist allein.

Die Dichter und Sänger, vor allem jene, die Liebe und Liebesleid besingen, wissen vermutlich mehr über Herzweh und Herzeleid zu berichten, als sich je in einer psychiatrisch-psychotherapeutischen Abhandlung finden läßt, von der Medizin gar nicht zu sprechen, da in ihr nur das *Herzleiden,* nicht aber das *Herzeleid* vorkommt. Und doch stellt sich die Frage, worin sich denn eigentlich das Herzleiden vom Herzeleid unterscheidet. Etwa darin, daß das eine «körperlicher», das andere «seelischer» Natur ist? Abgesehen davon müßte auch geklärt sein, welche Not größer ist: die aufgrund sog. somatischer oder jene aufgrund psychischer Genese, sofern wir überhaupt diese Unterscheidung hinsichtlich des Gefühls der Gefährdung machen können. Jedenfalls sollte uns eine existentielle Betrachtung der Verpflichtung zu einer Dichotomie zwischen Seele und Leib entheben, da der Herzkranke selbst diese als solche vermutlich gar nicht bemerkt. Nicht von ungefähr werden heute von den Herzspezialisten nicht nur Kenntnisse in Kardiologie gefordert, sondern auch ein Verhalten, das als «kordiologisch» (Nager) zu bezeichnen ist.

In der *Kardiologie* ist das Herz eine muskuläre Pumpe, die den Blutkreislauf in Gang hält. Herzkrankheiten gehören in die Hände der Kardiologen, ob diese nun Internisten, Präventivmediziner oder Chirurgen sind. Die Kardiologie hat enorme Fortschritte gemacht, sowohl im kurativen wie im präventiven Bereich. *Kordiologisch* steckt die Medizin wohl noch weitgehend in den Kinderschuhen, weil hier die Forschung mit den üblichen Maßstäben nicht mehr arbeiten kann. Oder können wir tatsächlich Ärger, Wut, Angst und Sorgen metrisch messen? Können die Herzenskälte, die Liebesunfähigkeit, die Enttäuschung einer verlorengegangenen Liebe experimentell nachvollzogen werden? Mitnichten. Aber möglich ist es, sie zu beschreiben. In der Beschreibung läßt sich manches darstellen, das unausgesprochen im Raume steht. Herzeleid ist Herzschmerz, der genauso weh tut wie der körperlich erfahrene Schmerz, das Herzleiden. «Es gibt eine Rache der Götter», schrieb der griechische Lyriker Alkman, «Selig, wer heiteren Herzens / Ohne Tränen den Tag / Zu Ende flicht.»

GION CONDRAU

Das Herz – Zentrum von Existenz und Bedrohung

Am 3. Dezember 1967 gelang dem in Kapstadt tätigen Chirurgen Christiaan Barnard im Groote Schur Hospital die erste erfolgreiche Herztransplantation. Spätestens zu diesem Zeitpunkt wurde weltweit klar, welche Bedeutung dem Herzen für das Leben zukommt, gleichzeitig aber auch, daß damit ein *Organ* gemeint ist – spricht man doch von Organtransplantation –, das in besonderem Maße gefährdet ist. Herzkrankheiten nehmen bekanntlich in der Häufigkeitsskala von Todesursachen-Statistiken den obersten Platz ein. In der Schweiz beispielsweise führen die Herz-Kreislauf-Erkrankungen mit 43,4 Prozent aller Todesfälle die Todesursachen-Statistik an, auch wenn der Anteil dieser Todesfälle seit 1980 um 5 Prozent (damals betrugen sie 48,3 Prozent) zurückging. Interessant mag dabei sein, daß Herz-Kreislauf-Krankheiten (1993) bei Frauen in 47,4 Prozent der Fälle, bei den Männern in «nur» 39,4 Prozent der Fälle zum Tode führten. Zu den bedeutendsten Herzkrankheiten gehören die ischämischen (Isch-ämie = Verringerung der Durchblutung), wie z. B. der Herzinfarkt, die für fast die Hälfte aller Todesfälle durch Herzerkrankung verantwortlich sind. Diese Erkrankungen entstehen aufgrund einer Minderdurchblutung des Herzens infolge einer unzureichenden arteriellen Blutversorgung. Weitere zum Tode führende Kreislaufkrankheiten sind Todesfälle durch Hirngefäßerkrankungen (zerebro-vaskuläre Krankheiten), die zu Schlaganfall und Hirnblutung führen können. Dazu kommen Herzinsuffizienz und Herzrhythmusstörungen, Angina-pectoris-Anfälle mit akuten Schmerzen im Brustkorb, verbunden mit Atemnot, Vernichtungsgefühl und Todesangst, die Hypertonie, Krankheiten der peripheren Arterien und Arteriolen sowie der Venen- und Lymphgefäße und schließlich der Sekundenherztod. Das Herz ist das lebensspendende, lebenserhaltende und das lebensgefährdendste Organ par excellence. Dabei ist es physiologisch gesehen nichts anderes als ein muskuläres Hohlorgan mit der Aufgabe, durch wechselnde Kontraktion (Systole) und Erschlaffung (Diastole) von Vorhöfen und Kammern den Blutstrom in den Gefäßen in Bewegung zu halten. Die ernährenden Gefäße des Herzens sind die Koronararterien, bei deren Verschluß durch «plaques» von einem Myokardschaden gesprochen wird. Die gewaltige Aufgabe, welche diesem Organ zukommt, kann am besten mit einem Vergleich dargestellt werden:

Wenn wir vom Herzen als von einem Organ sprechen, dann handelt es sich lediglich um ein Pumpwerk, das den Kreislauf gewährleisten soll. Wer weiß schon, daß das Herz pro Tag 7200 Liter oder den Inhalt eines Öltanks für ein kleineres Einfamilienhaus umsetzt und diese Leistung Tag für Tag bis an sein Lebensende erbringt, ohne Austausch von abgenutzten Teilen oder Schmierung beweglicher Teile? Daß ein menschliches Organ, in seinem Aufbau einem einfachen Zweitaktmotor entsprechend und nach dem Prinzip von Ansaugen und Ausstoßen arbeitend, eine derart hohe Pumpenleistung erbringen kann, ist doch erstaunlich, um so mehr, wenn man bedenkt, daß diese Pumpe schon im Embryo, im Mutterleib, die volle Funktion einer Kreislaufpumpe übernehmen muß und sich bis zum Ende der Pubertät unter fortwährender Arbeit laufend vergrößert und damit leistungsfähiger wird. Man nehme zum Vergleich einen Personenwagen, der die Fähigkeit hätte, sich ein Leben lang ohne Reparatur den veränderten Bedürfnissen bezüglich Größe und Leistung einer wachsenden und dann wieder abnehmenden Familie anzupassen. Während wir viele Organe täglich in dieser oder jener Weise zur Kenntnis nehmen, entweder aus deren Tätigkeit heraus (beispielsweise die Hand beim Schreiben, die Augen beim

Lesen, die Beine beim Treppensteigen) oder weil sie uns kurzfristig stören (Magenbrennen, Migräne, Durchfall), kommt uns unser Blutkreislauf kaum je zu Bewußtsein (es sei denn, wenn wir schamrot werden oder frieren). Dabei ist er ein aufs feinste ausgeklügeltes System. Das Herz, 300 bis 500 Gramm schwer, «schlägt» 60- bis 80mal in der Minute, rund 4000 mal in der Stunde, bis zu oder über dreimilliardenmal in einem Menschenleben von 70 Jahren. Das ganze Gefäßsystem, die Arterien und Venen, ergäben aneinandergereiht eine Länge von 90 000 Kilometern; die Kapillaren, auf einer Fläche ausgebreitet, würden die Größe eines Fußballplatzes beanspruchen, wiewohl diese kleinsten Blutgefäße einen Durchmesser von nur 0,008 Millimeter, also zehnmal weniger als ein Haar besitzen.

Die enge Verbindung des gesamten Blutkreislaufes mit dem limbischen System des Gehirns, mit dem vegetativen Nervensystem und den Hormonen, die «empirische» Beobachtung, daß wir vor Schreck erblassen, rote Ohren bekommen, daß unser Kreislauf eben auf Gefühlsäußerungen «reagiert», beweist das «Eigenleben» der Blutgefäße in ihrer «Verbundenheit mit dem menschlichen Seelenleben» (Walter F. His). «Im menschlichen Leib als untrennbarem Teil der Gesamtpersönlichkeit laufen nun einmal Prozesse ab, die nicht einfach ‹mechanisch› zu erklären sind, wie etwa ein Klempner das unregelmäßige Funktionieren einer verengten oder verstopften Wasserleitung deklarieren würde.» Der Kreislauf also doch nicht einfach ein gut funktionierendes Organsystem, das Herz doch nicht einfach ein «Organ»?

Was aber ist denn ein «Organ», wenn wir es nicht von der «technischen» Seite her, sondern im Lichte des menschlichen Daseins betrachten? Die geläufige Definition biologischen Lebens lautet, daß alles Lebende Organismus ist. Der Organismus ist das Gesamt der Organe, die ihren Sinn wiederum ausschließlich aus ihrer Funktion erhalten. Ursprünglich ist also die Fähigkeit, aufgrund deren sich die entsprechenden Organe erst bilden können. Dies mutet merkwürdig an. Ist uns denn nicht geläufig, daß wir sehen, weil wir Augen, daß wir hören, weil wir Ohren haben, daß wir denken, weil uns das Gehirn zur Verfügung steht, und daß wir überhaupt nur leben können, weil wir ein Herz als Motor unseres Blutkreislaufes besitzen? Gewiß, sofern wir uns nur mit dem chemo-physikalischen «Sehen», «Hören», «Denken» und «Leben» begnügen. Nun ist aber des Menschen Dasein mehr als die Summe chemophysikalischer Prozesse, Sehen, Hören und Denken mehr als eine Funktion der Gehirnzellen. Nicht von ungefähr sagte Martin Heidegger, aus philosophischer Sicht müsse man alle diese Aussagen umkehren. Der Mensch sieht nicht, weil er Augen hat, sondern er hat Augen, weil er ein sehendes Wesen ist; so hat er möglicherweise auch ein Herz, weil für ihn das Herzhafte wesentlich ist. Dies sind, wie gesagt, philosophische Aussagen, die letztlich auf Aristoteles zurückgehen, und es steht jedermann frei, sie als solche anzunehmen, zu verstehen oder abzulehnen. Für die Psychosomatik hat sich dieses Denken zumindest als fruchtbar erwiesen. Es scheint die einzige Möglichkeit zu sein, Naturwissenschaft und Phänomenologie unter einem gemeinsamen Aspekt zu sehen.

> Diese Ansicht ist weder neu, noch ist sie rein philosophischer Natur. Bereits in der Frühzeit der Psychoanalyse wurde sie unter anderem von Sandor Ferenczi vertreten; neuerdings wies Dieter Wyss auf das gleiche Phänomen hin: Unter Verweis auf den von Bergmannschen Funktionsbegriff, der gerade für das Verständnis psychosomatischer Erkrankungen von Bedeutung ist, meint er, die Funktion vernetze nicht nur die verschiedensten Organsysteme untereinander, sondern sei der morphologischen Struktur über- und vorgeordnet. «Die Funktion geht der Entwicklung der Organe in der Embryogenese voraus.»

Nun müßten wir fragen, was denn «Funktion» eigentlich bedeutet, ob es sich dabei lediglich um eine biologische «Tätigkeit» handelt oder um die von Heidegger beschriebene «Fähigkeit». Worin liegt der Unterschied, und was bedeutet dies für das Herz? Vielfach wird davon ausgegangen, Organe seien Werkzeugen vergleichbar, die für Herstellung und Bedienung von Gegenständen verwendbar und auch austauschbar wären. Heidegger führte in seinen Vorlesungen, die später unter dem Titel *Die Grundbegriffe der Metaphysik* erschienen, einen Vergleich zwischen Werkzeug und Organ an. Beim *Zeug* sprechen wir von der *Fertigkeit*, beim *Organ* hingegen von der *Fähigkeit*. Ein «Werkzeug» (oder Instrument) wird hergestellt. Es kann gebraucht oder beiseite gelegt, aufbewahrt oder auch wieder vernichtet werden. Anders verhält es sich mit dem, was wir ein leibliches «Organ» nennen. Im Gegensatz zu einem Werkzeug werden aber die leiblichen Sphären des Existierens nicht aus dem Menschsein entlassen. Sie können nicht in einem Werkzeugkasten für sich versorgt werden. Vielmehr bleiben sie vom Mensch-Sein durchwaltet, in ihm gehalten, ihm zugehörig, solange ein Mensch lebt. Vom Organ könnten wir somit nur dann in der Weise des Werkzeugs sprechen, wenn wir es völlig isoliert betrachten. Dann hat aber auch das Organ keine Fähigkeit. Das Auge beispielsweise gehört als Organ zum Organismus, entwächst diesem. Nicht das Organ hat aber die Fähigkeit des Sehens, sondern der Organismus; dieser macht das Gesamt der Fähigkeit aus, so daß wir sagen können, nicht das Organ hat Fähigkeiten, sondern die Fähigkeit hat Organe. «Das Fähigsein verschafft sich Organe.»

Welche Fähigkeit verschafft sich nun das Herz als Organ, welchem Organismus ist das Herz zugehörig, und wie ist es diesem zugehörig? Um dies zu klären, müssen wir uns zuallererst dem Sinn- und Bedeutungsgehalt der Begriffe «Herz» und «Kreislauf» zuwenden. Beide sind untrennbar miteinander verbunden, beide erhalten ihre Sinnhaftigkeit und physiologische Bedeutung aus dem für das menschliche Leben offenbar so wichtigen Phänomen der Blutversorgung, der Periodizität, der

Bewegung, des Rhythmus. Das Herz ist durch die Gefäße, von der Aorta bis zu den Kapillaren, mit dem ganzen Körper verbunden. Es durchwaltet den ganzen menschlichen Organismus und versorgt diesen mit allen für das Leben notwendigen Nährstoffen. Es ist somit ein zentrales Organ, denn auch das Gehirn könnte nicht seine Aufgabe erfüllen, würde es nicht mit Blut versorgt. In diesem Sinne ist das Herz lebenspendend.

Vom Organismus sagt Heidegger, er sei selbsterzeugend, selbstleitend und selbsterneuernd, damit auch selbsterhaltend – dies alles im Gegensatz zum Werkzeughaften, das fremderzeugt, fremdgeleitet und fremderneuert ist. Das Herz arbeitet autonom. Autonomie bedeutet Eigenständigkeit. Fassen wir dies in einen größeren Zusammenhang, dann steht das Herz eben auch im Dienste dieses Eigenständigseins. Könnte es sein, daß es Herzkranken an Eigenständigkeit fehlt?

Phänomenologie des Herzkreislaufes

Betrachten wir die vielfältigen Deutungen und Erhebungen in Zusammenhang mit koronargeschädigten Herzkranken, so stellen sich doch gewisse Gemeinsamkeiten heraus, die möglicherweise Antworten auf die Frage nach Bedeutung und Zunahme des Herzinfarktes geben könnten. Allerdings muß zunächst die Fragestellung dem angepaßt werden, was wir bereits als konstitutiv für jedes menschliche Kranksein anführen: in welcher Weise nämlich welcher Weltbezug des Kranken gestört ist. Wenn wir dieser Doppelfrage nachgehen und für einmal die biologische und reduktionistische Sehweise außer acht lassen, dann erfahren wir, daß Herzkranke in besonderer Weise in ihren mitmenschlichen Beziehungen unfrei sind.

Wenn vom «Organ» Herz die Rede ist als einem Sitz oder Zentrum von Begegnung und Liebe, dann ist damit lediglich der phänomenologische Bedeutungsgehalt gemeint, der ihm zuge-

sprochen wird. In diesem Sinne ist auch der Herz-Kreislauf als
«Bewegung» zu verstehen. Herz, Adern und Blut sind in Bewegung, meist im Sinne der Anspannung und Entspannung, des
Ansaugens und Loslassens, des Durchblutens. Die Bewegung
geht scheinbar «unbewußt» vor sich; es bedarf keines Willens-
aktes von seiten des Menschen. Sie verläuft rhythmisch, wie so
vieles in unserem Leben rhythmisch ist: Werden und Vergehen,
der Kreislauf der Gestirne, die Tages- und Jahreszeiten. Ludwig
Klages bezeichnet den Rhythmus als eine allgemeine Lebenser-
scheinung, an der alles Lebende, also auch der Mensch teil-
nimmt. Des weiteren muß bedacht werden, daß Bewegung und
Rhythmus einen gewissen Druck benötigen, was dem Herzen
eine Leistung abverlangt. Daß auch hinsichtlich des Rhythmus
Probleme auftreten können, wenn das Herz nicht mehr autonom arbeiten kann, demzufolge ein Schrittmacher eingebaut
werden muß, sei nur am Rande erwähnt. Hier könnte unter
Umständen die Differenzierung von Klages bezüglich Rhythmus und Takt weiterhelfen. Der Takt (von tangere = berühren,
stoßen) wird vom Menschen erzeugt; er gehört in die Welt der
Dinge, des Maschinenhaften, ist seelenlos, metronomisch. Der
Takt kann aber den Rhythmus nicht ersetzen. Dieser nämlich
ist er-lebend, zeitigend und welterschließend. Er ist die Faszination des Wiederkehrenden. Schließlich denkt man an den Aus-
spruch Heraklits: *Panta rhei*, denn die etymologische Ableitung
des Rhythmus führt zum griechischen Verb «rhein», fließen,
strömen.

Rhythmus und Kreislauf gehören zusammen und bedeuten
Weltordnung. Wir kennen den Biorhythmus und die Eurhyth-
mie, die zeitliche Gliederung der Lebensvorgänge, das Kommen
und Gehen, das Werden und Vergehen, den ewigen Kreislauf
von Geburt und Tod, den Wechsel der Gestimmtheiten. Und genau hier treffen wir das Herz im Herzen: Ohne diese Rhythmik
gäbe es keine Gefühle, gehört doch zu deren Wesen, daß sie
nicht unabänderlich vorgegeben sind, sondern immerwähren-

den Schwankungen unterliegen. Liebe und Haß, Zuneigung und Abneigung, Sympathie und Antipathie, beide Pathos und Leiden enthaltend, Freude, Wut, Zorn und Ärger gehören zum Rhythmus, d. h. zum Leben.

Ist somit die Fähigkeit, Leben zu gewährleisten, für das Herz augenscheinlich, so stellt sich die Frage, wie es denn um die Fähigkeit, zu lieben und zu hassen, bestellt ist. Lieben und Hassen sind nur möglich auf dem Boden eines für das Dasein konstitutiven *Mitseins*. Mit anderen Worten, der Mensch existiert immer «nur» als Mitmensch. Dies hat nichts mit einer psychologischen oder sozialen Deutung von Kommunikation zu tun, denn auch das kommunikative oder soziale Dasein ist ausschließlich aus dieser ontologischen Voraussetzung des Mitseins heraus möglich. Die Erfahrung lehrt, daß Gemütsbewegungen sich seismographisch an der Herztätigkeit zeigen, daß somit das Herz, vergleichbar einem Geigerzähler, das Gefühlsleben registriert und darauf anspricht. Insofern erweist sich auch, daß der Organismus, auf den das Herz bezogen ist, überhaupt die menschliche Existenz, nicht ichbezogen gedacht werden darf. Eine Auffassung vom Wesen des Menschen, die auf einen Dualismus von ich und du, von Subjekt und Objekt verzichtet, wird das Dasein immer und ausschließlich als Mit-Dasein, als Mit-Sein und Miteinander-Sein verstehen. In dieses Miteinandersein von Mensch zu Mensch und vom Mensch zu den Dingen dieser Welt gehört das Herz in einer besonderen Weise. Es ist dann nicht nur biologisch lebenspendend, sondern auch existentiell, d. h. in die mitmenschliche Begegnung miteinbezogen. Das Bezogensein des Menschen auf die Welt, auf das ihm Begegnende und ihn Ansprechende ist auch Aufforderung, ihm zu entsprechen, das heißt, zu antworten, «und zwar so, daß der Mensch das Begegnende in seine Hut nimmt, ihm nach Möglichkeit zu dessen Wesensentfaltung verhilft» (Medard Boss). Damit ist gesagt, in welcher Weise das Dasein seine Existenz im Herzen, das heißt im Kern, austrägt. Eine jede Betrach-

tung des Herzens und seiner Krankheiten hat dies im Auge zu
behalten.

Fallbeispiele

Ein junger, 16jähriger Mann entwickelte im Anschluß an eine Liebesenttäuschung eine hochgradige vegetative Reaktion, wobei heftige Schmerzen in der Herzgegend, anfallsweise auftretend, das
Krankheitsbild beherrschten. Er war seit etwa zwei Monaten un-
glücklich in eine Mitangestellte verliebt, die seine Liebe nicht erwi-
derte und ihn anläßlich einer Auseinandersetzung schroff abwies.
Dieser Liebesentzug führte zu einer Depression mit Schlaflosigkeit,
Schweißausbrüchen, Magenschmerzen – beunruhigend für ihn waren aber die Empfindungen in der Herzgegend. Nach einer interni-
stischen Untersuchung, welche die Aufnahme eines Elektrokardiogramms einschloß, die keinen «Herzbefund» ergab, und einigen
klärenden Gesprächen verschwanden die Schmerzen. Ausschlagge-
bend für seine Gesundung war jedoch wohl der Beginn einer neuen
Liebesbeziehung, die ihn, wie er selbst sagte, «enorm aufrichtete».

War bei diesem Patienten die Beziehung der Liebesenttäuschung
zum Herz-«Leiden» als «Herzeleid» offenkundig, so zeigte sich in
einem anderen Fall im Verlauf einer längeren analytischen Behandlung erst nach einiger Zeit eine solche Verknüpfung. Eine 43jährige
Hausfrau und Mutter dreier Kinder, mit einem Arzt verheiratet,
war fest davon überzeugt, schwer herzkrank zu sein. Sie lebte in
dem Glauben, an einer Angina pectoris zu leiden und bald sterben
zu müssen. Selbst internistische Abklärungen, die negativ verliefen,
konnten sie nicht beruhigen. Im Anschluß an einen Vortrag in einer
Volkshochschule meldete sie sich zu einer Aussprache an, aus der
schließlich eine psychotherapeutische Behandlung wurde. Nach
mehreren Monaten konnte sie sich der Einsicht öffnen, daß ihre
Herzbeschwerden einen Zusammenhang damit haben könnten,
daß sie lieblos erzogen worden war, daß ihr drittes Kind nach der
Geburt auf unerklärliche Weise gestorben und die Beziehung zu
ihrem Ehemann mehr durch Streit als durch Liebe gekennzeichnet
war.

Ich muß hier auf die Darstellung des Inhalts der psychotherapeutischen Gespräche wie auch auf die Beschreibung der Lebensläufe

dieser beiden Patienten verzichten, da dies den Rahmen meiner Ausführungen sprengen würde. Immerhin soll darauf hingewiesen werden, daß bei beiden Beziehungsprobleme recht spezifischer Art vorlagen – Probleme des Herzens, wie wir sie bereits aus der Metaphorik kennen. Beiden war es «schwer ums Herz», beide boten den Anblick schwerer Enttäuschung, beide befanden sich in einem Zustand tiefster Einsamkeit. Einsamkeit aber, das wissen wir aus Erfahrung, «bricht das Herz». Denn Herz und Blut bilden nicht nur den symbolischen, sondern den leiblichen Austrag mitmenschlicher Gefühlswelt. Im Herzschmerz findet die bedrückende Isolation des Menschen ihren leiblichen Niederschlag – das Herz, vorher völlig unbeachtet, beginnt zu sprechen.

Die zwei hier in aller Kürze erwähnten Fälle könnten darauf hinweisen, daß nur «funktionelle» Herzbeschwerden als psychosomatisch eingestuft werden dürfen. Dem ist jedoch keineswegs so. Selbst schwere und als «organisch» deklarierte Herz-Kreislauf-Krankheiten können einen «psychosomatischen» Hintergrund haben. Es sei hier nur an die Angina pectoris erinnert, aber vor allem an den Herzinfarkt und die essentielle Hypertonie. Über die psychosomatische Bedeutung des Herzinfarktes wie über jene des Bluthochdrucks existiert eine umfangreiche, psychosomatische Fachliteratur. Grundsätzlich wird auf zwei wesentliche und für die Herzkrankheit spezifische Gegebenheiten hingewiesen: das Persönlichkeitsprofil und die Lebensgeschichte der Patienten.

Persönlichkeits- und Verhaltensprofile

Die Psychosomatik der Hypertoniepatienten wurde verschiedentlich ausführlich dargestellt. Das gleiche gilt für den Herzinfarkt. Sind es bei den «funktionellen» Herzbeschwerden vor allem die phobischen und depressiven Elemente, die das Geschehen bestimmen, so steht bei der Hypertonie und dem Infarkt die anankastische Gestimmtheit im Vordergrund. Dies läßt sich anhand der Typenbeschreibung feststellen. Die amerikanischen Forscher Friedman und Rosenman haben Persönlichkeitsprofile aufgestellt, nach denen die Wahrscheinlichkeit für die Erkrankung an einem Herzinfarkt höher ist als bei anderen Typen. Prädisponierende Verhaltensmerkmale der Typus-A-Persönlichkeiten beziehen sich aber nicht nur auf beruflich bedingte Stressoren, sondern weisen übereinstimmend auf mitmenschliche Beziehungskonflikte hin.

Wenn es einen Typus A gibt, gibt es natürlich auch einen Typus B. Dessen Verhalten ist durch Gelassenheit, Ausgeglichenheit und größeren Freiraum charakterisiert, er neigt dementsprechend weniger zur Krankheit. Diesen beiden Typen habe ich noch einen Typ C beigestellt, jenen Menschen nämlich, der sich durch Angst und Fluchttendenzen auszeichnet und dementsprechend zum großen Heer der Herzphobiker und Herzneurotiker zu zählen ist.[1]

Herzerkrankungen, besonders wenn sie akut auftreten, erzeugen Todesangst. Das Herz ist in seinen Möglichkeiten unberechenbar. Angst ist aber immer Angst um die eigene Existenz. Der Herzinfarkt ist, abgesehen von den Risikofaktoren, nicht programmierbar. Der Sekundenherztod kann ohne Vorboten eintreten.

Die Bedeutung der Biographie

Eine immer wieder gestellte Frage bezieht sich auf die Biographie der Herzkranken. Generell zeichnen sich in der Psychosomatik und Neurosenlehre zwei Tendenzen ab. Einerseits wird angenommen, es gebe eine biographische Spezifität, andererseits wird eine solche abgelehnt. Wenn Kinder an seelischer Deprivation leiden, an Mangel an Zuwendung, zu wenig Liebe, zu wenig Achtung (Prestige) und Förderung erfahren, wenn sie in einer Atmosphäre der Unsicherheit heranwachsen, dann können sie unmittelbar erkranken oder aber den Ausbruch der Krankheit latent halten, um ihn später bei Beziehungskonflikten manifest werden zu lassen. So hat denn auch J. J. Lynch die Frage gestellt, ob die Ätiologie der koronaren Herzleiden, dieser weitverbreiteten Todesursachen, nicht letztlich in den einsamen und gebrochenen Herzen der Kindheit zu suchen ist.[2]

Der Arzt als Kordiologe

Eines scheint eindeutig zu sein: Herzleiden fordern eine weit über das Medizinische hinausgehende Diagnostik und (meistens auch) Therapie. Ich halte es für einen ärztlichen Kunstfehler, wenn bei Herzkranken die Anamnese nicht biographisch erweitert wird, wenn der Arzt nicht auch einen Blick auf die familiären und gesellschaftlichen Bedingungen, auf die Persönlichkeitsstruktur des Patienten wirft. Nirgends ist der Arzt so wie bei Herzpatienten auch als Gesprächspartner und nicht nur als wissenschaftliche Autorität gefragt. Ein Schweizer Kardiologe, Frank Nager, hat denn wohl zu Recht gefordert, daß der Arzt nicht nur Kardiologe sein müsse, sondern Kordiologe. Wenn nämlich die Herzkrankheit häufig einer Beziehungsstörung entspricht, die berufliche Streßsituation oft lediglich als Alibi für eine solche herhalten muß, dann liegt es auf der Hand, daß eine sinnvolle Therapie nur möglich ist, wenn es zu einer von Herzlichkeit und Empathie geprägten Arzt-Patienten-Beziehung kommt. Das ärztliche Gespräch verliert dann den Charakter einer nur medizinischen Information. Es ermöglicht dem Patienten, im wahrsten Sinne des Wortes einmal sein Herz «auszuschütten», all das auszusprechen, was bisher sprachlos geblieben ist und sich nur im «somatischen» Symptom äußern konnte.

Anmerkungen

1 Condrau, G., Gassmann, M.: Das verletzte Herz, Frankfurt 1995.
2 Lynch, J. J.: Das gebrochene Herz, Reinbek 1979.

Hans Schaefer

Das Herz – nicht nur ein Körperorgan

Daß das Herz mehr ist als die «Pumpe», als die man es etwas verächtlich tituliert, weiß jeder, der von Zeit zu Zeit ein schönes Buch liest. In der Belletristik des vorigen Jahrhunderts und erst recht früherer Zeiten taucht unentwegt das Herz als Repräsentant der verschiedensten Gefühle auf. Zu Goethes Zeiten durfte man ungeniert das Herz in lyrische Bezüge bringen. Diese schönen Zeiten sind vorbei, denn in Gedichten heute vom Herzen zu reden ist dichterischer Selbstmord, vermutlich weil sich auf «Herz» fast nur «Schmerz» reimt, wenn man nicht himmelwärts stürmen will. Aber die Phase herzloser Dichtkunst heute kann nicht darüber hinwegtäuschen, daß das Herz, das wir alle haben, nach wie vor seinen Schabernack mit uns treibt.

Mein Freund Heinrich Schipperges hat diese Dinge in seinem herrlichen Büchlein *Die Welt des Herzens*[1] ausgebreitet, und dort mag man lesen, wie die Geistesheroen aller Zeiten und Völker das Herz als den Mittelpunkt nicht nur des körperlichen Lebens ansehen. Als solchen hatte ja erst William Harvey in seiner berühmten *Exercitatio anatomica de motu cordis et sanguinis* das Herz beschrieben. Wenn diese Harveysche Ansicht über das Herz auch die erste in heutigem Verständnis korrekte Darstellung einer Physiologie des Herzens war, so ist das Thema, das ich mir gestellt habe, ein uraltes Thema nicht nur der Medizin, sondern auch der Philosophie. Schon Aristoteles hatte gemeint, daß «das Herz in der Mitte des Körpers liegt und in seinem vorderen Teil. Wir glauben, daß im Herzen das Prinzip des

Lebens und der Bewegung sowie der Empfindung sich befindet.»[2] Er stand mit seiner Meinung zwar gegen Hippokrates, der das, was Aristoteles dem Herzen zuschrieb, nämlich die Empfindung – in Übereinstimmung mit unserem heutigen Wissen –, ins Gehirn verlegte. Aber die beiden Standpunkte des Hippokrates und des Aristoteles zeigen mit voller Klarheit die Problematik unseres Themas: Das Herz ist mehr als ein Körperorgan, wenn man seine Lebensäußerungen phänomenologisch betrachtet. Ein Arzt unserer Zeit, der Internist Frank Nager, hat denn auch der Kardiologie, die bei uns in der Inneren Medizin eine so große Rolle spielt, die «Kordiologie» gegenübergestellt, wobei er das Wissen um das Herz meint, das singt, lacht, jubelt, weint, erwacht, erblüht, klagt, bebt, zerspringt, blutet, schmachtet, bricht. Dieses ideologische Herz wird verschenkt, ausgeschüttet, verloren, im Sturm erobert. Es ist treu, trotzig, falsch, abgründig, sitzt am rechten Fleck, zittert, rutscht in die Hose und hüpft im Leibe.[3]

Die Medizingeschichte hat noch eine lange Liste ideologischer Begriffe zu bieten, die man bei Schipperges nachlesen mag. (Siehe auch Beschreibung der Kulturgeschichte des Herzens.[4]) Ich möchte die ideologische und physiologische Seite dieser Herzbetrachtungen miteinander konfrontieren, was dann auf eine Psychophysiologie des Herzens hinausläuft, welche versucht, die ideologischen Sinngehalte des Wortes «Herz» mit funktionellen Eigenschaften des Organes «Herz» zu korrelieren.

Dieses Unterfangen wird uns erleichtert durch die großartige Analyse der homerischen Herznamen, die wir Hermann Schmitz verdanken, der festgestellt hat, daß man in der Interpretation der griechischen Begriffe Körper und Geist nicht voneinander trennen kann, sondern daß in allen Begriffen Körperliches und Geistiges zugleich mitschwingen.[5] Schon die etymologische Ableitung des Wortes «Herz» zeigt überraschende Tatsachen: Die Wurzel, die im russischen Wort «Sjerdce» am besten erhalten ist, meint das Mark, den Kern im Holze, Mitte und Mittelpunkt.[6] Der homerische Dichter verwendet drei Begriffe für diesen Mittelpunkt: «etor», «ker», «kradie». Diese Begriffe haben nach Schmitz drei verschiedene Bedeutungen, die der Kenner Homers aus dem Zusammenhang erschließen kann, in dem sie stehen: «etor»: der Ort des leiblichen Betroffenseins, «ker»: der Ort der Bedrängnis, und «kradie»: die Reserve, die man im Kampf einsetzt, die Initiative, die man ergreift. Dies hat alles mit dem Herzen zu tun. Wir können es in modernes Deutsch übersetzen: das Herz, das uns schwer wird; das Herz, das uns ängstigt, und das Herz, das wir in die Hand nehmen.

Für den heutigen Arzt ist die zweite Kategorie geblieben, die klinisch in der Angina pectoris gipfelt. Warum diese klinischen Bezüge so einseitig geworden sind, möchte ich kurz schildern.

Einige kardiologische Paradoxa

Die Thesen, die ich ansprechen werde, sind kurz zusammengefaßt folgende:

- der Tod an der Herzkrankheit ist zwar in der Regel ein Alterstod und bedarf also eigentlich keiner besonderen Prävention;
- nur der Infarkttod macht hierbei eine gewisse Ausnahme, indem er bei einer begrenzten Zahl von Fällen den Tod vorzeitig herbeiführt;
- aber die Beschwerden, die wir in unser Herz zu verlagern pflegen, sind gerade bei solchen Menschen besonders stark, die sehr wenig objektive Schäden am Herzen haben.

Das erste Paradoxon

Aus den dichterischen Zeugnissen lernen wir, daß zwei Tatsachen zugleich die Rolle des Herzens umschreiben: es ist die

Mitte des Leibes und zugleich das Zentrum, in dem sich Seelisches äußert. Wenn wir den seelischen Part damit umschrieben haben, daß das Herz der «Spiegel der Seele» sei, so ist diese Beschreibung doch nicht völlig genau. Der Spiegel wirft den Gegenstand, der vor ihm steht, als Ebenbild zurück. Das Herz dagegen übersetzt das, was in uns an seelischen Begebenheiten abläuft, in eine eigene Sprache. Die Psychosomatiker haben den Begriff der «Körpersprache» geschaffen. Sprache ist alles, was Inneres nach außen sichtbar oder hörbar werden läßt. Unsere Frage also muß sein, was denn das Herz von innen nach außen wendet und welcher Mittel es sich dabei bedient sowie was wir als Ärzte zu tun haben, wenn diese Sprache ein Aufschrei der Not, der Verzweiflung ist.

Das erste Paradoxon, was uns unser «heilig glühendes Herz» liefert, ist die unbestreitbare Tatsache, daß diejenigen, welche an Herzkrankheiten sterben, im Vergleich zu denjenigen, die an anderen Krankheiten sterben, die ältesten sind. Ihre Lebenserwartung ist maximal (Junge u. a., 1982); das mittlere Lebensalter der an Herzkrankheiten Verstorbenen ist 75 Jahre bei Männern, 82 Jahre bei Frauen (Junge u. a., 1988); es wird nur vom Sterbealter der an Hirngefäßkrankheiten Verstorbenen übertroffen. Diese seltsame Feststellung trifft sogar auf den Herzinfarkt zu, wenngleich die am Herzinfarkt sterbenden Männer drei Jahre kürzer leben als die Gesamtheit der Kreislaufkranken. Diese nüchternen Zahlen lassen sich in dramatische Formulierungen übersetzen. Die erste dieser Formulierungen lautet, daß das Herz unser Leben nicht mehr verkürzt, als es die anderen Körperorgane tun. Ob Herzkrankheiten dennoch unser Leben verkürzen können, ist keine Frage, denn es gibt keinen physiologischen Grund dafür, daß das mittlere Sterbealter nicht noch über die genannten Zahlen von 75 bzw. 82 Jahren ansteigen könnte. Dennoch wäre es ein Irrtum zu glauben, daß das Herz ein besonders gefährdetes Organ wäre.

Das zweite Paradoxon

Das zweite Paradoxon scheint nun dem ersten zu widersprechen. Aus der Medizinstatistik läßt sich leicht berechnen, daß der Herzinfarkt als Todesursache in den letzten hundert Jahren um rund das Hundertfache zugenommen hat. Natürlich ist diese Zunahme von der Abnahme anderer Todesursachen weitaus überkompensiert worden. Es wundert einen dennoch, daß dann das mittlere Sterbealter der Infarktkranken so relativ hoch ist. Wie ist diese Tatsache mit der hohen Lebenserwartung der Kreislaufkrankheiten unter einen Hut zu bringen? Offenbar ist es so, daß es der Medizin im Bunde mit allgemeiner Hygiene und allgemeinem Wohlstand gelungen ist, die meisten Krankheiten als Todesursachen auszurotten, was ja jedermann von den Infektionskrankheiten weiß. Je mehr ein solches Konzept einer universalen Prophylaxe greift, desto mehr müssen jene Todesursachen hervortreten, welche sich von der modernen Medizin und Hygiene nicht haben verhüten lassen und wahrscheinlich überhaupt nicht verhütbar sind, weil sie die genetisch programmierte Ursache unseres natürlichen Lebensendes darstellen.

Dieser verständliche Zusammenhang wird von der Medizin kaum bedacht. Im Gegenteil: Die Zunahme der Kreislaufkrankheiten, die derzeit bei 48 Prozent der Kreislauftoten von allen Todesfällen angelangt ist, wird als alarmierendes Symptom einer neuen Seuche betrachtet, der man energisch zu Leibe rücken müsse. Dabei hat mein Mitarbeiter Kurth schon 1966 ausgerechnet, daß die Gesamtzahl der Sterbefälle bei Herz-Kreislaufkrankheiten sich nicht wesentlich ändert, daß die prozentuale Zunahme an Kreislauftoten also eine Folge der Abnahme anderer Todesursachen ist.[7]

Wie aber ist es mit dem Infarkt? Es gibt fraglos eine Reihe von Fällen, bei denen Infarkte so frühzeitig auftreten, daß ihre Verhütung das Leben um mehrere Jahre verlängert hätte. Aber für die große Masse der Menschen lautet die Lösung unserer beiden Paradoxa so, daß Hand in Hand mit der Zurückdrängung anderer Todesursachen der Kreislauf und auch der Herzinfarkt übrigblieben. Wenn man uns hindert, an den Krankheiten x oder y zu sterben, bleibt uns sozusagen nichts anderes übrig, als an Defekten des Kreislaufs zugrunde zu gehen. Der Kreislauf ist das Ultimum moriens und die Eintrittspforte des Todes zugleich. Diese total paradox erscheinende Kombination besagt, daß der Kreislauf der dem Tod am längsten widerstehende Funktionsträger des Körpers ist.

Wie mir Junge und Hoffmeister persönlich mitteilten, liegt das mittlere Lebensalter der Infarktpatienten mit 73,1 Jahren für Männer und 78,7 Jahren für Frauen deutlich unter dem Sterbealter aller Kreislauftoten (von 76,1 bis 82,1 Jahren). Die Verkürzung beträgt genau 3 Jahre für Männer und 3,4 Jahre für Frauen. Diese Verkürzung der Lebenserwartung scheint angesichts der raschen Zunahme der Infarkte seltsam gering, doch kann sie in die Aussage übersetzt werden, daß in der Mehrzahl der Infarktfälle auch der Herzinfarkt eine Alterskrankheit ist: Die ultima ratio des Sterbens. Diese Aussage nähme dem Infarkt seinen alarmierenden Charakter. Aber in einer nicht unbeträchtlichen Zahl der Fälle erfolgt ein Infarkt eben doch in jungen Jahren. Nur bestimmt dieser «prämature» Infarkt allein die enorme Zunahme der Infarkthäufigkeit nicht.

Der Infarkt als Todesursache hat zwischen dem 35. und 55. Lebensjahr einen steilen prozentualen Gipfel: hier macht er 52 bis 58 Prozent aller Todesfälle an Kreislaufkrankheiten der betreffenden Altersgruppe aus. Aber in absoluten Zahlen ist das wenig, weil eben in diesem Alter nur wenige Menschen überhaupt sterben. An allen Todesfällen haben die Infarkte dieser zwanzig Jahrgänge – vom 35. bis 55. Lebensjahr – nur einen Anteil von 1,8 Prozent. Die Zunahme der Infarkttodesfälle, die ja die absoluten Zahlen betrifft, kommt also auch beim Infarkt im wesentlichen durch die Überalterung zustande.

Diese Zahlen lassen sich folgendermaßen anschaulich interpretieren:

Es ist eine Gruppe relativ junger Männer aufgetaucht, die zwischen dem 35. und 55. Lebensjahr Infarkte bekommen – und zwar so häufig, daß diese Infarktfälle über die Hälfte aller Kreislauftodesfälle ausmachen, obgleich diese Gruppe von Todesfällen in der Gesamtsterblichkeit nur eine kleine Rolle spielt. Während sich die anatomische Koronarsklerose – zum Beispiel in der Zeit von 1945 bis 1953 – im Sektionsgut einer großen klinischen Anstalt überhaupt nicht veränderte, nahm der Infarkt im gleichen Sektionsgut steil zu.[8] Hier muß also ein Mechanismus vorliegen, der ganz und gar nicht in die derzeit geltende Theorie der Infarktgenese paßt. Die kleine Gruppe jüngerer Infarktpatienten stellt ein neuartiges Phänomen dar, etwas, das mit unserer modernen Lebensart zusammenhängen muß, das offenbar nicht den anatomischen, sondern anderen funktionellen gesellschaftsdynamischen Gesetzen folgt. Doerr hat diesen Mechanismus in einprägsamer Weise so beschrieben, daß es Persönlichkeitstypen der modernen Gesellschaft sind, bei denen neurotische, psychodynamische, konflikthafte Entwicklungen unvermeidlich erscheinen.[9] Diese Kopplung von seelischen Faktoren und Infarkt oder – besser und vorsichtiger formuliert – von Verhalten und Herzkrankheit hatten schon Friedman und Rosenman in ihrer Lehre vom Typ A und Typ B formuliert, eine Kopplung, welche in der Literatur fast ebenso oft bestätigt wie widerlegt worden zu sein scheint.[10] Diese Typeneinteilung besagt, daß Menschen, die ständig mehr erreichen wollen – und zwar in immer kürzerer Zeit –, ein koronargefährdendes Verhalten zeigen. Nun werden sich freilich die Menschen-Typen in Jahrzehnten nicht ändern. Was sich ändern kann, ist die Umwelt, auf welche diese Typen reagieren. Die Statistik des Infarkts weist uns also auf die Umwelt hin, auf deren Änderung unser Herz reagiert. Ehe wir aber dieses schwierige Kapitel erörtern, bedarf es einer anderen Erörterung: Es gibt noch ein drittes, unser Thema berührendes Paradoxon.

Das dritte Paradoxon: die Spannung zwischen Befund und Befinden

Dieses dritte Paradoxon betrifft den auffälligen Unterschied zwischen der Schwere subjektiver Herzempfindungen, dem subjektiven Allgemeinbefinden und der Schwere der objektiven Befunde. Schon in den sechziger Jahren hatte der Heidelberger Internist und Psychosomatiker Paul Christian darauf hingewiesen, daß die Palette subjektiver Beschwerden in auffälligem Gegensatz zur objektivierbaren Befundsituation steht.[11] Eine ähnliche Feststellung machten wir selbst bei den Patienten, die in Bad Tölz eine Kur wegen ihrer Kreislaufbeschwerden absolvierten. Ihre emotionale Empfindlichkeit verhielt sich umgekehrt proportional zum «objektiven» Schweregrad ihrer Erkrankung.[12] Die «Beschwerden», die wir haben, sind also Belastungen unseres Befindens, sind etwas, das uns schwer macht, ohne daß dieses Befinden durch die Körperlichkeit bestimmt wäre. Körper und Befinden sind nicht adäquat. Dem Körper steht vielmehr ein Leib gegenüber, den wir als uns zugehörig, mit uns identisch erleben und der eine Dynamik entwickelt, die nicht aus den Arsenalen der pathologischen Anatomie stammt, sondern aus der Lebensgeschichte des jeweiligen Individuums. Es ist die große, immer noch nicht hinreichend gewürdigte Leistung des verstorbenen Heidelberger Internisten Plügge, diese Differenzierung von Körper und Leib, von Befunden und Befinden, in subtilen Überlegungen auseinandergelegt zu haben.[13]

So erinnere ich mich aus meiner Zeit als Leiter eines Herzkur-Lazaretts der variationsreichen und bildhaften Sprache, mit der meine Patienten bei Erhebung der Anamnese ihre Gefühle beschrieben. Ein Herzdruck kann unglaublich verschieden nicht nur lokalisiert, sondern auch analysiert werden, zumeist in der Bildsprache der Beengung, als ob ein Gürtel um den Brustkorb liege. So wird ein Schmerz in moderner physiologischer Begrifflichkeit teils epikritisch, also scharf, stechend, teils protopathisch, also dumpf, ziehend, ausstrahlend, bedrohend, unerträglich empfunden. Doch die Psychosomatiker geben Listen von Beschwerden heraus, welche sich nur in wenigen und sehr groben Punkten auf das Herz beziehen, so z. B. wenn eine Skala nach Richter und Beckmann bei von Uexküll[14] erscheint, in der neben Herzklopfen und Herzschmerzen allenfalls noch die Todesangst erscheint, die als Synonym der schweren Angina pectoris gelten darf.

Was immer aber vom Herzen ausgeht, wird als Betroffenheit erlebt, als das Herz, das Homer «etor» nennt, wenn es nicht gar das «kor», die Bedrängnis mit fast anginösem Charakter ist.

Daraus lernen wir, daß uns das Herz in unserer seelischen Bedrängtheit beschwert erscheinen kann, daß diese Welt der Empfindsamkeit des Herzens nur ausnahmsweise mit den Krankheiten des Körperorgans «Herz», mit einer Veränderung seiner anatomischen Struktur zu tun hat.

Die «Sprache des Herzens»

Ein Verständnis dieser Sprache eröffnet sich uns erst, wenn wir das, was wir vom Herzen spüren, in die Erlebenszusammenhänge einordnen, in denen das Herz uns in seiner Tätigkeit bewußt wird.

Im Alltag ist unser Herz stumm. Es kann sogar – wie wir wissen – stumm bleiben, wenn es einen Infarkt erleidet. Seine zentripetalen Meldungen sind von großer Einförmigkeit, soweit man sie in den vom Herzen herkommenden dünnen Nerven als Aktionspotentiale registrieren kann. Ich war der erste, der diese zentripetalen Impulse mit elektrophysiologischen Methoden gründlich untersucht hat, nach orientierenden Experimenten, die Lord Adrian vor mir gemacht hatte.[15] Man sieht diesen Impulsen nicht an, woher sie stammen und was sie im Zentrum auslösen. Insbesondere ist ihr «Bewußtseinswert» völlig unbekannt, weil wir diese Impulse nur vom Tier kennen. Daß es sie gibt, beweist aber zumindest, daß es im Herzen Rezeptoren gibt. Mir scheint nur fraglich zu sein, ob diese Rezeptoren, welche in ihrer Masse in den Vorhöfen sitzen, für etwas anderes empfindlich sein könnten als für den Füllungszustand der Vorhöfe mit Blut. Ob sie im System der Kammermuskeln sitzen, ist fraglich. Vielleicht werden die Schmerzimpulse in der Wand der Koronarien ausgelöst, und offenbar ist der einzige Reiz, auf den hin sie erregt werden, die Ischämie, die Minderdurchblutung. Wenn das stimmt, so spricht das Herz als Sinnesorgan nur die Sprache der venösen Überdehnung und des Durchblutungsmangels. Eine solche Sprache wäre zwar von höchster Bedeutung, denn der Durchblutungsmangel beträfe in der Tat das zentrale Organ für die Ernährung des gesamten Körpers, nämlich das Herz. Aber diese Sprache, die das Herz ja tatsächlich spricht, ist ein Notschrei, der wirkungslos verhallt, so, wie wenn ein Mensch angesichts seines Mörders in einem einsamen Wald seine existentielle Angst herausschreit, aber niemand zu Hilfe kommt. Denn diese Notsignale werden allenfalls in einen Spareffekt, eine Senkung der Herzfrequenz, umgesetzt, im sog. *Bezold-Jarisch*-Reflex.

Die Dichter mögen diesen Notschrei gelegentlich gemeint haben, wenn sie beschreiben, wie uns das Herz schwer wird. Aber diese maßlose Angst, die den Stenokardie-Anfall begleitet, ist kaum gemeint, wenn der Lyriker vom schweren Herzen, das ihm bricht, spricht, oder dessen Unruhe Augustinus beschreibt als das Herz, das mit uns bangt und kämpft. Diese Angst ist aber der extreme Ausdruck der Tatsache, daß das Herz mehr ist als ein sich kontrahierender Muskel. In dieser Angst wird die Herrschaft unseres Herzens über unser Leben in eine unmittelbare Empfindung übersetzt.

Diese Notsignale künden von Extremsituationen, wenngleich sie auch von einer enormen vitalen Bedeutung sind, wenn man bedenkt, daß – von toxischen Herzmuskelschäden durch Bakterien oder Gifte und von mechanischen Insulten, wie bei

Herzklappen-Dysfunktionen, abgesehen – alle sog. myokardialen Schäden ausnahmslos Schäden durch mangelhafte Durchblutung sind. Aber das Geheimnis des «Lyriker-Herzens», des «ideologischen Herzens», wie wir es eingangs nannten, muß dennoch woanders liegen.

Diesem Geheimnis läßt sich auf die Spur kommen, wenn wir bedenken, daß die Herzfrequenz und die Herzfüllung, also das Schlagvolumen, von der vegetativen Innervation des Gesamtkreislaufs abhängen, und zwar insbesondere von der Tätigkeit des Sympathikus, seinem sogenannten «Tonus». Dieser Sympathikus aber ist der Mittler zwischen uns, unserer Person, unserem Selbst-Bewußtsein und unserer Umwelt. Er antwortet insbesondere auf zwei Umweltsituationen: auf Bedrohung unserer Existenz und auf die Notwendigkeit körperlicher Abwehr, defensiver Haltung. Während der normale Herzschlag, obschon er mit jedem Schlag sensible Impulse im Herzen auslöst, durch Gewöhnung (Adaptation) nicht mehr gespürt wird, spürt man die Änderung in Frequenz und Menge dieser afferenten Impulse, die vorwiegend in den Vorhöfen ausgelöst werden.

Wenn nun also durch den Sympathikus die Herzfrequenz gesteigert wird, fühlen wir das aus den Sinnesmeldungen von den Vorhöfen ebenso wie aus den sensiblen Empfängern der Brustwand. Deswegen ist ja auch die Brust in die lyrische Metaphorik einbezogen. Jede Vorbereitung zur Tätigkeit aber entleert die venösen Blutspeicher, füllt also die Arterien stärker, und auch das melden uns diese Sinnesorgane.

Es ist nun ein allgemeines Gesetz der viszeralen Sphäre des Menschen, daß Änderungen afferenter Nervenimpulse aus den Eingeweiden, und insbesondere aus dem Herzen, in zwei Gruppen von Prozessen umgesetzt werden: in Reflexe, welche die Organe auf neue Leistungserfordernisse einstellen, und in das, was man mit dem psychologischen Fachausdruck «Emotionen» nennt. Diese Emotionen beeinflussen das Nervensystem, und über Steuerungs- und Rückkoppelungsmechanismen und Wahrnehmungen der Veränderung in der Körperperipherie werden weitere Emotionen ausgelöst (Umschreibung dessen, was man «Bio-feedback» nennt), so etwa, daß man sich zunächst wenig aufregt, das Herz zu klopfen anfängt und dieses Herzklopfen sich selbstreflektorisch verstärkt, begleitet von der Emotion der Angst.

Man kann die biologische Funktion der nicht anginösen Herzsignale so umschreiben, daß uns die Meldungen aus dem Herzen und aus seiner Umgebung, dem Perikard und der Brustwand, sagen, daß wir uns in unserer jeweiligen Situation wohl oder schlecht befinden. Sie determinieren unsere Reaktionen, unsere Handlungsentwürfe und unsere soziale Umwelt und bestimmen den Hintergrund, aus dem heraus wir denken und handeln.

Hartherzigkeit, Barmherzigkeit, Eintracht und Zwietracht

Lassen Sie mich die Rolle des Herzens als des «lyrischen Organs» an vier Begriffen erläutern: Duricordia oder Obduratio Cordis, die Hartherzigkeit, Misericordia, die Barmherzigkeit, Concordia, die Eintracht und Discordia, die Zwietracht.

Wir nähern uns der Phänomenologie dieser Begriffe besonders leicht, wenn wir Schipperges befragen und bei ihm über Hildegard von Bingen lesen. Bei ihr tritt, im *Buch von den Lebensverdiensten*, die Obduratio cordis, die Herzenshärte, in Person auf. Unbeweglich an derselben Stelle verharrend bekennt sie von sich selbst:

«Ich habe nichts produziert und niemanden ins Dasein gesetzt. Warum sollte ich mich um irgend etwas bemühen oder gar kümmern? Ich will mich nur da einsetzen, wo einer auch mir nützlich sein kann. Der liebe Gott, der das alles geschaffen, der soll nun [...] selber Sorge tragen für seinen Kram. Ich weiß nur von meiner eigenen Existenz. Soll jeder selbst sehen, wo er bleibt.»[16]

Ist hier nicht der heutige Durchschnittsmensch beschrieben? Was mag sein Herz dazu sagen? Sicher wird dieses Herz durch nichts bewegt. Aus Gleichgültigkeit und Desinteresse an fremden Schicksalen und aus der Starrheit der Seele ändert der Vagus oder Sympathikus seinen Tonus nicht, um das Herz höher, d. h. rascher, oder bei Entleerung der Blutspeicher mit höherem Schlagvolumen, voller schlagen zu lassen. Diese Unbeweglichkeit des Herzens drückt die Unbeweglichkeit der Seele aus, und die Seele spiegelt sich im (starren) Rhythmus des Herzens. Das Biofeedback hat keinen Anlaß, in Funktion zu treten. Es entspricht dem am Gemüt verarmten modernen Egoisten.

Die Anteilnahme jedoch, die unser Herz bewegt, löst jene Welle der Gefühle aus, die wir als Wärme – als Herzenswärme – empfinden. Daß aber auch Sinnesqualitäten höchst eindringlicher Art von der *Praxis* der Barmherzigkeit ausgehen, das weiß jeder von sich selbst, wenn er nur einmal barmherzig war. Die Anteilnahme an fremdem Schicksal erfüllt uns mit Glück, und wir dürfen vermuten, daß dieses Glück einerseits genetisch mitbestimmt ist, andererseits sich das begleitende *Gefühl* nicht zuletzt durch die Tätigkeit kardialer Rezeptoren einstellt. Ob und wieweit aus einer solchen Misericordia auch Impulse für die Gesundheit kommen, ist nicht entscheidbar. Unsere Epidemiologen sagen uns aber, daß der weniger egozentrische Mensch seltener am Infarkt erkrankt.

Mit der Concordia und Discordia geht es ähnlich. Das diskordante Herz ist das Herz des Streites, das Herz des Achilles, das sympathisch-tonisch inerviert ist, dem aber in der Discordia *heute* die Kompensation durch die körperliche Schwerarbeit fehlt. Es ist ein verengtes Herz, das im Grenzfall ein pektanginöses Herz wird, aus dem es nur durch die konkordante Entspannung, vielleicht durch einen höheren Vagustonus, erlöst werden kann.

Wir wissen nicht, auf welche Weise sich leibliche Funktionen in Seelisches übersetzen, und noch weniger, wie sie sich im

Leiblichen niederschlagen. Wir wissen nur, daß sie *erlernt* werden müssen. Es wäre seltsam, wenn das mit der Barmherzigkeit oder Concordia anders wäre. Auch die Tugenden bedürfen der Übung. Ob das alles aber mit der Infarktpersönlichkeit (wenn es sie gibt) oder mit dem Typ A nach Friedman, der sicher der Misericordia entbehrt, zusammenhängt, darüber könnte man nur spekulieren.

Welche Aufgaben aber stellen psychosomatische Probleme dem Arzt? Wenn wir eine kausale Behandlung anstreben, so müssen wir eine «Lebenstherapie» machen, die man in der Naturheilkunde auch gerne «Ordnungstherapie» nennt. Sie muß nach den seelischen Lasten mehr als nach körperlichen Defekten fahnden.

Wir sollten diese Fahndung nicht den Psychologen alleine überlassen, denn das Problem ist psychophysischer Natur und schließt auch in der Therapie das Physische mit ein. Hier scheint mir ein erheblicher Handlungsbedarf zu bestehen, der soweit reicht, daß auch ein Arzt die Moralia im Leben seiner Patienten nicht ausklammern darf.

Anthropologisches

Die «Sprache des Herzens» ist also eine Sprache des lebendigen Lebens und nicht der tödlichen Bedrohung, wenn man von der Fundamentalbedrohung der kardialen Minderdurchblutung absieht.

Dieser Schluß bedarf einer erweiternden Korrektur. Zwar ist der pektanginöse Notschrei des Herzens der Indikator einer besonders akuten Lebensgefahr. Aber diese Gefahr ist selbst wieder in einer gewissen Zahl der Fälle das Ergebnis des persönlichen Verhaltens. Das haben Psychosomatiker immer gesagt, in der klinischen Medizin ist diese These jedoch erst wirklich hoffähig geworden, als Kliniker vor dem Röntgenschirm eine Konstriktion der Koronar-Arterien, einen Koronar-Krampf, unmittelbar beobachteten.[17]

Diese These des Koronar-Krampfes zeigt, daß Vorgänge, die (wie jede Gefäßverengung) zunächst funktionell sind, pathologisch entarten: Krankheiten als der Extremfall der Normalität. Für den Koronar-Krampf bedarf es freilich besonderer Annahmen. Während nämlich die in der Anspannung bei allen Tätigkeiten immer wachsende Tonisierung des Sympathikus funktionell den Sinn hat, durch die kollaterale Vasokonstriktion die Gefäßgebiete jener Organe abzuschalten, welche gerade nicht gebraucht werden – z. B. die Darmgefäße in der Kampfsituation –, geschieht hier wieder etwas Paradoxes: Die Durchblutung des vitalen Zentrums Herz wird gedrosselt. Während die Paradoxien des Herzens, denen wir bislang begegnet sind, gut verständlich waren, ist die Paradoxie des Koronar-Krampfes eine biologisch – wie es scheint – unverständliche Reaktion.

Das Dilemma löst sich sofort, wenn man die Physiologie der Extremsituation bedenkt, für welche offenbar die sympathisch innervierte Vasokonstriktion von der Natur entworfen wurde. Ich gebe freilich zu, daß dieser Gedankengang spekulativ ist, aber aus verständlichen Gründen läßt sich das Problem experimentell nicht angehen.

Die emotionalen Bedingungen, unter denen Infarkte entstehen, sind weit gefächert. Bei einem durch Sklerose verengten Herzgefäßbaum wird schon eine mäßige Vasokonstriktion zur Katastrophe führen können. In der Regel ereignet sich die Katastrophe aber nur in der Extremsituation, in der ein normales Herz in den Kulturepochen, in denen sich die genetischen Grundbedingungen unseres Kreislaufs ausgebildet haben, offenbar stark *mechanisch* belastet war. Als Hektor den Patroklos erschlug oder später der Rächer Achilles den Hektor, wurde dessen Herz sicher maximal sympathisch tonisiert, aber der körperliche Kampf der Muskeln war von einer Anstrengung begleitet, die uns modernen Menschen völlig fremd ist. Wie es bei einem solchen Zweikampf zuging, kann man bei Homer lesen. In dieser extremen Kampfsituation ist der Spiegel der muskulären Stoffwechsel-Endprodukte enorm hoch, und er erweitert die Gefäße.

Der Täter heute ist ein Schreibtischtäter, der seine Kämpfe mit Kugelschreiber und Computer austrägt. Die seelische Spannung blieb, der protektive Stoffwechsel der maximal tätigen Muskeln findet nicht mehr statt. Das Herz wird akut ischämisch.

Die moderne Welt ist offenbar den Ansprüchen an Macht und Gewissen ausgeliefert, denen die normale Kompensation des körperlichen Kampfes fehlt. Das aber ist im Grunde das Kennzeichen aller modernen Zivilisation: In ihr wird mehr gewollt als je zuvor, aber nichts mehr davon findet im Rahmen einer Tätigkeit statt, bei der Körper und Geist harmonisieren. Die Herrschaft der Gedanken dominiert. Der Preis ist eine Entgleisung des vegetativen Nervensystems, das nun Tachykardien, Rhythmusstörungen und endlich wohl auch Kammerflimmern und den plötzlichen Herztod auslöst – ohne Schutz durch die körperliche Tätigkeit, die das Primäre der Aktivität des Menschen in seinen genetischen Programmen ist.

So ist also unser Herz nicht nur das Organ, das in der Erzeugung einer erforderlichen Blutversorgung der Organe brav seine Pflicht tut. Es kündigt uns die Schwankungen der sympathischen Innervationen an, welche den Wechselfällen unserer emotionalen Lage entsprechen. Es bezahlt dann am Ende sogar den Preis für die Hybris, mit der der moderne Mensch glaubt, sich die Welt unterjochen zu können.

Am Ende seines Romans über die Kaiserin Konstanze läßt Henry Benrath eben diese Kaiserin zu ihrem Gatten, Heinrich IV., sagen: «Es wird nicht allzuviele geben, welche begreifen, daß Sie im Wollen so maßlos waren, weil sie im Wesen so dürftig sind.» Hier spricht der Dichter nicht vom Herzen, aber er beschreibt uns die Gefahr, in der unser modernes Herz steht:

die Maßlosigkeit des Wollens, welche der Dürftigkeit unseres Wesens entstammt. Das ist die Lösung *einiger* unserer Probleme. Andere Probleme entstammen wohl auch einer Maßlosigkeit, die in der Angst, im Mangel des Vertrauens liegt und dieser wiederum in der großen Lieblosigkeit der Welt. Unser Herz ist nicht nur ein Spiegel unserer Seele – es ist mehr noch ein Spiegel der Gesellschaft, in der wir leben; einer Gesellschaft, die uns zum Wollen und zum Beanspruchen anleitet, ohne uns die seelische Größe zu geben, unser Wollen und unsere Ansprüche in ein harmonisches Menschentum einzugliedern. Das lehrt uns unser Herz in seiner Krankheit – das Herz, mehr als ein Körperorgan, das Herz, die Mitte unserer Existenz.

Anmerkungen

1 Schipperges, H.: Die Welt des Herzens, Frankfurt 1989.
2 Zit. nach Schadewaldt, W., in: Blümchen, G. (Hrsg.): Beiträge zur Geschichte der Kardiologie, Klinik Roderbirken, Leichlingen 1, 1979: 21–26.
3 Nager, F.: zit. nach Schipperges, H.: Die Welt des Herzens, Frankfurt 1989: 88.
4 Zur Kulturgeschichte des Herzens vgl. Blümchen, G. (Hrsg.): Beiträge zur Geschichte der Kardiologie, Klinik Roderbirken, Leichlingen, 1, 1979. Ferner: Biberach, Th.: Das Herz, 3 Bde., 1965–1969. Weitere Literatur bei Schadewaldt, W.: a. a. O.
5 Schmitz, H.: System der Philosophie II/1, Bonn 1965: 426ff.
6 Walde-Hoffmann: Lateinisches Etymologisches Wörterbuch I, Heidelberg 1938: 271.
7 Kurth, W.: Statistische Untersuchungen über die Zunahme an Herz-Kreislaufkrankheiten, in: Kreislaufforschung 55/11, 1966: 1129–1142.
8 Neth, R., Schwarting, G.: Verhalten der Koronarsklerose in der Nachkriegszeit, in: Dtsch. med. Wschr. 80, 1955: 570.
9 Doerr, W.: Grundlagen der Pathogenese, in: Gross, R. (Hrsg.): Geistige Grundlagen der Medizin, Berlin/Heidelberg/New York/Tokyo 1985: 56–72.
10 Friedman, M., Rosenman, R. H.: Der A-Typ und der B-Typ, Reinbek 1975.
11 Christian, P., Fink-Eitel, K., Huber, W.: Verlaufsbeobachtungen über 10 Jahre bei 100 Patienten mit vegetativen Herz- und Kreislaufstörungen, in: Kreislaufforschung 55/4, 1966: 342–357.

12 Blohmke, M., Kleinschmidt, T., Lenk, C., Stelzer, O.: Studien zur therapeutischen Problemstellung in Kuren, in: Die Rehabilitation 13/2, 1974: 79–87.
13 Plügge, H.: Wohlbefinden und Mißbefinden, Tübingen 1962.
    –: Vom Spielraum des Lebens, Salzburg 1970.
14 Uexküll, T. v. (Hrsg.): Psychosomatische Medizin, 3. Aufl., München/Wien/Baltimore 1986: 505.
15 Schaefer, H.: Elektrophysiologie der Herznerven, in: Erg. Physiol. 46, 1950: 71–125.
    –: Some remarks on the history of research on sympathetic nerve action potentials: Research at Heidelberg, in: J. auton. nerv. Syst. 3, 1981: 123–131.
16 Bingen, H. v.: zit. nach Schipperges, H.: a. a. O. (Von mir, H. Schaefer, leicht veränderte Übersetzung).
17 Braunwald, E. (Hrsg.): The role of coronary artery spasm, New York 1979.

Rosemarie Brunnthaler-Tscherteu

Das verletzte Herz

Psychosomatik in der Hypnosetherapie

In diesem Beitrag möchte ich auf die wesentlichen psychosomatischen Erkrankungen im Bereich der Herz-Kreislauf-Organe eingehen. Nach einer kurzen Darstellung der Krankheitsbilder und deren Entstehung – vor allem aus psychoanalytischer Sicht – wird jeweils auf die psychotherapeutische Behandlung eingegangen, dies vor allem auf dem Hintergrund meiner eigenen konkreten Erfahrungen mit Hypnotherapie (Hypnose und autogenes Training[1]).

Die Herzneurose – das funktionelle kardiovaskuläre Syndrom

Die Herzneurose (Herzphobie) ist eigentlich eine Sonderform der Angstneurose, wobei hier die ängstlich-neurotische Beobachtung des Herzens im Zentrum steht. Andererseits ordnet sich diese Symptomatik unter die funktionellen Syndrome der psychosomatischen Medizin. Diese Krankheitsbilder sind allgemein auch unter dem Begriff «psychovegetative Störung» bzw. «vegetative Dystonie» bekannt. Es handelt sich dabei um Funktionsstörungen im Bereich bestimmter Organe (wie Magen-Darm, Herz-Kreislauf, Lunge), wobei keine organischen Veränderungen resultieren und die Auslösung der Symptomatik durch seelische Vorgänge erfolgt.

Bei der Herzneurose erleiden die Betroffenen am Anfang offenbar aus heiterem Himmel einen sympathikotonen Herzanfall, d. h., es kommt zu raschem Herzklopfen mit Beklemmung sowie Bluthochdruck. Rasch steigert sich die Angst vor der Wiederholung dieser Anfälle bis hin zur Todesangst. Zu den Herzbeschwerden gesellen sich Luftnot und andere psychovegetative Beschwerden wie Zittern, Schweißausbruch, Schwindel. Im Vordergrund aber steht die Angst ums Herz und vor dem Tod, was dazu führt, daß sich die Patienten immer hilfesuchend an andere klammern und daher sich fast nichts mehr allein zu unternehmen trauen. Im Anfall wird besonders auch die Nähe eines Arztes gesucht, und oft vermag erst der Ausschluß eines organisch-pathologischen Befundes durch diesen Sicherheit zu geben.

Außerdem führt die Symptomatik meist zu einer ausgeprägten Schonhaltung das Herz betreffend. Aus diesem Grund ist die statistische Lebenserwartung dieser psychosomatisch erkrankten Patienten sogar höher als im Durchschnitt. Ausgelöst wird die Herzphobie sehr häufig durch reale oder phantasierte Trennungserlebnisse, wie z. B. Wechsel des Wohnortes oder Arbeitsplatzes oder Tod einer Bezugsperson oder im Bekanntenkreis, wobei es sich häufig um einen Herztod handelt. Der Trennungskonflikt ist hochambivalent, d. h., neben dem Impuls nach Anklammerung besteht der Wunsch nach Autonomie. Weitere Auslöser können sein: Verstärkung von aggressiven Impulsen, die aber nicht psychisch erlebbar sind, sowie eine magisch erlebte Bedrohung von seiten des eigenen Körpers, wenn es zu vorübergehenden Herzsymptomen z. B. bei Überanstrengung, grippalem Infekt, Schlafentzug oder Alkoholexzeß kommt.

Psychoanalytisch betrachtet stehen die Betroffenen in einer depressiven Abhängigkeit vom (Selbst-)Objekt, daher sind auch aggressive Gefühle diesem gegenüber nicht erlaubt, da man eine Trennung nicht riskieren kann/möchte. Ein Herauslösen aus der frühkindlichen Symbiose war diesen Patienten oft nicht möglich, daher bleibt eine extreme Angewiesenheit auf das Objekt, also auf die jeweilige Bezugsperson, bestehen.[2] Oder es kommt auf Grund bestimmter Auslöser im späteren Leben zu einer Regression auf diese frühkindliche Stufe der Zweierbeziehung. Neuere psychoanalytische Konzepte bezweifeln allerdings eine ausschließliche Zweierbeziehung zwischen Mutter und Kind zu Beginn des Lebens und betonen die Wichtigkeit der dritten Person, des Vaters, von ganz früh an,[3] wie auch der abwesende bzw. schwache Vater bei der Entstehung psychosomatischer Erkrankungen eine große Rolle zu spielen scheint.

Häufig sind die Eltern solcher Patienten selbst herzneurotisch krank (gewesen) und drohten z. B. dem Kind, daß ihr Herz stehenbleiben werde, wenn es nicht lieb ist und bei ihnen bleibt. Sie weckten also mehr oder minder versteckt Schuldgefühle für den Fall der versuchten Ablösung, welche bei tatsächlichen Ausbruchsversuchen des Kindes mobilisiert werden.

Aggressionen bleiben daher archaisch destruktiv, also ganz unstrukturiert, und es droht dabei innerpsychisch Objektvernichtung, was zu existentiellen Angstausbrüchen führt und dementsprechend die Herzangst auslöst. Patienten mit funktionellen Syndromen stammen sehr häufig aus Familien, die eine «rigide» Struktur mit sozialer Überanpassung kennzeichnet. Häufig finden sich bei den Patienten Unsicherheit und Kontaktschwierigkeiten als Ausdruck einer Störung des Selbstwerterlebens. Als Kompensation entwickeln manche ein ausgeprägtes Bemühen, sich anzupassen und durch Leistung Zuwendung zu erreichen, was zu extremer Versagensangst führen kann.

In der Psychotherapie kann es schwierig sein, eine tragfähige Beziehung herzustellen. Zwar klammern sich die Patienten auf Grund ihrer symbiotischen Beziehungswünsche schnell an den Therapeuten, aber sie erwarten eher die Anhörung der Klagen und Ratschläge für die Bewältigung des Angstanfalls, so daß meist erst später ein therapeutisches Arbeitsbündnis herzustellen ist. Da die Wünsche nach symbiotischer Beziehung aber auch abgewehrt werden, besteht in der Therapie besonders zu Beginn das unvereinbare Nebeneinander von kindlichem Hilfs-appell und Abwehr des Hilfsangebots, was der Therapeut als frustrierend erleben kann.

Schon das Angebot der Hypnose erlebt der Patient als Erfül-lung der Symbiosewünsche, was die Herzangst mildern kann. Die Hypnose selbst wird dann wie die mütterliche Zuwendung erlebt, kann somit die symbiotischen Defizite auffüllen, belebt also die positiv-harmonische Beziehung zu den frühen Bezugs-personen wieder. Die Regression kann auch noch tiefer gehen, so daß das Geborgenheitsgefühl und der fast totale Rückzug von der Außenwelt vom Hypnotisierten auch mit dem intra-uterinen Zustand verglichen wird.

Der hypnotische Ruhezustand bewirkt weiterhin eine psy-chovegetative Entspannung und ist somit schon therapeutisch, d. h. angstmindernd wirksam.

Durch die Entlastung von körperlichen Beschwerden entsteht Raum für affektive Wahrnehmung, so daß Gefühle, Konflikte, Bedürfnisse und Ängste, die bisher im Körperlichen ausgetragen wurden, nun auf die Ebene der Imagination trans-poniert werden. Bevor allerdings konflikthaftere Themen ange-schnitten werden, kann der Patient zur Stabilisierung der thera-peutischen Beziehung zunächst angeleitet werden, sich eine Situation vorzustellen, in der er sich persönlich sehr wohl fühlt. Dieses innere Ruhe vermittelnde Bild, hergeleitet von seinen individuellen Ressourcen (Potentiale und Fähigkeiten), kann schließlich mit selbsthypnotischen Techniken prophylaktisch zur Verhütung eines Angstanfalles eingesetzt werden.

In der Hypnose ist es auch möglich, sich dem Herzsymptom symbolisch zu nähern. Der Patient versucht dabei, seine Symp-tome bildhaft zu beschreiben, wobei der meist zunächst beste-hende enge Bildkreis (z. B. «wie ein Griff, der das Herz packt») sich durch das langsame Sich-Annähern und die weitere Bear-beitung (z. B. die Verbindung mit der eigenen Biographie) allmählich erweitert wird, so daß eine positive Umwandlung möglich wird.

Darüber hinaus ist in Hypnose auch eine analytisch-kathartische Aufarbeitung mittels der *Hypnoanalyse* möglich. Dies kann rein fokal, also nur den Störungsbrennpunkt betreffend, geschehen. Oder es erfolgt eine tiefgreifende lebensgeschichtliche Analyse, wobei die wesentlichen Erlebnisse und Prägungen des gesamten Lebens bearbeitet werden. In Hypnose kann besonders auch das präverbale Stadium mittels Altersregression aktualisiert werden, wobei der Therapeut zur Mutter (und zum Ich-Ideal) wird. Somit ist es möglich, mit dem Therapeuten als Ersatz-Mutter neue Erfahrungen von Symbiose als Schutz und Geborgenheit zu machen – ohne den Verlust von Autonomie und Freiheit, was gerade auch bei der Herzphobie sehr heilsam wirken kann. Neben der Hypnose eignen sich m. E. als therapeutische Verfahren hier auch besonders das autogene Training, Unter- und Oberstufe, allerdings in der Gruppe, da diese oft eher als ein Einzeltherapeut imstande ist, das anklammernde Verhalten und die oft bestehende negative Übertragung abzufangen.

In der Unterstufe des autogenen Trainings wird die Standard-Herzformel («Mein Herz schlägt ganz ruhig») oft negativ verarbeitet, weshalb sich eine der Symptomatik angepaßte Formel besser eignet, wie: «Brustraum angenehm weit und warm» (gegen die Brustenge) oder «Mein liebes Herz, Du schlägst ruhig kräftig» (was die Annahme wechselnd starker Herzschläge und eine positive Beziehung zum eigenen Herzen erleichtern soll). Das Erlernen der Unterstufe des autogenen Trainings kann wie andere selbsthypnotische Techniken die Hypnosetherapie gut unterstützen.

Prognostisch von Bedeutung ist die Neigung zur Chronifizierung von funktionellen Syndromen. Es kann schon die Angst vor der Angst Herzanfälle auslösen, und es entsteht schließlich ein Teufelskreis von Angst und Herzjagen mit Beklemmung im

Brustbereich. Negativ beeinflußt wird die Prognose, wenn ein «sekundärer Krankheitsgewinn» in Form vermehrter sozialer Unterstützung durch Angehörige (z. B. durch besondere Zuwendung bei den Angstanfällen) oder auch durch einen Rentenantrag besteht. Daher empfiehlt sich auch häufig die Einbeziehung des Partners in die Psychotherapie, wobei ich selbst gute Erfahrungen mit zeitweise stattfindenden Paargesprächen im Rahmen der Einzeltherapie habe.

Herzrhythmusstörungen

Herzrhythmusstörungen treten in unterschiedlicher Form – von einer kaum wahrnehmbaren Unregelmäßigkeit der Schlagfolge bis zu einer lebensbedrohenden Schnelligkeit (Tachykardie), Unregelmäßigkeit oder Langsamkeit (Bradykardie) – in Erscheinung.

Die Tachykardie kann neben anderen Faktoren (z. B. physische Belastung, toxische Einflüsse) auf psychische Erregung wie Liebe, Haß, Wut und Angst erfolgen. Unser Sprachgebrauch («sich etwas zu Herzen nehmen», «das Herz schlägt schneller, höher» usw.) zeigt, daß die Kenntnis über die Beziehung zwischen Herz und Emotion schon alt ist.

Die Erfahrung zeigt auch, daß das subjektive Erleben einer gestörten Herztätigkeit stärker als bei anderen Erkrankungen auf die Gesamtpersönlichkeit einwirkt und damit leicht ein *circulus vitiosus* (ein Teufelskreis wie oben beschrieben) entsteht. Dies wirkt sich bei primär organischen Herzleiden wie auch nach Herzoperationen auf den Verlauf beeinflussend aus.

Die paroxysmale Tachykardie (anfallsweises Herzrasen) und das relativ seltene hyperkinetische Herzsyndrom (ausgeprägte, chronische Ruhetachykardie) sind eigentlich speziell abgrenzbare Krankheitsbilder innerhalb der sog. «Herzneurosen». Aber es gibt auch Kombinationen mit organischen Veränderungen,

wie z. B. nach Herzoperationen, bei Herzklappenfehlern, im Anschluß an eine Myokarditis (Herzmuskelentzündung) und bei
jugendlichem Hochdruck.

Beim hyperkinetischen Herzsyndrom finden sich folgende
auffällige Merkmale: allgemeine Apathie, Müdigkeit und Hemmung im motorisch-aggressiven Antriebsbereich. Als Kinder
waren diese Patienten oft außerordentlich lebhaft, kräftig-ex-
pansiv, entwickelten sich aber ab der Pubertät zu zurückhalten-
den «friedlichen Burschen» («Nur kein Streit!»). Die Symptome entwickeln sich meist in einer Situation, wo (erstmalig)
ein eigenständiges Herangehen ans Leben gefordert ist, der Impuls dazu aber gehemmt und gefürchtet wird. Von der Persönlichkeitsstruktur aus betrachtet, liegen daher vor allem zwangsneurotische und depressive Anteile vor. Bei der paroxysmalen
Tachykardie erreicht die Herzschlagfolge eine Frequenz von
160–220/min, sekunden- bis tagelang. Es handelt sich hier um
eine supraventrikuläre, also die Vorhöfe des Herzens betref-
fende Form (im Gegensatz zur ventrikulären, bei der die Herz-
kammern betroffen sind und die organische Ursachen hat).
Diese Patienten werden schon früh mit moralisierenden Straf-
androhungen in eine übertriebene Anpassung gedrängt. Frühzeitig wird auf Grund dessen eine zwangsneurotische Abwehr
des Gefühlslebens und der motorisch-aggressiven Impulse versucht, aber diese gelingt nicht ganz. Die Patienten erscheinen
dabei besonders korrekt, übergefügig und pseudoselbständig,
wobei bezüglich der Persönlichkeitsstruktur zwangsneurotisch-
hysterische Züge vorzuliegen scheinen.

Was die Therapie betrifft, gilt das oben – im Abschnitt über
die «Herzneurose» – Angeführte.

Herzinfarkt und Angina pectoris
(Koronare Herzkrankheit = KHK)

Bei der Angina pectoris kommt es zu einem akut einsetzenden Schmerz hinter dem Brustbein mit großer Beklemmung und Vernichtungsgefühl, links in Schulter und Arm ausstrahlend. Ursache ist eine Minderdurchblutung des Herzmuskels auf Grund vorübergehender Verengung der Herzkranzgefäße. Der Herzinfarkt wird durch einen Verschluß der Koronararterien ausgelöst. Durch fehlende Sauerstoffversorgung stirbt der entsprechende Teil des Herzmuskelgewebes ab. Risikofaktoren aus medizinischer Sicht sind: Erbfaktoren, erhöhte Blutfette, Bluthochdruck, Rauchen, Übergewicht, Diabetes und Bewegungsmangel.

Soziologische und psychische Einflußfaktoren sind: Überforderung (z. B. durch Zeitdruck, Lärm), Unterforderung bei der Arbeit, berufliche Zwischenpositionen und ökonomische Instabilität. KHK-Patienten zeichnen sich aus durch innere Spannung, Arbeitssucht, Zeitnot, ständiges Streben nach Anerkennung und verborgene Aggressivität.[4]

Beschrieben wird in der Literatur u. a. eine konflikthafte Vater-Sohn-Beziehung (bzw. eine mangelnde Leitbildorientierung in dieser) sowie eine zwangsneurotische Verarbeitung des KHK-Patienten, wobei beim «Drang nach oben» alle sonstigen Gefühle und Antriebe unterdrückt und vor allem aggressive Auseinandersetzungen vermieden werden. Gefühle und Konflikte werden dabei ähnlich verleugnet wie innere Wahrnehmungen, also das Erleben von Körpersensationen im Bereich des Herzens. Hinter der Fassade eines meist tüchtigen Menschen liegt aber ein hochempfindliches Selbstgefühl. Daher sind Auslöser der Symptomatik z. B. Zurücksetzungen am Arbeitsplatz, ein Nachlassen der Kräfte (was als narzißtische Kränkung erlebt wird), der Verlust einer nahestehenden Person. Aber auch das Konfrontiertsein mit den eigenen Wünschen nach (oraler) Versorgung kann Infarkte auslösen, wie es typischerweise im Urlaub, während der Freizeit oder beim Beginn der Rente der Fall ist.

In der Herzinfarktrehabilitation wird das autogene Training sehr häufig und bewährt eingesetzt – die vegetative Entspannung unterstützt die Infarktheilung. Aber auch als Prophylaxe ist autogenes Training dann weiterhin gut einsetzbar, da der Patient mehr Kontakt zu seiner eigenen Körperbefindlichkeit erhält. Wenn möglich und gewünscht, sollte natürlich auch eine Behandlung der zugrundeliegenden Konflikte und Defizite z. B. mittels Hypnoanalyse erfolgen.

Essentielle Hypertonie

Hierbei handelt es sich um eine Erhöhung des Blutdrucks systolisch über 160 und diastolisch über 95 mmHg ohne organische Ursache. Viele Untersuchungen belegen, daß der Blutdruck unter Angst, Wut und Ärger ansteigt und daß chronische emotionale Belastungen zu einer dauernden Blutdruckerhöhung führen. Bei Hochdruckpatienten besteht meist eine mit Angst verbundene, chronische gehemmte Aggressivität aufgrund einer zwanghaften Persönlichkeitsstruktur. Der Leistungsdruck ist zu hoch mit unrealistisch hohen Ansprüchen an sich selbst, auch bezüglich einer neurotischen Aufopferungs- und Helferverpflichtung, wofür allerdings Zuwendung, Geltung oder Macht erwartet wird.

In der Psychotherapie baut sich aus der neurotischen Helferhaltung heraus eine besondere Form des Widerstands auf: Die Patienten wollen dem Therapeuten einen Gefallen tun, aber lehnen selbst Hilfe ab, da die Abhängigkeit große Angst auslöst. Sie verhalten sich auch oft ziemlich rechthaberisch. Wesentliches Ziel der Therapie ist, daß die Patienten auch in der Beziehung zum Therapeuten lernen müssen, daß aggressive Regungen erlaubt sind. Die Unterstufe des autogenen Trainings führt bei konsequenter Anwendung zu einer deutlichen Blutdrucksenkung, weshalb eine Kombination mit der Hypnosetherapie indiziert ist.

In der Hypnoanalyse können die konflikthaften Lebensumstände, die Feindseligkeit oder den Wunsch nach Selbstbehauptung erwecken, festgestellt werden, um durch alternatives Probehandeln neue Umgangsformen einzuüben, was dann auch auf die Realität übertragbar ist.

Hypotone arterielle Regulationsstörung

Bei Hypotonie liegen die Blutdruckwerte konstant unter 100/ 60 mmHg. Den häufig jugendlichen Patienten ist offenbar keine aktive Lebensbewältigung möglich, sondern sie zeigen eine Haltung des Aufgebens und der Niederlage bzw. resignativen Rückzug. Es kommt daher zu einer psychophysiologischen Regulierung des Blutdrucks auf einen niedrigen Sollwert als Schutzmechanismus gegen die zu erwartenden, schwer aushaltbaren Lebenslagen. Auch die Ohnmacht ist somit als Schutzreaktion aufzufassen: Reflexartig entzieht sich der Mensch einer unerträglichen Spannungssituation. Therapeutisch wird hier besonders das autogene Training geeignet sein. Bei der Herzformel empfiehlt sich die Abänderung: «Mein Herz schlägt ruhig und kräftig» und eine geeignete Vorsatzformel wäre: «Der Kreislauf ist kräftig und stabil.» In der analytischen Oberstufe des autogenen Trainings imaginieren die Klienten selbst (meist im Rahmen einer Gruppe) tagtraumartige Bilder, die anschließend mit Hilfe des Gruppenleiters gedeutet werden. Hier sollte eine «Vorwärtsstrategie» erlernt werden, bei der das Nicht-Handeln durch aktives Tätigwerden abgelöst wird. Auch die Durchsetzungsfähigkeit und Selbstbehauptung müssen verbessert werden.

Anmerkungen

1 Nicht erwähnt wird aus Platzgründen die verwandte Methode der Kata-
   thym-Imaginativen Psychotherapie, die sich nach meiner Erfahrung als
   ebenso wirkungsvoll in der Behandlung psychosomatischer Erkrankungen
   erweist.
2 Daraus resultiert auch meist eine narzißtische Selbstentwicklungsstörung.
3 Lothar Schon (1995): Entwicklung des Beziehungsdreiecks Vater-Mutter-
   Kind.
4 1981 wurden diese Symptome von der American Heart Association als weitere Risikofaktoren anerkannt, womit das erste Mal in der Schulmedizin
   nicht mit klinischen Symptomen verknüpftes Verhalten als Risikofaktor anerkannt wurde.

Literatur

Egger, J.: Zur Entstehung der hypotonen arteriellen Regulationsstörung, in:
   Praxis der Psychotherapie und Psychosomatik, 29/5, 1984: 252–257.
Ermann, M.: Der Beitrag der Psychoanalyse zur psychosomatischen Grundver-
   sorgung, in: Praxis der Psychotherapie und Psychosomatik, 34/1, 1989: 33–
   38.
Hau, Th.: Psychosomatische Medizin, München 1986.
Peseschkian, N.: Psychosomatik und positive Psychotherapie, Berlin/Heidel-
   berg/New York 1991.
Schon, L.: Entwicklung des Beziehungsdreiecks Vater-Mutter-Kind, Stuttgart/
   Berlin/Köln 1995.
Schultz, I. H.: Das autogene Training, Stuttgart 1987.
Uexküll Th. v.: Lehrbuch der psychosomatischen Medizin, München/Wien/Bal-
   timore 1981.
Wilke, H. E., Leuner, H. C.: Das katathyme Bilderleben in der psychosomati-
   schen Medizin, Bern/Stuttgart/Toronto 1990.
Selye, H.: Einführung in die Lehre vom Adaptationssyndrom, Stuttgart 1953.

Hans H. Dickhaut

Herzangst

Wie Angst uns in unserem Zentrum krank macht

> Was in deinem Herzen mächtig pocht,
> ist der Mensch, der du wirklich bist.
> Du hältst ihn gefangen.
> Unablässig schlägt er gegen die Tür seines Kerkers.
> Laß ihn frei!
> Ernst Schönwiese

Angst heißt in der sprachlichen Grundbedeutung des Begriffes soviel wie «Enge, Beklemmung», im erweiterten Sinne «Klemme, Schwierigkeiten» (DUDEN). Das *Herz* ist das Organ, das das Zentrum des Lebens bedeutet; das Herz pumpt das «Herzblut» durch den Organismus. Im Volksmund gilt das Herz als Sitz der Empfindungen bzw. der Gefühle: Man spricht von «sich etwas zu Herzen nehmen», «sein Herz ausschütten», «sein Herz verschenken» u. a. mehr.

Angst ist ein normales, ein gesundes Gefühl, das bei jedem Menschen auftreten kann, ebenso wie Freude und Traurigkeit, wie Zorn, Wut und Ärger. Nicht nur Menschen kennen Angst, sondern auch Tiere – vielleicht sogar Pflanzen? Angst stellt sich gewöhnlich in Situationen ein, die als bedrohlich, ungewiß und unkontrollierbar empfunden werden. Ganz wichtig ist: Auch wenn Angst meist als unangenehm empfunden wird, ist sie in den meisten Fällen nicht eigentlich gefährlich, sondern ein ganz natürliches und biologisch in unserem Organismus festgelegtes Gefühl. In der Entwicklung des Kindes gehören Ängste zum alltäglichen Lernprozeß, so zum Beispiel das «Fremdeln», die

Angst gegenüber fremden Menschen. Angst ist – ganz besonders beim Kind – sinnvoll und notwendig als automatische Alarmreaktion, beispielsweise beim Überqueren einer Straße, wenn plötzlich ein Auto mit rasender Geschwindigkeit auf das Kind zukommt.

Angst – vergleichbar mit Schmerz – kann das Bewußtsein des Menschen, ja sein ganzes Lebensgefühl einengen. Sie kann sich zur Panik steigern und so sehr von dem angstbesetzten Menschen Besitz ergreifen, daß dieser «außer sich ist vor Angst», unfähig wird, etwas anderes wahrzunehmen oder zu erleben als eben nur Angst, Herzangst.

Herzangst ist die Angst, die «zu Herzen geht», die das Herz «einengt». Viele Redewendungen haben sich eingebürgert: «Das Herz schlägt bis zum Hals – das Herz bleibt stehen – es blutet mir das Herz – das Herz rutscht jemandem in die Hose – das Herz wird mir ganz schwer – jemandem das Herz schwer machen – das Herz brechen – an gebrochenem Herzen sterben – das Herz zerreißen – das schneidet mir ins Herz – etwas auf dem Herzen haben» usw. Es gibt viele weitere Redensarten, die mittelbar oder unmittelbar mit der Herzangst zu tun haben.

Herzangst bedeutet im Grunde, sich nicht wohl, nicht gesund, sich in seiner Befindlichkeit gestört oder krank zu fühlen. Gesundheit heißt nicht – wie gewöhnlich angenommen wird – frei sein von Störungen, sondern die Fähigkeit und die Kraft zu haben, mit möglichen Störungen umgehen zu können. Im gleichen Sinne hat die Weltgesundheitsorganisation den Begriff Gesundheit als «körperliches, seelisches und soziales Wohlbefinden» definiert. Ein Mensch, der in seiner Bewegungsfreiheit behindert ist (z. B. Amputation einer Gliedmaße mit reizlosem Stumpf und gut sitzender Prothese), kann sich durchaus wohl, ja sogar «gesund» fühlen. Ein sonstwie behinderter oder in irgendwelchen körperlichen oder geistigen Fähigkeiten eingeschränkter Mensch kann sich in seinem Lebensraum, in seiner Lebenssituation wohl, ja ebenfalls «gesund» fühlen. Gesundheit ist nicht eigentlich ein Zustand, sondern ein Prozeß, den der Mensch sich ständig erarbeiten muß. Dafür bleibt er in erster Linie selbst verantwortlich; die Medizin ist keine Reparaturwerkstatt, in welche sich der kranke Mensch einweisen lassen kann, um dort «gesund, heil gemacht» zu werden. Therapie und therapieren bedeuten keineswegs «behandeln, heilen», wie fälschlicherweise meistens angenommen wird. Aus dem Griechischen «therapeia» übersetzt bedeutet es: «dienen, Gefährte sein, anbieten». Im Grunde verodnet nicht der Arzt* diagnostische und therapeutische Maßnahmen; er bietet sich dem kranken Menschen – ausführlich darüber informierend und aufklärend – an, und dieser hat eigenverantwortlich zu entscheiden, was er mit diesem Angebot machen will. Der Kranke mit seinem Selbstbestimmungsrecht muß einverstanden sein, er ist der mündige Partner im therapeutischen Bündnis mit dem Arzt.

Angst ist in erster Linie ein lebensnotwendiges und lebensbewahrendes, nicht selten lebensrettendes Gefühl, das völlig zu Unrecht von vielen Menschen negativ bewertet wird. Angst ist etwas Urmenschliches. Jeder Mensch, der ehrlich zu sich selbst ist, kennt irgendeine Form von Angst. Sie gehört zur menschlichen Entwicklung. Immer wenn der Mensch sich weiter entwickeln will, etwas Neues beginnt, dann kann es zu Beginn «eng» werden, weil er Neuem gegenüber unsicher ist. So lernt das Kind, sich zu bewegen, und wird dabei wahrscheinlich öfter anstoßen, lernt vorsichtig zu sein und lernt die Angst vor dem Anstoßen; es lernt, seine Umgebung zu «be-greifen», weiterzukrabbeln, sich zu drehen, aufzustehen, zu gehen, die Umgebung zu erleben und zu erfahren. Der heranwachsende *Mensch* lernt zu sprechen, seine Bedürfnisse sowie seine Empfindungen und seine Gefühle auszusprechen, sich in der Welt zu behaupten, sich der Welt mit allen ihren Gefahren zu stellen, sich und sein

---

* Arzt steht für Ärztin und Arzt, so auch Patient für beide Geschlechter.

Selbst, sein Selbstbewußtsein, Selbstvertrauen, Selbstwertgefühl zu erarbeiten, sich weiterzuentwickeln.

Wenn alles, was neu ist im täglichen Leben, Angst auslösen
kann, dann gibt es kein Leben ohne Angst. Wollte der Mensch
ein Leben ohne Angst, dann könnte er nicht leben. Schlimm ist
aber die Angst, die «zu Herzen geht», die uns unfähig macht,
«uns ein Herz zu fassen» und das zu tun, was wir tun wollen.
Wir können – das geschieht sehr häufig – angstmachende Situationen vermeiden. Wir könnten zum Beispiel «vor lauter
Angst» nicht aus dem Haus gehen. V. Kast meint dazu: «Aber
die Angst kommt ja auch von innen, von innen kommen auch
neue Situationen an uns heran, durch unsere Träume, durch unsere Einfälle, die wir haben» (persönl. Mitt.). Wir können im
Grunde die Angst nicht vermeiden, es ist also sehr viel besser,
wenn wir lernen, mit der Angst umzugehen. Das kann jeder
Mensch erlernen – wenn er es wirklich lernen möchte (!) –: Es
ist der Mut zur Angst, es ist die Courage, die «Zivilcourage»:
Courage bedeutet «Beherztheit, Mut» – Courage ist eine Ableitung vom französischen «cœur» (Herz), lateinisch «cor»
(Herz).

Angst ist eine seelisch-körperliche, eine psychosomatische
Reaktionsweise auf eine als bedrohlich erscheinende und erlebte Situation. Anlaß kann eine wirkliche oder eine vermeint-
liche, eine vorgestellte Gefahr sein: Gefahr für die Gesundheit,
für das Leben, für die persönliche Integrität; aber es gibt auch
die Trennungs- und Verlustangst. Ein tiefgreifender und unlösbar scheinender Konflikt kann jemanden in Angst und Panik
versetzen, z. B. eine unvermeidbare Entscheidung wie eine vom
Arzt dringend angeratene Krankenhauseinweisung oder die
Entscheidung über die Einwilligung in spezielle diagnostische
und/oder therapeutische Verfahren wie Blutentnahmen, Eingriffe zu diagnostischen Zwecken, Operationen u. a. mehr. Dies
alles hat mit den Patientenrechten, mit dem bereits genannten
Selbstbestimmungsrecht des kranken Menschen zu tun.

Das Schlüsselsyndrom für «in Angst und Panik versetzt» besteht meist aus: Herzklopfen bzw. Herzrasen, Herzbeklemmung oder anderen Herzbeschwerden, beschleunigter, eventuell auch oberflächlicher oder hyperventilierender Atmung, Unruhe, Zittern, Schweißausbruch und anderen körperlichen Begleitbeschwerden. Jedes «In-Angst-und-Panik-Geraten» wird in irgendeiner Weise als Herzangst im Sinne der von mir geschilderten, mit «Herz» verbundenen Redensarten empfunden und erlebt.

«In Angst und Panik versetzt», erlebt der betroffene Mensch meist heftige körperliche Reaktionen, und es kann zu dramatischen Verhaltensweisen bis hin zu einem völligen Nervenzusammenbruch kommen. Oft äußert sich das in Form von panikartigen Hilferufen.

Angst und Brustschmerz ohne Hinweise auf eine organische Herzerkrankung können quälender erlebt werden als Beschwerden bei bereits bekanntem organischem Herzleiden, weil bei letzterem meist sofortige medikamentöse oder ähnliche Hilfe möglich ist. Es können eine Fülle verschiedenartiger Symptome auftreten: Atemnot, Beklemmung, Benommenheit, Ohnmachtsgefühl, Schwindel, Herzrasen, Übelkeit, Bauchbeschwerden. Der Patient äußert: «mein Herz versagt», «mein Herz zerspringt», «ich habe Herzstechen in der linken Seite», «ich habe einen Herzinfarkt», «ich muß sterben» u. a. mehr.

Nachfolgend ein Beispiel für eine nur scheinbar unerklärliche, panikartig erlebte *Herzangst:*

Eine 29jährige Sekretärin läßt sich auf eine Liebesbeziehung mit ihrem 50jährigen, verheirateten Chef ein; dieser erinnert sie an ihren Vater, dessen Zuwendung sie meist vergeblich gesucht hatte, der aber weitgehend mit der MS-kranken Mutter beschäftigt war und sich so nur wenig um sein einziges Kind kümmern konnte. Die Tochter lebt in der Liebesbeziehung zu ihrem Chef/Freund auf, faßt neue Pläne, überlegt, ein Studium (Sprachen oder Psychologie) zu beginnen, was aber mit einem Ortswechsel verbunden sein würde.

Sie will – wie sie selbst in unseren psychotherapeutischen Gesprächen schließlich erkannte – aber nicht recht wahrhaben, daß sich ihr Chef/Freund niemals von der Familie trennen würde. Nach einer besonders schönen gemeinsamen Wochenendreise mit ihrem Freund wacht sie in der Nacht «mit wahnsinniger Angst und schweißgebadet auf und bemerkt, daß ihre altersschwache Katze stöhnt und nach Luft ringt, so als wenn sie im Todeskampf sei». Ihr Herz erlebt sie «wie in einem Schraubstock – es rast und klopft bis zum Hals – es schnürt mir die Brust und die Kehle ab – ich habe Angst, zu ersticken». Sie nimmt in ihrer Not ein Beruhigungsmittel ein, das sie von einem früheren Angstanfall eines Freundes kannte und noch im Hause hatte. Am nächsten Tag ruft sie ihren Hausarzt an, der seit Jahren Mitglied einer wöchentlich sich treffenden Balintgruppe ist und dem sie auf Grund seines erarbeiteten «psychologischen Rüstzeuges» in allen Situationen vertraut. Im Gespräch mit ihm am gleichen Abend wird ihr blitzartig bewußt und klar, daß sie erst nach dem Tod der Katze und nach der Trennung von ihrem Chef/Freund die Entscheidung über einen Ortswechsel aus Studiengründen würde treffen können: loslassen und Abschied nehmen von einem Abschnitt ihres Lebens. Am Schluß des Gespräches zitierte sie selbst aus dem Gedicht «Stufen» von Hermann Hesse:

«...Wir sollten heiter Raum um Raum durchschreiten,
an keinem wie an einer Heimat hängen,
der Weltgeist will nicht fesseln uns und engen,
er will uns Stuf' um Stufe heben, weiten.
Kaum sind wir heimisch einem Lebenskreise
und traulich eingewöhnt, so droht Erschlaffen;
nur wer bereit zu Aufbruch ist und Reise,
mag lähmender Gewöhnung sich entraffen.
Es wird vielleicht auch noch die Todesstunde
uns neuen Räumen jung entgegensenden,
des Lebens Ruf an uns wird niemals enden...
wohlan denn, Herz, nimm Abschied und gesunde.»

Phobien sind eigentlich «krankhafte» Ängste, zwanghaft sich einstellende oder aufdrängende sowie meist als «unvernünftig», grundlos, entgegen besserer Einsicht erlebte Ängste, die häufig zum Vermeiden einer gefürchteten Situation führen: Klaustrophobie (Furcht vor geschlossenen Räumen), Karzinophobie (Krebsangst), Kardiophobie (Angst, herzkrank zu sein), Platzangst u. a. mehr. Es gibt auch unerklärliche, reflexartig auftretende, heftige Ängste bei Begegnungen mit Tieren (Spinnen, Schlangen usw.), die ebenfalls als Phobien bezeichnet werden.

(Herz-)*Angst* kann auch, und zwar gar nicht selten, bei Menschen auftreten, die Opfer einer Mißhandlung, einer Vergewaltigung, eines sexuellen Mißbrauches geworden sind, die schwere Unfälle, Katastrophen oder dergleichen erlebt haben. Solche Menschen können auf Situationen, die mit dem traumatischen Erlebnis vergleichbar sind bzw. an dieses erinnern, mit heftigen Ängsten bis zur Panik reagieren.

Es gibt ferner Menschen, die in vielen Lebenslagen oder auch als ständige Begleitung ihres Lebensverlaufes eine Neigung zu Ängsten oder zu angstbesetzter Verunsicherung entwickeln und zeit ihres Lebens im Umgang mit sich in ihrer jeweiligen Lebenssituation mehr oder weniger «behindert», in ihrer Lebensqualität beeinträchtigt sind. Es handelt sich hier meist um Menschen mit einer unterschiedlich ausgeprägten Persönlichkeitsstörung im Sinne einer sog. «neurotischen Persönlichkeitsentwicklung».

Angst ist – ähnlich wie Verzweiflung und Mutlosigkeit – eine häufige Begleiterscheinung bei seelischen Krisen und/oder anderen Notfallsituationen, so auch bei erlebten, drohenden oder sich neuerlich wiederholenden Umweltkatastrophen: Atomunfall (GAU) in Tschernobyl, desolate Atomreaktoren (vor allem in den ehemaligen Oststaaten) ebenso wie kriegerische Auseinandersetzungen in nahe gelegenen Gebieten (ehemaliges Jugoslawien), neuartige, sich ausbreitende und noch nicht ausreichend behandelbare Krankheiten wie AIDS oder der Rinderwahnsinn in Europa.

Angst kann als Begleitsymptom bei körperlichen Erkrankungen auftreten. Dies ist ganz besonders bei den koronaren Herzerkrankungen mit Angina pectoris/Stenokardien (Todesangst und/oder «Vernichtungsgefühl») zu beobachten. Aber auch Lungenerkrankungen (Asthma u. a.), Magen-Darm-Krankheiten, Stoffwechselstörungen (Schilddrüsenerkrankungen, Zuckerkrankheit u. a.) können im Krankheitsverlauf mit heftigen Angstzuständen einhergehen, die unter Umständen zu Panikattacken führen können. Das gilt auch für andere, insbesondere für neurologische Erkrankungen, die mit Nachlassen der körperlichen und seelisch-geistigen Funktionen verbunden sind (Multiple Sklerose, Parkinson, Chorea usw.), nicht zu vergessen AIDS.

Schließlich können Vergiftungen aller Art sowie der Entzug bei alkohol-, medikamenten- und drogenabhängigen Kranken zu heftigsten Angstzuständen und Panikattacken führen. Verfolgungswahnähnliche Zustandsbilder («bad-trip») nach dem Mißbrauch von Kokain, Halluzinogenen und neueren Drogen können mit unerträglichen Angstzuständen und katastrophalen Auswirkungen wie massiven Gewalttaten aller Art, Suizid, erweiterten Suizidhandlungen bzw. Tötungsdelikten usw. verbunden sein. Zu nennen bleiben noch die schweren Angstzustände bei psychotischen Erkrankungen oder Episoden, z. B. im Zusammenhang mit halluzinatorischen und wahnhaften Erlebnissen aller Art (Verfolgungswahn, Delirium u. a.).

Umgang mit der Angst – Mut zur Angst

Ganz gleich, um welche Art von Angst es sich handelt, gilt immer als erste Regel – mit Ausnahme der Angst als Symptom der zuletzt genannten körperlichen oder psychotischen Krankheitsbilder sowie der Vergiftungen und Entzugserscheinungen –, sich zur Angst zu bekennen: die Angst als Signal wahrnehmen, die Angst zulassen, akzeptieren, annehmen, so wie es gewöhn-

lich für einen Schmerz – gleich welcher Art – gilt. Der vernünf-
tig denkende und sich seines Selbstwertes bewußte Mensch
wird jedes unbekannte oder als Warnung erlebte Signal beachten. Wenn sich jemand beispielsweise nicht wohl, schwach,
kränklich und so unpäßlich fühlt, daß er seiner gewohnten Tätigkeit nicht oder nur mit großer Anstrengung nachgehen kann,
erhöhte Temperatur entwickelt, sich zu matt fühlt, um zum
Arzt zu gehen, und schließlich seinen Hausarzt anruft, wird er
auf die Frage des Arztes: «Haben Sie Fieber», wenn er Temperatur gemessen hat, antworten: «Ja, Herr Doktor!» Dieses «Ja»
ist ungeheuer wichtig. «Ja»-sagen heißt hier nicht etwa «gut-
heißen», wie es oft mißverstanden wird, sondern dieses «Ja»
heißt: die Wirklichkeit annehmen, akzeptieren, sich seiner eigenen Wirklichkeit stellen, sich die eigene Wirklichkeit bewußt
machen: Mut zur Schwäche, Mut zur Unzulänglichkeit, Mut
zum Unvermögen, Mut zum Kranksein, *Mut zur Angst.*

«Mit etwa 50 Jahren erfuhr *ich* (der Autor) nach einer schweren,
fieberhaften grippalen Erkrankung im Rahmen einer Durchunter-
suchung, daß ich einen labilen Bluthochdruck hatte sowie eine koronare Herzerkrankung aller drei Koronararterien, alles ohne wesentliche Beschwerden. Als Gründer und leitender Arzt (mit
Verwaltungsleitung) eines offenen, psychiatrischen und psychotherapeutischen Krankenhauses (Privatklinik mit Kassenverträgen)
hatte ich im Laufe der Jahre nahezu alle Risikofaktoren ‹erfüllt›: 60
Zigaretten pro Tag und mehr, Alkohol (in den letzten Jahren -Miß-
brauch) als Treibstoff für meinen Einsatz und für die Verwirklichung ehrgeiziger Pläne, selbstgemachter Streß also als Folge dieser
Tätigkeiten, fettreiche Ernähung und dadurch Übergewicht, Bewegungsmangel und psychosomatisch zu verstehender labiler Hochdruck meist nach psychischen Belastungen. Ich hatte nie Angina
pectoris, allenfalls einmal etwas Atemnot nach körperlichen Anstrengungen, leichten Schwindel, gelegentliche Schwäche usw.
   Ein einziges Mal bekam ich einen heftigen, aber nur blitzartig-
kurzen stenokardischen Anfall, als in einer Balintgruppe ein Kollege einen Patienten vorstellte, dessen Lebens- und Krankenge-

schichte der meinen so ähnlich war, daß es mich offenbar schokkierte, weil ich mich plötzlich in einer Art Spiegel erkannte. Mit der Erkenntnis ‹das bin ja ich› klang der Anfall so rasch ab, wie er aufgetreten war.

1979 wurde eine Herzoperation mit sieben Bypässen durchgeführt. Meine größte *Herzangst* war vorher gewesen, eventuell irgendeinen Kunststoff-‹Fremdkörper›! – als Bypass zu bekommen. Ich war sehr beruhigt, als dann Abschnitte aus meinen Venen verwendet wurden.

Wenige Tage vor meinem Abflug nach Milwaukee/USA zur Bypaß-Operation – sieben Bypässe waren 1979 für europäische Herzchirurgen noch nicht machbar – ging ein gut befreundeter, in meiner Klinik tätiger Kollege hinter mir über den Klinikflur und sprach mich an: ‹Na, Hans, hast du Angst?› Reflexartig wollte ich, entsprechend meiner aus der Nazizeit üblichen, ‹preußischen› Erziehung zur ‹Manneszucht› (gelobt sei, was hart macht – ein deutscher Junge weint nicht) laut und heftig abwehrend mit einem ‹Nein› antworten, sagte aber plötzlich einsichtig: ‹Ja, Gott sei Dank.› Es wurde mir ganz plötzlich bewußt, daß ich auf dem Wege meiner Selbsterfahrung zu lernen begonnen hatte, aufrichtig und ehrlich mit mir und meinen Gefühlen umzugehen, daß ich jetzt *Mut zur Angst* hatte.

Zehn Jahre später erklärte der Facharzt bei der neuerlichen klinischen Kontrolluntersuchung: ‹Da ist was, das gehört da nicht hin und wackelt.› Jetzt bekam ich erneut große *Herzangst*, weil es nach Meinung des Arztes entweder ein im linken Vorhof gelegener Thrombus oder ein Myxom (gutartiger Tumor) sein konnte. Die neuerliche Herz-Operation ergab ein Myxom, das komplikationslos entfernt werden konnte. So blieb mir auch die Therapie mit Antikoagulantien erspart, die mir zusätzliche angst gemacht hätte.»

Bei meiner psychotherapeutischen Arbeit mit Herzangst-Kranken wie auch in dem vorliegenden Beitrag geht es mir um das Sich-Bewußtmachen dessen, was Menschen im Laufe ihres Lebens mit sich gemacht, sich zugemutet oder abgewehrt haben. Ich möchte darauf aufmerksam machen, wie Menschen ihren zum Teil mißbräuchlichen Umgang mit sich selbst wahrnehmen können. Jeder kann sich «ein Herz fassen» und den Mut lernen, aufrichtig zu sich selbst zu sein, um seine Ängste kennenzulernen, sie anzunehmen und mit ihnen sinnvoll umzugehen: Gesundheit bedeutet nicht – wie ich eingangs schrieb –, frei zu sein von Störungen, sondern die Fähigkeit und die Kraft zu haben, mit den eigenen Störungen umgehen zu können.

Die verdrängte oder abgewehrte Angst kann auch «konvertieren» (Symptomwandel) und in anderer Weise als Notsignal warnen: Kopfschmerzen, Bauchschmerzen, Herzschmerzen und körperliche Schmerzen oder Beschwerden anderer Art sind gar nicht so selten Versuche unseres unbewußten Systems, uns auf andere Weise zu warnen, wachzurütteln, uns zur Besinnung zu rufen. Wir sollten so klug sein und den Mut haben, alle diese Signale, insbesondere unerklärliche oder unangemessene Ängste sowie andere, medizinisch nicht zu begründende Symptome zu hinterfragen, wenn nötig mit Hilfe eines Arztes oder – wenn nötig – einer psychotherapeutisch kompetenten Person. Der Arzt/Therapeut selbst ist das wirksamste Medikament in der Medizin: Arzt als Arznei (M. Balint).

Angst – ebenso wie Schmerz – ist fast immer ein Signal, das uns ein Zeichen geben will. Alle Versuche, gegen die Angst anzugehen, sie mit fragwürdigen Hilfsmitteln zu unterdrücken oder abzuwehren, bewirken in den meisten Fällen eine Zunahme der Angst. Es geht auch nicht oder sollte nie darum gehen, die Angst wegzubekommen. Wie oft höre ich von Patienten: «Herr Doktor, die Angst muß weg!»

Die Angst in uns läßt sich nicht einfach wegschieben. Sie bleibt hartnäckig, sie stellt Fragen. Man kann sich nicht immer um die Antwort drücken. Was wir brauchen, ist tatsächlich Mut zur Angst. Es geht meist darum – ich wiederhole mich bewußt –, die Angst anzunehmen, zu lernen, mit ihr umzugehen, und sie so annehmend zu bearbeiten, daß sie in ihrer erlebten Heftigkeit nachläßt, kleiner und weniger quälend wird, sich gewissermaßen mindernd wandelt, ihre monströse und abschrekkende Gestalt verliert. Es geht darum, jede Form von Angst nicht nur anzunehmen, sondern auch richtig anzusehen. Hinschauen auf das, was angst macht, sich die Angst ganz deutlich anschauen; es gilt, die Angst gewissermaßen wie eine lästige Begleiterin einzuhaken und in dieser Weise sich immer neu zu fragen: «Wo ist die Angst, was habe ich mit ihr gemacht?» In vergleichbarer Weise habe ich mir seinerzeit – vor der Herz-Bypaß-Operation – meine Herzbefunde und den Koronarangiographie-Film und später – vor der Operation des Myxoms – die Bilder der Echokardiographie ganz deutlich angeschaut und mir sie vom Facharzt erläutern lassen. So habe ich mich bei allen späteren Kontrolluntersuchungen verhalten: Hinschauen sowie Aufklärung und Information einholen über alles.

Aus all diesen Gründen hat jeder Arzt die gesetzliche Verpflichtung, seine Patienten über alle diagnostischen und therapeutischen Maßnahmen umfassend zu informieren und aufzuklären, insbesondere vor allen Eingriffen wie Operationen usw. – es sei denn, der betroffene kranke Mensch lehnt es ausdrücklich ab. Jeder Kranke aber sollte sich verpflichtet fühlen, an seinen verständlichen und im Grunde völlig normalen Ängsten zu arbeiten, diese zuzulassen, anzunehmen, sich genau anzuschauen und mit dem jeweils zuständigen Arzt sowie möglichst auch mit anderen, ihm nahestehenden Bezugspersonen zu sprechen. Angst zu haben ist keine Schande, ist normal und gesund, man muß nur den Mut zur Angst aufbringen oder wieder lernen.

Angst und Schmerz verdrängen zu wollen führt in vielen Fällen zum Mißbrauch angstlösender/schmerzstillender Hilfsmittel wie Medikamente, Alkohol oder anderer Drogen. Alkohol ist die am häufigsten mißbrauchte Angstdroge. Diese Art der Abwehr kann tödlich sein: Süchtige Abhängigkeit bzw. Suchtkrankheit ist meist ein Suizid in Raten.

In der Krisenintervention – im weitesten Sinne des Begriffes – bei allen Formen von Angstzuständen, bei der Herzangst, bei

Panikattacken geht es in erster Linie – das kann man nicht oft genug wiederholen – um das Annehmen des kranken Menschen, der ernst genommen werden will und soll, auch wenn er körperlich gesund zu sein scheint. Selbstverständlich steht die körperliche Abklärung im Sinne eines Erfassens oder Ausschließens des Zusammenhanges mit einer organischen Erkrankung im Vordergrund. Auch und gerade das gehört zum Ernstnehmen des kranken Menschen in seiner Angst, egal ob diese medizinisch begründet ist oder erscheint oder nicht.

WERNER J. MEINHOLD

Herzinfarkt aus heiterem Himmel oder Suizid aus dem Unbewußten

Einführung

Das Herz hat in der Symbolik des menschlichen Daseins eine herausragende Stellung. Es gilt als Quell des körperlichen Lebens, als Tor zum geistigen Ich, als Sitz der Liebe, ja der Gefühle überhaupt, als Ort der Lebenskraft und noch vieles mehr, ja sogar als «der Mensch im Menschen» (L. Vogel 1979).

Auf den ersten Blick erscheint diese Sonderstellung verwunderlich, denn ohne Gehirn, Lunge, Leber, Nieren usw. wäre unser Leben ebenfalls nicht möglich. Doch erkennen wir bei genauerer Betrachtung wesentliche Besonderheiten, körperliche, die vor allem bei den Herzkrankheiten deutlich werden, und seelische, die auch jeder gesunde Mensch unmittelbar fühlen kann.

Zunächst fällt die Tatsache auf, daß die Herzkrankheiten (inklusive Herzinfarkt) mit etwa 45 Prozent die Statistik der Todesursachen noch weit vor Krebs (25 Prozent) anführen. Und trotz aller Vorsorgeanstrengungen ist die Infarkthäufigkeit in den letzten Jahrzehnten eher noch gestiegen und werden nicht mehr nur die «klassischen Risikogruppen» der Manager, Raucher und Übergewichtigen im mittleren und höheren Alter, sondern vermehrt z. B. auch normalgewichtige Hausfrauen und junge Menschen ab zwanzig Jahren betroffen. Und noch etwas Bemerkenswertes zeigt die Statistik: Das Herz erkrankt nur zu einem verschwindend geringen Prozentsatz an Krebs (ca. 0,02

Prozent aller Krebserkrankungen). Auch aus dem erwachsenen Gehirn entwickelt sich selten Krebs. Andererseits sind jedoch Herz und Hirn die Organe, die am häufigsten von einem Infarkt betroffen werden.

Die angeführten Gemeinsamkeiten von Herz und Hirn sind für unser Thema von herausragender Bedeutung. Nimmt man dazu, daß am Herzen (stärker noch als beim Gehirn) intensives seelisches Erleben für jedermann direkt körperlich fühlbar wird, könnte man auf den Gedanken kommen, daß der Infarkt, psychosomatisch betrachtet, auf einer gewissen Ebene eine ähnliche Stellung einnimmt wie der Krebs, daß also tief verdrängte Einflüsse aus dem seelischen Unbewußten auf eine besondere Weise bei seiner Entstehung mitwirken.

Diese Annahme hat sich durch die in Hypnose durchgeführte tiefenpsychologische Untersuchung von Infarktpatienten als begründet erwiesen. Die Überlegungen und Ergebnisse hierzu werden im folgenden vorgestellt.

Körperliche und seelische Besonderheiten des Herzens

Was macht Herz und Hirn so widerstandsfähig gegen Krebs, was führt andererseits dazu, daß beide Organe die hauptsächlichen Austragungsorte des nicht weniger gefährlichen Infarktgeschehens sind?

Daß das Gehirn nach Beendigung seines Wachstums (innerhalb des Mutterleibes) kaum Krebszellen entwickeln kann, liegt u. a. darin begründet, daß sich seine Zellen dann nicht mehr teilen und daher mutierte Formen schwer entstehen können. Schwieriger fällt die Erklärung beim Herzen; vermutlich ist aber ein wesentlicher Grund darin gegeben, daß die Herzmuskelzellen in ihrem Aufbau zu den höchstdifferenzierten (spezialisierten) Zellen des gesamten Organismus gehören und ihnen daher der «Rückfall» in die weitgehend entdifferenzierte Form der urzellenähnlichen Krebszelle nur schwer möglich ist. Beide Organe haben demnach eine besondere Ich-Nähe, die den besten Schutz vor der «ichfernen» Krebserkrankung bietet (W. J. Meinhold 1996). Doch wird später dargelegt werden, daß andererseits diese Ich-Nähe in bezug auf das Infarktgeschehen bedeutungsvoll ist.

In einer ganzheitlichen, Körper, Seele und Geist einbeziehenden Heilkunde geht man davon aus, daß die Eigenschaften und Abläufe des Körpers der Ausdruck einer zugrundeliegenden seelisch-geistigen Gestaltungskraft sind. Sehen wir uns einige auffällige Eigenheiten von Herz und Hirn an, kann in diesem Sinne versucht werden, daraus auf ihre besonderen seelisch-geistigen Bedeutungsebenen für den Menschen zu schließen.

• In der Physiognomie (Gestaltkunde) wird der menschliche Gesichtsausdruck schon seit alter Zeit als Zeichen des Wirkens von Herz und Gehirn angesehen, und der Anatom E. Blechschmidt weist darauf hin, daß das Gesicht beim Embryo bis zum Ende des 2. Monats zwischen dem vorgewölbten Gehirn und dem Herzwulst «eingeklemmt» ist. Die wesentlichste Anschauungs- und Ausdrucksebene der menschlichen Ich-Individualität unterliegt also schon in ihrer frühesten Ausbildung den konkreten Einflüssen von Herz und Gehirn.

• Das *Herz* ist bereits gegen Ende der dritten Woche funktionsfähig (bei einer Gesamtlänge des Embryo von nur 2,2 mm) und ist damit das zuerst entwickelte komplexe Organ.

• Es bildet sich mit dem Gefäßsystem gleichsam um die bereits vor seiner Anlage vorhandene Blutströmung aus und übernimmt deren Dynamik bis hinein in die Gestaltung seiner Muskelfasern. Dies verdeutlich z. B., daß es nicht einfach mit einer mechanischen Pumpe gleichgesetzt werden kann (L. Vogel a. a. O., H. H. Vogel 1967).

• In seinem «Gehäuse» vereint es als einziges Organ die Polaritäten des venösen Blutes, das symbolisch der Erde (den leiblichen Kräften) zugehört, und des arteriellen Blutes, das symbolisch der Luft (den seelisch-geistigen Kräften) zugehört, und steht damit als große vereinigende Kraft in der Mitte zwischen diesen beiden Welten.

• Als Mittler zwischen Leib und Seele ist das Herz ganz unmittelbar für jeden Menschen spürbar, wenn starke Gefühle – seien es Freude, Angst oder Wut – eine Beschleunigung des Herzschlages bewirken, die Brust eng machen oder erweitern, wenn starke körperliche Belastung auch die Seele ergreift, zur Pause zwingt usw.

• Als rhythmischem Organ kommt ihm ebenfalls eine Sonderstellung zu. «Unter dem Herzen» wird das Kind getragen, und sein Rhythmus begleitet es als ständig hörbare Schwingung durch die Schwangerschaft und signalisiert ihm die Seelenbewegung der Mutter. Daß im späteren Leben Herzrhythmusstörungen besonders dann auftreten, wenn der Lebensrhythmus gestört ist, läßt sich oft beobachten.

• Das *Gehirn* gilt aus der heute gängigen funktionsorientierten Sicht als «Organ der Seele». Aber seine Funktion erzeugt nicht einfach die Seele als bioelektrochemisches Phänomen, sondern seine seelisch-geistige Ausdrucksebene zeigt sich in vielen Gestaltungsmerkmalen.

• Das äußerlich und im frühen Abschluß seiner Zellentwicklung so unbewegliche Gehirn, das zudem durch die Schädelkapsel und das Gehirnwasser vor Erschütterungen geschützt ist, macht im Seelenleben die weitreichendsten und oft erschütterndsten inneren Bewegungen fühlbar.

• Wie ein Embryo im Fruchtwasser schwimmt es in seiner Höhle und gleicht dem Embryo im Laufe seiner Entwicklung auch äußerlich (L. Vogel a. a. O.).

• Wie das Herz zeigt es in seiner Anatomie die Vereinigung von Gegensätzen, von rechts und links, von oben und unten, von Ruhe und Bewegung; wie jenes mit seinem Gefäßsystem durchflutet dieses mit seinen Nervenbahnen in einer den anderen Organen nicht vergleichbaren Weise den gesamten Organismus.

Vielfältige Mittler sind offenbar beide Organe, Mittler auch zwischen Geist, Seele und Leib und damit zwischen den verschiedenen Seinsebenen des Menschen. Dem Herzen aber wird, wie es in anderen Beiträgen dieses Buches ausgeführt ist und deshalb hier nur erwähnt werden soll, darüber hinaus zugesprochen, das Tor zur geistigen Welt zu sein, die «innere Sonne» des Menschen.

Gängige und ungewöhnliche Theorien zur Pathologie des Herzinfarkts und ihre psychosomatischen Konsequenzen

«Infarkt» ist ein Schreckenswort, weil sich damit oft plötzlicher Tod oder lebenslange Behinderung verbinden. Die Bezeichnung (lat.: infarctus = verstopft) drückt aus, wie man sich den Herzinfarkt (Myokardinfarkt) heute gängigerweise in der Medizin vorstellt: Die Verstopfung bzw. Verlegung eines Astes bzw. größeren Zweiges der Herzkranzarterien führt zur völligen Unterbrechung der Blutzufuhr für einen Bereich des Herzens, der dadurch seine Funktion aufgibt und abstirbt bzw. vernarbt. Durch Schock, Kammerflimmern bzw. Asystolie (Verlust des Herzrhythmus bzw. der Muskelkontraktion), Einreißen der Herzwand oder unzureichende Restleistung des Herzens kann der Infarkt zum Tode führen. Die Verstopfung erfolgt nach dieser Theorie aufgrund von Ablagerungen an den Gefäßwänden (Sklerose), die allmählich den Gefäßquerschnitt einengen, oder durch ein Blutgerinnsel (Thrombus) oder ein sonstiges die Gefäßwand verschließendes Gebilde (Embolus). Entsprechend wird die Ursache des Hirninfarktes gesehen.

Die deutsche Bezeichnung «Schlaganfall» ist noch dramatischer (außer in ihrer schwäbischen Version «Schlägle»). Sie beschreibt die Plötzlichkeit des Geschehens, das meist wie ein Blitzschlag aus scheinbar heiterem Himmel hereinbricht, sie läßt aber die Ursache offen. Dies scheint auch geraten, sieht man sich andere gut belegte Theorien zur Pathologie des Herzinfarktes an. Hervorzuheben sind hier vor allem die Untersuchungen des Kardiologen B. Kern (1971), der angibt, daß mit den gängigen Theorien nur etwa 1 Prozent der Herzinfarkte erklärt werden kann. Seinen Forschungen (gemeinsam mit M. v. Ardenne) zufolge liegen der überwiegenden Mehrzahl der Infarkte (99 Prozent) keine Gefäßverschlüsse zugrunde, sondern anders verursachte Mangeldurchblutungen mit der Folge von Gewebszerstörungen durch chemische Reaktionen, die M. v. Ardenne als der Karzinolyse (Auflösung von Krebszellen[!]) parallele Prozesse erkannt und therapeutisch zu nutzen begonnen hat. Ob diese Ergebnisse meine oben genannte Hypothese stützen, daß es sich beim Herzinfarkt um eine auf eine andere Ebene verlagerte Ausdrucksform der Krebserkrankung handeln könnte, muß noch offen bleiben.

Zur medikamentösen Therapie empfiehlt sich nach den Forschungen von Kern/Ardenne vor allem Strophanthin, das in der groß angelegten «Stuttgart-Studie» an 15 000 Infarktpatienten während fünf Jahren seine überlegene Wirkung bei der Verhütung von Reinfarkten bewiesen hat, indem es offenbar den Metabolismus der Gewebszerstörung verhindert und die Sauerstoffverwertung des Herzgewebes verbessert. Die aufgrund der gängigen Theorie meist verordneten Blutverdünnungsmittel und Gerinnungshemmer sind nach Kerns Ansicht keine wirksame Vorbeugung.

Abgesehen aber von den unterschiedlichen medikamentösen Therapieempfehlungen stellt sich die Frage, welche Konsequenzen sich aus den verschiedenen Ansichten für die hier angenommenen seelischen Grundlagen des Herzinfarktes herleiten lassen. Langfristig können natürlich auch die üblicherweise vermuteten Ursachen wie Arteriosklerose, Thrombose oder

Embolie auf seelisches Fehlverhalten zurückgeführt werden, entstehen sie doch überwiegend infolge einer falschen Ernährung und Lebensführung. Daß dem Infarkt aber als plötzliches Geschehen oft ein unvermittelter «Einbruch» in der Lebensgeschichte vorangeht, kann bei der tiefenpsychologischen Untersuchung in Hypnose immer wieder nachgewiesen werden und findet seine körperliche Parallele eher im Prozeß eines unwillkürlichen Gefäßspasmus bzw. einer chemischen Gewebszerstörung. Die dies untermauernden Thesen Kerns haben bisher keine große Verbreitung gefunden, doch ist ein langsames Umdenken erkennbar. Bezeichnet U. Gassmaier noch 1973 (in D. Klaus 1973) die Arteriosklerose als die häufigste Ursache, wird im klinischen Wörterbuch *Pschyrembel* von 1994 bereits Mangeldurchblutung bei länger andauernden Koronargefäßspasmen (Verkrampfungen der Herzkranzgefäße) als eine Hauptursache angeführt.

Eine andauernde seelische Anspannung oder auch eine kurzfristige, aber sehr starke Überspannung hat psychosomatisch in bezug auf das Herz mehrere Konsequenzen:

- sie führt zu einer direkten Verengung der Gefäße, indem sie über die Gefäßmuskulatur den Tonus erhöht und dadurch den Querschnitt verringert;
- eine indirekte Verengung der Gefäße und Minderdurchblutung ergeben sich durch die verstärkte Herzmuskeltätigkeit, die den Herzkranzgefäßen weniger Raum und Zeit läßt, die Blutversorgung zu leisten;
- die Dauerspannung bewirkt einen Verlust an Gefäßelastizität, der Ablagerungen erleichtert und damit die Durchblutung zusätzlich einschränkt;
- die Ablagerungen werden außerdem dadurch begünstigt, daß starker Streß die Blutfette ansteigen läßt und so die Blutviskosität ungünstig verändert.
- Demgegenüber steht ein erhöhter Sauerstoffbedarf des überforderten Herzmuskels, der bald nicht mehr gedeckt werden

kann und eine Entgleisung des Zellstoffwechsels in die Azi-
dose (Übersäuerung) provoziert.

• Diese «inneren» psychosomatischen Prozesse werden meist
noch durch «äußere» unterstützt, indem der Infarktkandi-
dat versucht, seine seelische Überspannung durch orale Er-
satzbefriedigungen, die symbolisch das «Stillen» des Klein-
kindes ersetzen, zu beherrschen. Rauchen, Süßigkeiten,
übermäßiges Essen oder die Flucht in den Alkohol sind jedoch nur kurzfristige Hilfen auf dem Wege der Konfliktver-
drängung, langfristig sind sie scharfe autoaggressive Waffen, die vorübergehend eine Ersatzbefriedigung vermitteln,
aber die Mangelsituation des Herzens weiter verschlechtern.
Daß keine Zeit mehr zur gesunden Bewegung bleibt, ist in
dieser Situation ohnehin üblich.

Auf der geistigen Ebene entsprechen die körperlichen Prozesse
dem, was sich beim Infarktgefährdeten oft beobachten läßt: Die
übergroße Anpassung an die von außen gespürten (bzw. nach
außen projizierten) Anforderungen erfolgt auf Kosten einer
Verhärtung, ja einer Starre gegenüber dem eigenen inneren Wesen, man könnte sogar sagen, auf Kosten einer «Ich-Starre».
Wenn aber das Herz *das* Ich-Organ des Menschen ist, dann
führt die Ich-Starre zur Herz-Starre. Parallel dazu wird die ver-
schobene Lebensrhythmik auf das Herz übertragen und bewirken die depressiven «sauren» Seelenströmungen eine Übersäuerung der biochemischen Prozesse im Herzmuskel. Daß das
Mittlerorgan Herz in dieser Lage auch symbolisch weit von seiner Aufgabe entfernt ist, ist wohl überdeutlich.

Gängige Modelle zur Psychologie des Herzinfarkts – die Infarktpersönlichkeit und ihre Psychotherapie

Noch vor 25 Jahren wurde von den meisten Autoren eine seelische Ursache des «echten» Herzinfarktes für unwahrscheinlich

angesehen. U. Gassmaier (a. a. O.) weist noch ausdrücklich darauf hin, daß Angina-pectoris-Anfälle zwar häufig nach Aufregungen, Anstrengungen usw. auftreten, ein solcher Zusammenhang aber bei Infarkten in vielen Fällen fehle. Zur Begründung führt er an, daß etwa die Hälfte aller Infarkte aus der Ruhe auftreten und etwa 10 Prozent sogar im Schlaf. Wir werden jedoch später sehen, daß diese scheinbar beweiskräftigen Zahlen in einer tiefenpsychologischen Betrachtung *für* und nicht *gegen* eine seelische Ursache sprechen.

R. Adler und Mitarbeiter (in: Th. v. Uexküll 1979) zitieren bereits mehrere Studien, die aufzeigen, daß Schicksalsschläge wie der Tod des Partners oder andere als existentiell empfundene Belastungen die Infarkthäufigkeit gegenüber Vergleichsgruppen drastisch erhöhen. Ähnliche Ergebnisse liegen für die Krebserkrankung vor. Wie bei dieser werden auch beim Herz- und Hirninfarkt gehäuft depressive Persönlichkeiten betroffen, die hinter erfolgreichen Berufslaufbahnen gut getarnt sein können.

Ebenfalls verstärkt anzutreffen ist bei beiden Erkrankungen das sogenannte Typ-A-Verhalten, das sich durch folgende Merkmale kennzeichnet:

1. ständiges intensives Bemühen, schlecht definierte (oft wandelnde) Ziele zu erreichen;
2. starkes Wettbewerbsverhalten;
3. starkes Bedürfnis nach Anerkennung und Vorwärtskommen;
4. starkes Engagement in vielen Funktionen unter ständigem Zeitdruck;
5. Bemühen, alle Tätigkeiten zu beschleunigen;
6. hohe geistige und körperliche Aufmerksamkeit und Bereitschaft.

Das Typ-A-Verhalten erhöht das Infarktrisiko einigen Untersuchungen zufolge bis auf das Viereinhalbfache. Verschiedene Studien zeigen auch, daß es nicht vererbt, sondern in der früh-

kindlichen Erziehung von den Eltern erlernt ist, so daß hieraus
bereits eine Notwendigkeit für eine mehr tiefenpsychologisch
orientierte Vorbeugung bei Infarktgefährdeten bzw. Therapie
der Infarktbetroffenen hergeleitet werden muß.

Die therapeutische Wirklichkeit sieht jedoch anders aus.
Allgemeine Vorbeugung gibt es lediglich als wenig verbreitete
Information zu den körperlichen Risikofaktoren wie Übergewicht, Bewegungsmangel, erhöhte Blutfette, Rauchen, Pille
usw., und die dafür aufgewendeten Mittel betragen nur einen
Bruchteil des Etats der Zigarettenwerbung. Vor seelischer Gefährdung wird bestenfalls mit pauschalen Hinweisen auf den
«ungesunden Streß» gewarnt, mit denen niemand praktisch etwas anfangen kann. Erst nach erfolgtem Infarkt ist im Rahmen
der Therapie und Rehabilitation im Hinblick auf die Gefahr eines Reinfarktes eine Vorbeugung üblich. Aber auch hier erschöpft sich selbst bei guten Programmen der psychotherapeutische Anteil im sicher wertvollen Vermitteln des autogenen
Trainings und in verhaltenstherapeutischen Maßnahmen (C. u.
M. J. Halhuber o. J.). Die so notwendigen tiefenpsychologischen Therapieverfahren kommen lediglich in seltenen Einzel-
fällen, und dann meist aufgrund der Einsicht und Initiative des
Patienten, zur Anwendung und sind noch nicht gängige therapeutische Empfehlung.

Einflüsse aus dem Unbewußten und Ergebnisse einer erwei-
terten tiefenpsychologischen Arbeit in Hypnose

In der obigen Beschreibung des Typ-A-Verhaltens werden sich,
mehr oder weniger stark ausgeprägt, viele Leser wiedererkannt
haben, vielleicht auch im Bewußtsein eigener depressiver Per-
sönlichkeitsanteile. Daß dieses Verhalten von den ebenfalls so
erzogenen Eltern übernommen wurde und praktisch in jeder
Familie vorherrscht, in der nicht glückliche Umstände eine Ab-

milderung des allgemeinen Anpassungsverhaltens und Lei-
stungsanspruches erlaubt haben, wird bereits bei einer ober-
flächlichen Prüfung deutlich.

Das Typ-A-Verhalten, das eigentlich nichts anderes ist, als
eine manische oder hypomanische (abgeschwächte manische)
Version der manisch-depressiven Grundhaltung, kann als *das*
Grundverhaltensmuster der westlichen Zivilisation bezeichnet
werden. Es ist wie eine Pandemie (überall grassierende Seuche)
verbreitet, fällt aber nicht auf, da es in seiner üblichen Ausprägung als wünschenswertes Sozialverhalten etabliert ist.

Erst Erkrankungen wie Herzinfarkt oder Krebs zeigen
durch die zahlenmäßig deutlich erhöhte Betroffenheit von Per-
sonen mit starker Typ-A-Ausprägung das Krankmachende bzw.
Krankhafte dieses Verhaltens. Krank erscheint aber nur, wer
durch eine solche oder eine schwere seelische Symptomatik her-
ausfällt aus dem Anpassungs- und Leistungsstrom. Nicht weniger krank ist jedoch aus tiefenpsychologischer Sicht, wer vielleicht zeitlebens störungsfrei seinen bzw. den vorgegebenen
Typ-A-Zielen hinterherläuft und seine Kräfte in dieser Ersatzbefriedigung erschöpft, in Wirklichkeit aber nie zu einer existentiellen Lebenserfüllung hinfindet.

Die Störung, die eine solche bis dahin unauffällige hypomanische Lebensführung scheitern läßt und so die bisher in den be-
ruflichen, sozialen oder zwischenmenschlichen Wettbewerb in-
vestierten Kräfte «mit Hilfe» eines Herzinfarktes gegen das
eigene Selbst richtet, muß keineswegs immer offensichtlich dramatisch ablaufen und leicht erkennbar sein. Oft sind es zwar
solche Anlässe wie der Tod eines nahen Angehörigen, die Trennung von einer wichtigen Bezugsperson (auch Haustier), eine
Kündigung, geschäftlicher Ruin, völlige Überforderung usw.,
die einen Infarkt im Gefolge haben und vom Kranken selbst
oder von seiner Umgebung danach leicht zu erfahren sind und
die sich dann in Statistiken wie den oben angeführten niederschlagen.

Was aber ist mit den 50 bis 60 Prozent der Betroffenen, die der Herzinfarkt im wahrsten Wortsinne «wie der Blitz aus heiterem Himmel» ereilt, während einer angenehmen Ruhesituation oder während eines Urlaubes oder gar mitten im friedlichen Schlaf? Wie ich es oben erwähnt habe, werden diese Zahlen oft gegen die These der seelischen Verursachung ins Feld geführt. Diese Argumentation läßt allerdings einen wichtigen Grundsatz der Tiefenpsychologie außer acht. Gerade bei schweren psychosomatischen Reaktionen übernimmt der Körper als Ersatzaustragungsort der Seele diejenigen seelischen Lasten, die von derart starken existentiellen Ängsten und so schwerem Leid besetzt sind, daß sie nicht bewußtseinsfähig werden können: sie bleiben *unbewußt*. Unbewußt bleiben auch die Auslöser in der Lebensgeschichte, die sich symbolisch oder direkt mit den existentiellen Ängsten der tiefsten Seelenschichten verknüpfen.

Selbst bei offenbaren äußeren Geschehnissen im zeitlichen Zusammenhang mit der Erkrankung, z. B. beim Tod eines Partners, wird kaum ein Infarkt- oder Krebspatient den Gedanken erwägen, er habe sich dessentwegen selbst seiner lebensbedrohlichen Erkrankung unterzogen, um einer schweren Depression oder gar Psychose zu entgehen und um zugleich seine unbewußten Schuldängste mittels schmerzhafter Selbstbestrafung (oft mit Todesfolge) zu sühnen.

Noch viel weniger wird dies der Fall sein, wenn das bisherige Ersatzlebensziel, mit dem sich der Kranke identifiziert hatte, durch einen *unbewußten* Bruch verlorengeht. Solche unbewußten Brüche können völlig unterschwellig und vom Bewußten unbemerkt stattfinden, sogar ein symbolisch passendes Geschehen kann ausreichen. Die bisherige Selbst-Identifizierung mit dem Beruf kann durch eine kritische Bemerkung des Chefs, die vom Verstand wenig ernst genommen wurde, verlorengehen, die Selbst-Identifizierung mit einem Partner durch ein Verhalten, welches unbewußtes Mißtrauen erzeugt usw. Nur der Betroffene kann dann diese verborgenen Anlässe für einen Bruch erkennen, und zwar auch nur dann, wenn er Zugang zu seinem Unbewußten erhält.

Diese Möglichkeit besteht in der tiefenpsychologischen Hypnose. Der Patient kann in Hypnose zur Er-*Innerung* des Zeitraumes vor dem Infarkt zurückgeführt werden und dann auch in seine unbewußten Seelenschichten eintauchen. In der Regel wird er dann mit großer Treffsicherheit die Auslösesituation finden, und er wird in den nächsten Schritten auch erkennen, welche frühkindlichen Prägungssituationen emotional der Auslösesituation ähneln.

In der tiefenpsychologischen Hypnose zeigt sich, daß alle krankmachenden Prägungen, die später zu einem Infarkt führen können, entweder schon intrauterin oder in den ersten zwei bis drei Lebensjahren erfolgen. Ein erhebliches Akzeptanzdefizit, verbunden mit Bedingungszärtlichkeiten, die bereits beim Kleinkind das Typ-A-Verhalten belohnen und andressieren, steht meist am Beginn dieser Entwicklung. Die auf diese Weise nur mangelhaft vermittelte Grundsicherheit versucht der Betroffene dann in der Kindheit durch die Zuwendung auszugleichen, mit der die Eltern seine Anpassungsleistung belohnen. Später, als Erwachsener, übernimmt sein eigenes «Gewissen» die Elternrolle, und muß er sich ständig sein Selbstwertgefühl und seine Existenzberechtigung mittels einer schwierigen und aufreibenden Ideal-Identifikation mit Beruf, Kindern, Partner usw. sichern. Scheitert die Ersatzsicherheit, weil das Ersatzziel verlorengeht, kann der psychosomatische Suizid über den Herzinfarkt als einziger oder bester Ausweg erscheinen. Denn für das Unbewußte bedeutet der Tod nicht einfach nur Flucht vor dem nicht zu Bewältigenden, sondern zugleich die Rückkehr in den schützenden Leib der großen Mutter.

Eine Kindheit mit Typ-A-Erziehung kann sowohl von den Eltern als auch vom Kind, dem späteren Patienten, als durchaus liebevoll erinnert werden, da ja alles tatsächlich in der Regel gut gemeint war. Weder die üblichen Fragebögen noch die «biopsy-chosoziale Anamnese» offenbaren dann diese tiefsitzenden existentiellen Bedrohungen.

Erst die tiefenpsychologische Arbeit in Hypnose kann die Zusammenhänge aufdecken und zugleich therapeutisch zugänglich machen, da sie dieselben tiefen Seelenschichten erreicht, wie sie auch in der frühesten Kindheit aktiviert waren (W. J. Meinhold 1993 a u. b).

Besonders wichtig ist dabei, daß Patient und Therapeut nicht der Versuchung erliegen, zu schnell vorzugehen. Zum einen würden sie damit Gefahr laufen, das Leistungstrauma der Kindheit zu wiederholen, zum anderen sind die existentiellen Ängste, die es aufzudecken und zu verarbeiten gilt, derart bedrohlich, daß dies kleine Schritte erfordert. Ein Schritt zu weit kann bei der großen Ich-Betroffenheit des Infarktpatienten dazu führen, daß ein erneuter Suizidversuch unternommen wird, der sich als Reinfarkt oder Unfall tarnen kann.

Die tiefenpsychologische Therapie in Hypnose stellt meines Erachtens das Verfahren der Wahl bei der Nachbehandlung von Infarktpatienten dar und sollte, wo eine Gefährdung deutlich ist, bereits in der Vorsorge eingesetzt werden.

Ausblick

Nachdem das Typ-A-Verhalten die gängige Erziehungsrichtung in unserer Gesellschaft repräsentiert, mag sich die Frage stellen, wer dann überhaupt noch gesund ist. Und tatsächlich sind ja Herz-/Kreislauf-Erkrankungen und Krebs, die beiden häufigsten Todesursachen, jeweils signifikant mit einem ausgeprägten Typ-A-Verhalten verbunden, und über zwei Drittel der Menschen sterben an diesen Erkrankungen. Dennoch: Einige bleiben gesund. Dazu gehören nicht nur die Symptomfreien, die sich mit dem vorgegebenen Verhaltensrezept begnügen und deren Aggressionspotential nicht ausreicht, um sich dagegen zu wehren oder gegen sich selbst Front zu machen. Dazu gehören auch die wirklich Gesunden, die in körperlicher und geistiger Beweglichkeit ein hohes Alter erreichen.

Viele davon sind Künstler, und alle sind Philosophen. Sie haben eine Lebensphilosophie gefunden, ob einfach oder komplex, die es ihnen erlaubt, die Schöpfung und sich selbst liebevoll und mit Freude anzunehmen. Sie leben in der Sicherheit, daß sie in einer Welt zu Hause sind, die, wie Ernst Jünger schreibt, so überaus wunderbar ist, daß man nicht auf Wunder warten muß.

Der Weg zu dieser Lebenskunst darf von jedem selbst gegangen werden. Die tiefenpsychologische, lebensgeschichtliche Therapie in Hypnose kann dazu beitragen, den Ballast der Vergangenheit abzulegen, um frei zu sein, die Schritte in der Gegenwart aus vollem Herzen zu tun.

Literatur

Blechschmidt, E.: Wie beginnt das menschliche Leben. Stein am Rhein 1984.
Condrau, G., Gassmann, M.: Das verletzte Herz. Zürich 1989.
Halhuber, C., M. J.: Ratgeber für Patienten mit koronarer Herzkrankheit. München o. J.
Kern, B.: Drei Wege zum Herz-Infarkt. Schorndorf 1971.
Klaus, D. (Hrsg.): Kardiologie – Hypertonie. Berlin 1973.
Langman, J.: Medizinische Embryologie. Stuttgart 1977.
Meinhold, W. J.: Das große Handbuch der Hypnose. Genf 1993 a.
Meinhold, W. J.: Psychotherapie in Hypnose – Was jeder darüber wissen sollte. Mannheim 1993 b.
Meinhold, W. J.: Krebs – eine mystifizierte Krankheit. Zürich 1996.
Pschyrembel, W.: Klinisches Wörterbuch. Berlin 1994.
Steiner, R.: Über Gesundheit und Krankheit. Dornach 1976.
Uexküll, Th. v. (Hrsg.): Lehrbuch der psychosomatischen Medizin. München 1979.
Vogel, H. H.: Blut und Lymphe. Eckwälden 1967.
Vogel, L.: Der dreigliedrige Mensch. Dornach 1979.
Wieser, H. X.: Die koronare Herzkrankheit. München 1986.

Kapitel 6

Heil – Gesundheit von ganzem Herzen

Einführung

von Werner J. Meinhold

«Von ganzem Herzen» Gesundheit und andere gute Dinge zu wünschen, ist ein häufig geübter Brauch. Doch wer denkt dabei noch wirklich an sein Herz, geschweige denn an sein ganzes Herz? Die Redewendung ist zur selbständigen, abstrakten Aussage geworden. Unsere wortschöpfenden Vorfahren hatten hingegen noch einen unmittelbareren Zugang zu den tiefen Bezugsebenen zwischen Seele und Leib und den Einbindungen in die Natur. Dem ursprünglichen Sinn der Worte nachzuspüren kann deshalb überraschende Aspekte eröffnen, die unserem Bewußtsein längst verloren gegangen sind, auf dem Grunde unseres Wesens jedoch ihre Wirksamkeit erhalten haben.

«Heil» und «Herz» sind die beiden Begriffe, die hier in erster Linie von Interesse sind. Das Wort «Heil» bedeutet etymologisch «ganz, vollständig, unversehrt». In der auf die frühesten erkennbaren Wurzeln zurückgreifenden Spracharchäologie wird es auf das alte Urwort «**kall» zurückgeführt, aus dem sich so verschiedene Begriffe wie Quell, Hülle, Himmel, Hölle, Hel (= «Frau Holle», germ. Göttin der Unterwelt), Herr (im Sinne von Mensch), ich (**kall → kell → lek → ik → ich), Raum, Welle und Geist entwickelt haben. Möglicherweise geht auch das Wort Herz auf **kall zurück (** kall → kuell → kuer → zu lat. cor, cordis u. indogerm. *kĕrd = Herz).

Heilsein kann daher in der ursprünglichen Sprachbildung als die Idee eines weitreichenden Ganzseins verstanden werden, eines Ganzseins, das die Gegensätze in sich vereinigt (Himmel und Unterwelt), das selbst aus dem Ursprung hervorgeht (Quell), in Raum und Zeit (Welle) einer Individualität zugehört (Hülle, Ich [!]), sie im menschlichen Sinne beherrscht und mit dem Geistigen verbunden ist. Das Herz steht ebenfalls und in besonderer Weise für dieses Ganzsein, es ist dessen Zentrum und innerster Bereich.

Der Begriff Gesundheit ist hingegen aus dem germ. «sunda», «sint» = stark, kräftig (Sintflut) abgeleitet, würde also eher einem funktionsbezogenen Verständnis entsprechen.

Gerade in der Therapie der Herzkranken scheint der Weg zur Heilung besonders schwer gangbar zu sein. Die Wiederherstellung der Funktion, mit dem Ziel der Beibehaltung bzw. Wiederaufnahme der bisherigen (oft krankmachenden) Verhaltensweisen ist im allgemeinen das Therapieziel. Selbst in psychotherapeutischen Verfahren wird gern ein Bogen um das «Herzproblem» geschlagen; so wird in einigen neueren Publikationen zum autogenen Training empfohlen, die manchmal angstbesetzte Herzübung einfach wegzulassen, als wären damit die Konflikte aus der Welt geschafft.

Herzkrankheiten und ihre Behandlungen berühren das innerste, das existentielle und seelisch-geistige Ich des Menschen. Faßt man Kranksein auch als Konflikt aufgrund einer Abspaltung bzw. Verdrängung von Ich-Anteilen auf, wie es die Tiefenpsychologie nahelegt, stellt sich immer die Frage nach dem, was sich in einer Herzerkrankung ausdrückt. Der Zeitgeist nährt sich aus vielen Abspaltungen und Verdrängungen, die der seelischen Symbolik und der leiblichen Funktion des Herzens zugehören. Die Verdrängung von Alter und Tod, die Verschiebung der emotionalen und sinnlich-leiblichen Existenzwerte auf materielle und abstrakte Sach- und Haben-Werte, die Unterdrückung von Muße und Kreativität und die Mißachtung des natürlichen Lebensrhythmus sind wohl die wichtigsten Bereiche, in denen ein Verlust von Herzlichkeit deutlich ist.

Heilung kann aus dieser Sicht nur über das Wiederergreifen

des Abgespaltenen, Verdrängten erlangt werden. Dem integrierenden Wiederergreifen muß das Wiederbegreifen mit dem Herzen vorangehen. Dem einen oder anderen «Heiligen» mag dies gelungen sein.

Die in diesem Kapitel vorgestellten Therapiekonzepte beschreiben verschiedene Schritte auf dem Weg zur Ganzheit, zur Heilung. Auch in den anderen Kapiteln, insbesondere 3 und 5, sind grundlegende Sichtweisen und konkrete Möglichkeiten für integrative Therapieansätze ausgeführt. Eine Wertung gegenüber den mehr auf Gesundheit im Sinne von Wiedererlangung der Funktion gerichteten Maßnahmen ist nicht beabsichtigt. Oft genug sind auch diese im wahrsten Wortsinne not-wendig, um den weiteren Weg offen zu halten, den Weg, das ganze Leben von ganzem Herzen zu ergreifen.

Rita Maassen/Ingrid Lohmann

Ins Herz der Gefühle horchen

Tanzen und Malen als Weg zu unserer Mitte

Wir berichten über ein Seminar, das wir mit der Zielsetzung überschrieben hatten, die befreiende, heilsame Kraft des Tanzens und des Malens zu nutzen, um die Lebendigkeit und die Einheit von Körper, Herz und Geist zu erfahren. Unsere These ist, daß die Erweiterung des kreativen Ausdrucks zu einem reichen, ganzheitlichen Erleben und zu einer Stärkung des Selbstwertgefühls führt.

Im folgenden werden wir die gemeinsame Erfahrung mit den TeilnehmerInnen des Seminars darstellen: durch die Beschreibung der Methodik unseres Angebotes und der praktischen Realisierung möchten wir einen Einblick davon geben, inwiefern dieser Prozeß der Gestaltung Schritte des Wachstums evozieren konnte.

Das Seminar strukturierte sich in zwei Sequenzen am Anfang, die jeweils rein tanz- bzw. kunsttherapeutisch geleitet wurden und zwei Abschnitte, die sich im fließenden Übergang zwischen den Methoden gestalteten.

Das Miteinander-Wirken dieser beiden künstlerischen Therapieformen ist etwas Neues! Normalerweise werden methodisch verbal arbeitende Therapieformen mit einer der beiden kreativen Verfahren kombiniert – warum eine Kooperation zwischen zwei kreativen Verfahren? Wir entschieden uns bewußt für eine Zusammenarbeit:

Musik und Tanz sind wie zwei Seiten einer Medaille, der ursprünglichen Fähigkeit des Menschen, sein Inneres auszudrükken: Aus dem Gefühl des Bewegtseins bringen wir Bewegung nach außen, geben der E-motion Ausdruck, indem wir sie körperlich umsetzen. Der Tanz ist gebunden an Zeit und Raum – wir fließen von der Gestaltung eines Augenblicks zum nächsten. Das entspricht dem steten Wandel unserer Gefühlswelt, die im Kontakt zwischen innen und außen, dem Ich und dem Wir stets neue Impulse entwickelt.

«Die Improvisation [...] ist [...] ein Vorgang der freien, wortlosen Assoziation, während der der Einzelne seinem Körper erlaubt, sich ohne Willensanstrengung und Hemmung zu bewegen. Das Ausschalten der Kontrolle erlaubt, daß Gefühle, die seit langem im Unterbewußtsein ruhten, hervorbrechen. Es kann eine überwältigende Erfahrung sein, wenn der Körper plötzlich eine lange zurückgehaltene Trauer, eine versteckte Wut, eine uneingestandene Angst oder ein verdrängtes Zärtlichkeitsgefühl zum Ausdruck bringt. In solchen Durchbrüchen sagt uns unser Körper etwas über Gefühle, von deren Vorhandensein wir nichts ahnten. Und es gibt keinen Zweifel an der Echtheit dieser Gefühle.»[1]

Auch die Bilder, die wir malen, kommen oft aus dem Unbewußten: Innere Bilder werden im Prozeß des Malens deutlicher. Malen heißt Selbstgestaltung des Wesentlichen, des eigenen Mittelpunktes und das Umsetzen in alltägliche Lebensgestaltung. Im Unterschied zum Tanz schafft sich der Mensch in der Kunst einen materialisierten Spiegel seiner Befindlichkeit und seines Selbst: Wir können unsere Vorstellungen veräußerlichen, uns Objekte erschaffen, die den flüchtigen Augenblick des Gefühls auf Dauer repräsentieren. Ein Bild ist gefrorene Bewegung.

«Für den Künstler bilden die Inhalte seines Unbewußten den Stoff und den Anlaß der künstlerischen Gestaltungstätigkeit und lassen ihn zum wegweisenden und gültigen Sprachrohr des zwar Unausgesprochenen, aber immerwährend Urlebendig-Wirksamen in der Seele der gesamten Menschheit werden [...]. Das Erfassen eines Bildes in seinem archetypischen Bezug hat für den Hersteller immer einen stark emotionalen Erlebnischarakter und übt meistens eine nachhaltige Wirkung aus, auch wenn ihm der wahre Sinn, den es enthält, verborgen bleibt. Das Zusammenschauenkönnen beider Aspekte – des individuellen und des kollektiven –, die ein Bild in sich vereint, ist Bewirkung und zugleich Ausdruck der Überwindung innerer Zerrissenheiten, von psychischen Dissoziationen aller Art. Es stellt eine richtige Aufbauarbeit dar.»[2]

Im Ineinanderverweben der Methoden von Tanz- und Kunsttherapie wird es möglich, zunächst neue Ausdrucksformen des Bewegtseins anzuregen – im nächsten Schritt einen intermedialen Transfer in die bildnerische Gestaltung anzubieten – diese Erfahrungen zu reflektieren, um sie dann auf einer neuen Stufe der Entwicklung erneut zu bewegen. Dieser Prozeß ist ein steter Wechsel von Fluß und Innehalten: Entstehende Bilder veranschaulichen ganz konkret «Standbilder» subjektiver Entwicklung und bieten in einer positiven Konfrontation Anlaß, Neues auszuprobieren, möglicherweise bereits in der nächsten Phase von gemeinsamer Bewegung.

Zur Ergänzung dieser therapeutischen Sichtweise noch ein Zitat, das die Dringlichkeit verdeutlicht, mit der wir Menschen dahin streben, uns kreativ auszudrücken:

> «Als der Dichter Rilke an schweren Depressionsanfällen litt, wurde ihm geraten, psychiatrische Hilfe in Anspruch zu nehmen. Aber er befürchtete, daß auch die Engel der Kreativität verschwinden würden, wenn man die Dämonen von ihm nehmen würde. Mit anderen Worten: ihm war bewußt, daß er bereit sein mußte, das volle Ausmaß der Emotionen zu erleben, um weiter dichten zu können. Wir alle sind Künstler, indem wir unser Leben und die Welten, in denen wir leben, erschaffen und die optimale Entscheidung liegt in der vollen Palette der emotionalen Farben. Um mit unseren Gefühlen vertraut zu werden, können wir uns tänzerisch, singend, darstellerisch, schreibend und malerisch mit ihnen beschäftigen: Wir können sie schöpferisch erforschen und zelebrieren.»[3]

Nun zur speziellen Ausrichtung der Methoden im Hinblick auf das Thema «Herz. Rhythmus und Kreislauf des Lebens». Die-

ses Thema ist eine Fokussierung, in der sich oben aufgezeigter
Zusammenhang ganz wesenhaft veranschaulicht: Ziel war es,
einen Weg zum Herzen hin ganzheitlich erfahrbar zu machen,
eine Bewegung zu ermöglichen sowohl zum Gerichtetsein nach
innen zum Zentrum des Herzens als auch zur pulsierenden,
kraftvoll nach außen gehenden Bewegung des Kreislaufs. Dieses Hinführen zur eigenen Mitte regte die Tanztherapie an, indem sie Kontakt zur gefühlten Bewegung initiierte und anbot,
«das Herz für die Begegnung mit anderen zu öffnen» – die
Kunsttherapie setzte die ganzkörperliche Bewegung in eine Bewegung auf Papier und in Ton um, die konkrete Spuren hinter-
ließ. Aktivität des Kreislaufs verdeutlichte sich in der Transfor-
mierung des Materials im aktiven Handeln – die Ruhe im
Herzen als Kern des Seins kam im Auf-sich-wirken-lassen der
geschaffenen Gestalt zum Ausdruck. Tanz und bildnerischer
Ausdruck pulsierten miteinander – schufen Momente kraft-
voller und weicher Aktivität, ausgehend vom und zurückkeh-
rend zum lebendigen, ruhigen Zentrum dieses unendlichen
Flusses.

Um diesen Prozeß im Seminar zu strukturieren, setzten wir
aus oben genannten methodischen Gründen den Impuls der Be-
wegungserfahrung an den Anfang, führten dann in einer ausführlichen Gestaltungssequenz nach innen, ließen als nächstes
beide Schritte organisch abwechseln, um dann als Ausklang
persönlichen Freiraum für eine selbstgewählte Gewichtung beider Aspekte zu geben.

(Der Einfachheit halber benutzen wir als gemeinsam Verant-
wortliche von nun an sprachlich die Ich-Form, um beim Lesen
Umständlichkeit der Zuordnung zu vermeiden. Des weiteren
wählen wir, da die Mehrzahl der TeilnehmerInnen Frauen waren, im Plural generell die weibliche Form.) Der Bericht möchte
einen lebendigen Eindruck von dem geben, was geschah: er ist
deshalb in bewußt erzählerischen Worten gehalten. Eine verall-
gemeinernde Abstraktion hätte vom Wesentlichen des Gefühl-

ten abgelenkt, seine Plastizität, die im Lesen spürbar werden soll, gemindert.

Ich lege mein Herz in meine Hände

Am Anfang des Seminars stand (nach der gemeinsamen Vorstellungsrunde) eine Wahrnehmungsübung, um die Sinne zu wecken. Werden wir uns der Informationen unserer Sinne bewußt, bekommen wir Rückmeldung darüber, wie wir uns in diesem Moment körperlich und seelisch fühlen, wer wir sind und wo wir sind. Die Teilnehmerinnen intensivierten ihren Gehör- und Geruchssinn, sie spürten ihre Körpergrenzen beim gegenseitigen Abklopfen und schlossen sich dem alltäglich selbstverständlichsten Sinn, dem Sehen, auch innerlich an: «Mach Deine Augen zu, stell Dir einen vertrauten Gegenstand im Raum vor, öffne sie dann, betrachte ihn genau und vergleiche Dein inneres Bild mit der Realität». So entstand Intensität und Präsenz. Als nächstes führte ich die Wahrnehmung nach innen: um sich selbst zu spüren, bot ich Atemübungen an. Der Atem hält uns am Leben, er *ist* unser Leben – Kontakt zur Intensität und Frequenz des Ein- und Ausatmens herzustellen, bewirkt Kontakt zu sich selbst, dem inneren Körperraum, der sich erweitert und wieder leert. In dieser Atmosphäre des Bei-sich-seins ließ ich dann den eigenen Puls spüren: den zweiten Ur-Rhythmus unserer Lebendigkeit. «Wie geht mein Puls, wieviel Zugang habe ich, ihn zu finden und innerlich zu begleiten.» Das Hinführen dieser Orientierung nach innen mit der nach außen sollte als nächstes durch eine kleine Bewegung erreicht werden. Dieser Bewegungsansatz wurde ins Gehen erweitert. Wenn er verloren wurde, jemand «sich selber verlor», konnte er stehenbleiben und wieder zu sich in Kontakt kommen. Verbal gab ich dabei Unterstützung, beim Nach-außen-gehen nicht den Zugang zu sich selbst zu verlieren. Im nächsten Schritt erzählte ich von den

beiden Strömungsrichtungen des Blutes: wie das arterielle vom
Herzen aktiv nach außen gepumpt wird und dann durch die Venen passiv zurückfließt. Diese beiden Qualitäten konnten die
Teilnehmerinnen dann selber an zwei vorgegebenen Bewe-
gungsqualitäten erproben: zur Verdeutlichung des arteriellen
Flusses wurde zu afrikanischer Musik gestampft, aktiv Kraft in
den Boden übermittelt – zur venösen Phase bot ich einen fließenden, wie von selbst schwingenden Walzer an, durch den sich
die Tänzerinnen eher passiv bewegen lassen konnten. Spüren
Sie als Leser einmal selber nach: Welche der beiden Phasen
würde Ihrem Wesen mehr entsprechen? Lohnt es sich, in bestimmten Situationen bewußt auch die weniger vertraute auszuprobieren?

An dieser Stelle war so viel stabilisierende Verbindung nach
innen geknüpft, daß ich langsam und bewußt Kontakt nach
außen anregen konnte. «Begrüßt einander im Gehen ganz normal mit den Händen, bleibt, wenn sich alle begrüßt haben, bei
einer Person stehen. Stellt Euch vor, Eure Gefühle in Eure
Hände zu schicken, so daß sie wie offene Augen die Hände des
anderen wahrnehmen können. Ihr könnt gleichzeitig Euer Herz
in Eure Hände schicken, dem anderen etwas davon geben und
Euer Gegenüber neugierig erforschen.»

Als nächstes blieb jede mit ihrer Partnerin in Kontakt, und
beide setzten sich voreinander. Jede begann damit, ihr Herz
ganz konkret zu spüren, indem sie die Hand auflegte und eine
ganze Zeit bei sich blieb. Dann wurde eine von beiden zur Emp-
fangenden, die andere stellte sich darauf ein, etwas zu geben.
Die erste Person konnte so imaginieren: «etwas wartet auf mich
– jemand ist für mich da» und entscheiden, was sie brauchte.
Sie konnte ihre Hände in die der Partnerin legen, erleben, wie
sie gehalten oder bewegt wurde, oder diese nur berühren und
an der Kontaktstelle Haut fühlen. Ich regte dabei an, bewußt zu
entscheiden «jetzt habe ich genug Kontakt und gehe wieder zu
mir zurück», und sich dabei zu fragen «was habe ich aufgetankt

und wie wirkt das, was ich bekommen habe, in mir nach?» (Die
Rollen bzw. der folgende Rollenwechsel waren hierbei klar
strukturiert, um genügend Sicherheit und Verlaß zu gewährleisten.) Es kam viel Trauer auf – das Öffnen des Herzens nach
außen rührte stark an. Dann legte sich jede neben der Partnerin
auf den Boden und ließ innerlich das Erlebte nachschwingen,
hatte Gelegenheit, sich zu besinnen. Den Abschluß der Übung
bildete ein Austausch zu zweit: «Was habe ich erlebt, wie ist es
mir ergangen, was möchte ich Dir mitteilen?» Zum Ende der
Sequenz aktivierten gegenseitiges Abstreichen der Körpergrenzen und ein gemeinsamer Tanz das Erleben der eigenen Kraft
und der persönlichen Konturen, um nach dem intensiven Strömen von Gefühl sich wieder zu stabilisieren.

Mit meinen Händen etwas aus der Mitte schaffen

In dieser gestalterischen Einheit ging es darum, am inneren
Kern anzuknüpfen, den Kreislauf des Lebens als sich wiederholende Bewegung um den zentralen Punkt der Mitte spürbar zu
machen: das Herz zu öffnen, um das Fließen des Kreislaufs zu
fühlen. Zunächst wurde mit Ton gearbeitet: ein sehr ursprüng-
liches, erdiges Element – es zu gestalten, ist eine Möglichkeit,
Bilder aus den Tiefen des Unbewußten hervorzuheben. Ton ist
ein formbares, faßbares Material und kann durch ein intensives
Hineinspüren auch den ursprünglichen Herzschlag der Erde
fühlbar machen. Gleichzeitig ist so auch ein Bezug zum eigenen
Herzen erlebbar – eine Verbindung von Persönlichem und
Überpersönlichem, dem Erdigen und dem Menschsein. Das
Wahrnehmen der Kühle der Erde, der eigenen Körpertempera-
tur und des allmählichen Überströmens der Wärme bewirkt
eine zentrierende Erfahrung – die eigene Energie, die bei der Arbeit, dem Kneten und Formen der Erde aktiviert wird, verdeutlicht die Kraft, die in den Kreislauf vom Herzen ausgeht. Nach-

dem der Ton zunächst intensiv geknetet und gefühlt worden war, formte jede eine Kugel, um äußerlich wie innerlich ins Ganzheitliche, ins Zentrum zu gehen. Im nächsten Schritt konnten die Teilnehmerinnen aus dieser Gestalt heraus Individualität ausdrücken. Sie prägten und gestalteten das Eins der Urform aus ihrer Mitte heraus, mit geschlossenen Augen, schufen Formen, in denen sich Persönlichkeit, Befindlichkeit und Ausdrucksweise ganz unterschiedlich materialisierten. Daraus entwickelte sich der nächste Transfer: Aus der Tiefe des Dreidimensionalen, Gefühlten wurde übergeleitet zur flächigen Zweidimensionalität des Bildes. Malen führt in eine bewußtere, in dieser Situation eher der Ich-Steuerung zuzuordnenden Ebene. Für die malerische Arbeit gab ich als konkrete Orientierung das Symbol des Kreises vor. Die Teilnehmerinnen gestalteten das Bild eines Mandalas. In diesem Symbol vereinigt sich der Sitz der Weisheit und der Seele – des Wesens und des Wesentlichen – des Zentrums der eigenen Person und der Struktur der Psyche. In der Fokussierung auf die vorgegebene Form wurde das Thema Herz auf einer neuen Ebene bearbeitet. Wo vorher die Berührung des Tons das Fühlen des Zentrums anregte, wurde jetzt die Dimension der visuellen Wahrnehmung und deren Wirkung angesprochen; gleichzeitig die Unterschiedlichkeit persönlichen Ausdrucks, der sich aus der Einheit heraus ganz individuell entfalten konnte. Die Teilnehmerinnen füllten den Kreis teils mit abstrakten, teils biomorphen Formen, manchmal auch ganz konkret, z. B. floral oder dekorativ. Alle Formen, die in einem solchen Prozeß entstehen, sind «richtig» – es geht mir hierbei nicht darum, durch eine bestimmte Methode zu graben, um besonders «tiefe» Ebenen der Seele anzusprechen, sondern um das Hier und Jetzt. «Wo ist mein Zentrum – spüre ich es in mir oder vielleicht auch außerhalb; womit will ich mich jetzt befassen, was ist mein Thema im Moment?» sind die zentralen Fragen, die sich allein durch den gestalterischen Prozeß und dessen Reflexion beantworten. Die spezielle Symbolik des

Mandalas wirkte hierbei indirekt, durch die individuell gefundene Ausdrucksform hindurch. Oder, wie Jung sagt:

> «Die Patienten selber können wenig über den Sinn der Mandalasymbole aussagen. Sie sind davon fasziniert und finden sie irgendwie in bezug auf den subjektiven seelischen Zustand ausdrucks- und wirkungsvoll.»[4]

Die auch ordnend wirkende Kraft der bildnerischen Gestaltung einzusetzen war mir an dieser Stelle sehr wichtig, um nach dem tiefen Prozeß der Arbeit mit Ton wieder an die bewußte Oberfläche zu kommen. Als eine Form der Weiterbearbeitung der gefundenen Gestalt bot ich im Anschluß an, erneut innerlich einen Zugang zum Wesentlichen des geschaffenen Bildes zu finden, den Kern, sein Herz zu suchen und ihm einen Namen zu geben. Aus dem Namen wiederum wurde ein Gedicht entwickelt, um sich auch auf der sprachlichen Ebene bewußt zu werden. Die Teilnehmerinnen fanden auch im sprachlichen Austausch Bezug zu ihren drei Werken und konnten sie wertschätzen, was sich u. a. darin ausdrückte, daß sie sie alle mit nach Hause nahmen.

Das Herz der Gruppe und das eigene Herz spüren

Der nächste Tag führte fließend von der Bewegung zum Bild. Ich bot folgende Übung an: Aus einem von mir mitgebrachten Blumenstrauß suchte sich jede Teilnehmerin eine Blume aus und nahm sie mit zu einem von ihr bewußt gewählten, stimmigen Platz im Raum. Hier nahmen alle stehend oder sitzend eine angenehme Haltung ein und schlossen die Augen. So konnte der visuelle Sinn, über den normalerweise hauptsächlich Informationen aufgenommen werden, zugunsten einer vertieften Wahrnehmung der anderen Sinne ausgeschlossen werden. Durch Riechen, Spüren und Tasten wurde die Blume zu einem intensiven Gefühlserlebnis. Ich regte an, sich mit der gewählten Blume persönlich zu identifizieren: «Wie würden Sie in Ihrer Vorstellung als Blume aussehen? Welche Haltung, welche Form hätten Sie?» Im nächsten Schritt gab ich die Vorstellung vor, ein leiser Wind streife durch die Blume in den Prozeß [...]. Die Teilnehmerinnen begannen, sich sanft zu bewegen. «Was ist Ihr innerer Impuls? Wie will sich die Blume bewegen [...] was braucht sie im Moment?» Dann wurden die «Blumen» größer, kamen in den Stand, bewegten sich am Platz, um dann zu einem Blumenstrauß zusammenzukommen. Ich ermutigte, sich innerhalb dieses Straußes so zu plazieren, wie es dem Herzensbedürfnis entsprach. Die Teilnehmerinnen konnten wahrnehmen, «Wie nah oder entfernt möchte ich der Mitte sein? Wo brauche ich Schutz und Berührung, wo will ich gar keinen Körperkontakt?» Einige hatten das Bedürfnis, ihren Rücken frei zu haben, und bildeten so einen äußeren Rahmen, einige wollten gerade am Rücken geschützt sein und stellten einen inneren Rahmen dar, und eine Frau stand ein Stück abseits. Das Gruppenbild begann, ohne daß hierzu eine Intervention gegeben wurde, zu schwingen. Es ergab sich ein Einklang, der von außen wie ein gemeinsamer Atem wirkte. Dabei hatten alle die Augen geschlossen, reduzierten so die Außenreize, um ganz tief bei sich zu bleiben. Während der nun folgenden Überleitung zum Malen, ging jede aus der Bewegung heraus, aber blieb bei sich und ließ das Erleben ohne Bruch in ein Bild fließen. Es war für mich spürbar, wieviel Gehalt in diesem Moment den Raum füllte, wieviel Genuß es bereitete, dieses ganz persönliche «Etwas» herauszulassen und darzustellen. Besonders der warme, intensive Moment des Wiegens, der Gleichklang der Blumen war beinahe schmerzlich in seinem Vergehen: »O Augenblick, Du bist so schön.» Die Gestaltung des Bildes gab die Möglichkeit, dieses Verstreichen aufzuhalten, die innere Bewegtheit noch einmal äußerlich sichtbar zu machen, zu intensivieren und als immer verfügbare Erinnerung festzuhalten. Als Orientierung beim Malen wurden die konkrete Körpererinnerung angesprochen: «Spürt nach, wo habt Ihr Kontakt gehabt, an welchem Körperteil genau [...] wie groß waren die Flächen, wie stark sollte der Kontakt sein. Was brauchtet ihr im Moment, was tat dem Körper gut.» Das innere Erleben des Kontaktes an der Körpergrenze wurde im Bild nach außen transformiert, die Oberfläche des Bildes konnte die körperliche Fläche Haut darstellen. Durch die sehr unterschiedlichen Gestaltungen wurde nach dem Einklang mit der Gruppe wieder eine individuelle Konturierung möglich. Die Bilder setzten einen persönlichen Ruhepunkt, ein individuelles Zentrum hinter das Erleben des gemeinsamen Fließens in der Gruppe: Es war möglich, eins mit dem Kreislauf des Kosmos zu sein und wieder zum persönlichen Herzen zurückzukommen. Auffallend war, daß beim Malen aus dem angebotenen, vielfältigen Material ausschließlich Pastellkreiden und Aquarellfarben gewählt wurden. Die Bilder wirkten dadurch weich und zart. Bei mir entstand der Eindruck, als bestünde zwischen ihnen eine indirekte Verbindung: So individuell sie waren, so waren sie doch gleichzeitig durch die erkennbare Qualität einer zentralen, gemeinsam erlebten Erfahrung verbunden.

Leben heißt stetes Wachstum

In der letzten Sequenz gab ich den Teilnehmerinnen Spielraum für individuelle Entscheidungen: Es war so viel Erleben angeregt worden, daß es mir wichtig war, die führende Rolle zurückzunehmen, um persönliche Schwerpunkte entstehen zu lassen. Das Angebot bestand darin, nacheinander zweimal je eine Viertelstunde zu tanzen und zu malen. «Sucht Euch einen angenehmen Platz im Raum, wenn Ihr wollt, schließt die Augen, ich werde aufpassen, daß niemand zusammenstößt; folgt jedem Impuls, der von innen kommt. Es kann sein, daß von außen viel

Bewegung zu sehen ist, oder auch, daß allein die innere Bewegung wirkt.» Die Teilnehmerinnen fanden schnell einen Platz, um sich niederzulassen, manche legten sich hin, andere standen oder saßen. Am Anfang entstand äußerlich der Eindruck, es passiere nichts – bei genauem Schauen war viel Bewegtheit in den Gesichtern. Es wurden kleine, intensive und bewußt dosierte Bewegungen sichtbar. Alle blieben sehr bei sich – die Dichte der Atmosphäre ließ die Zeit für mich ganz kurz erscheinen. Dann wurden die Augen geöffnet, alle gingen still zum vorbereiteten Material, malten ihr Bild, setzten sich wieder und zogen sich innerlich zurück. Im zweiten Bewegungsteil wurden größere Bewegungen sichtbar, sie wirkten wacher und mehr nach außen gerichtet. In der Gruppe wurde Blickkontakt aufgenommen, es entstand Orientierung aufeinander. In den Gesichtern floß viel Gefühl, Freude und auch Trauer. Dann wurde wieder gemalt, anschließend gemeinsam reflektiert. In diesem ausführlichen Gespräch wurde deutlich, wie stark die Teilnehmerinnen innere Reisen erlebt hatten, in denen sie lebensgeschichtlich wichtige Themen bearbeiteten. Sie berichteten, wie stärkend dabei die authentische Bewegung in den aufeinanderfolgenden Phasen gewirkt hatte und verdeutlichten dies anhand ihrer diese sehr gegensätzlichen Zustände ausdrückenden Bilder. Ein starkes Gefühl von Verlust und Trauer hatte sich z. B. zu freudiger Leichtigkeit gewandelt, wobei das innere Thema, das die Teilnehmerin beschäftigt hatte, dasselbe blieb. Sie stellten in beiden Bildern ein während der Bewegung angeschautes Objekt dar – allerdings ganz unterschiedlich, da sich ihr innerer Zustand geändert hatte. Ich möchte die Bilder in einem Vergleich beschreiben: Für mich könnten sie ein Glas darstellen, das mit etwas Wein gefüllt ist. Im ersten Bild war es wie ein alter, abgestandener Rest, der aussah wie verdicktes Blut. Im zweiten Bild hatte jemand mit einem Strohhalm Luft hineingeblasen und die Flüssigkeit spielerisch durcheinandergewirbelt. – Natürlich waren die Bilder aller Teilnehmerinnen sehr unterschiedlich, hatten aber auch Gemeinsames: Die meisten waren mit Wachsmalstiften gemalt und zeigten sehr strukturierte, formgebende Gestalten. Während beim Vorstellungsbild der Blume das Herz in der Darstellung farblich weich verfließen konnte, bedurften die Momentaufnahmen des Kreislaufs durch sehr unterschiedliche Zustände einer kraftvollen Präzision. In der Reflexion erschienen Bilder und Bewegung, wie auch der gesamte kreative Prozeß des Seminars als immer neue Zustände im Kreislauf des Fließens um den Mittelpunkt. Der Wechsel vom Tanz und bildnerischem Gestalten, das Zusammenwirken beider Therapieformen ließ persönliche Themen aus dem Unbewußten erscheinen, machte sie formbar und gab so einen Impuls zu neuen Bahnen spürbaren, lebendigen Wachstums.

> «Das ergibt einen Reigen der Geschehnisse und Gedanken, in dem mancherlei rote Fäden verwoben und [...]. Nicht zuletzt auch der Faden, an dem sich die Perlen aufreihen, die aus den verborgenen Gewässern der Innenwelt des Menschen stammen.»[5] (Laban, 1996).

Anmerkungen

1 Schoop, T.: «... komm und tanz mit mir», Zürich 1981: 117.
2 Jacobi, J.: Vom Bilderreich der Seele. Wege und Umwege zu sich selbst, Olten/Freiburg 1969: 39, 104.
3 Roth, C.: Das befreite Herz. Die Lehren einer Großstadt-Schamanin aus New York. Rituale für Körper, Geist und Seele, München 1990: 92.
4 Jung, C. G.: Gesammelte Werke, Bd. 13, Olten/Freiburg 1978: 31.
5 Laban, R. v.: Ein Leben für den Tanz, Dresden 1996: 8.

ANSGAR RANK

Das Herz als Pforte der Lust

Ein bioenergetischer Ansatz

Die Bioenergetik hat Methoden entwickelt, die Seele über den Körper zu erreichen. Bioenergetiker suchen zu verstehen, bis zu welchem Umfang sich jemand zugänglich macht und auseinandersetzungsbereit zeigt und/oder inwieweit das Subjekt von defensiven Motiven des Schutzes und der Abwehr diktiert ist. Bioenergetiker halten sich zunächst einmal an die äußere Manifestation. Das Äußere zeigt aber nur in beschränktem Umfang auf, bis zu welchem Grad der Organismus aktuell massiven Einwirkungen von außen gewachsen ist und wie die Kompromisse zwischen äußeren Anforderungen und innerer Verarbeitung aussehen.

Sensibel oder in Abwehr
Begegnungen und Ereignisse können auf das Subjekt animierend wirken oder es kalt lassen. Soweit sie dem Bedürfnis nach Anregung nachkommen, sind sie Nahrung für die Sensibilität, die immer den direktesten Zugang zum Innenleben hat. Der Organismus wäre aber schlecht beraten, würde er sich auf Einflußfaktoren einlassen, von denen zu befürchten ist, daß sie nichts Gutes in ihm anrichten. Der Organismus würde sich selbst schädigen, würde er sich dort noch einladend verhalten, wo Gefährdungen oder Beschädigungen von Seiten einer wenig freundlichen Umgebung durchaus im Bereich des Möglichen sind. Deshalb bleibt es allein die Angelegenheit individueller Sensibilität, ob sie angeregt den äußeren Impulsen nachgehen

oder ob sie Einlaß fordernden Impulsen Widerstand entgegensetzen möchte, was im besten Fall bedeutet: Zweifelhaftes draußen vor der Tür zu lassen.

Die Bioenergetik nimmt den Menschen so, wie er sich im Moment darstellt. Sie nimmt Zweifaches in den Blick.

Von außen nach innen
Der Blick ist auf das Äußere gerichtet und unterzieht dieses detaillierten Fragen, z. B. nach einem Zuviel oder Zuwenig an Haltung, nach dem Grad der Einlassungsbereitschaft oder nach dem Grad der Ausdrucksstärke. Der Blick sucht über das Äußere Zugang zu dem, was im Inneren vor sich geht.

Von innen nach außen
Die andere Blickrichtung stellt sich auf die Seite der lebendigen Antriebe und nimmt die Äußerungsformen vom Entfaltungsprozeß aus in den Blick. Diesem Blick zeigt sich das Lebendige als das, was aus inneren Beweg-Gründen zum Ausdruck drängt. Diesem Blick entgeht nicht, daß all das, was innerlich zur Verwirklichung drängt, im Äußeren leider immer nur ausschnitthaft zur realen Verwirklichung gelangt ist. Das lebendige Innere findet zu seinem Leidwesen im Äußeren nicht immer taugliche Bedingungen der Selbstentfaltung vor. Der Drang nach Entfaltung verfängt sich in Muskelspannungen, Relikten von Zwängen und Blockierungen aus den Tagen, da uns nur am Selbstschutz gelegen war.

Die Charakteranalyse ermittelt unter Berücksichtigung spezifischer Haltungen und Blockierungen das Ausmaß und die Tragweite einschränkender Lebenshaltungen, die einstmals aus gutem Grund ergriffen worden sein mögen, die aber zum gegenwärtigen Moment nutzlos geworden sind und fortan nur noch als tradierter Ballast fortbestehen und somit gegenwärtiges Leben in seinem Entfaltungsdrang verstellen und beengen.

Pulsation

Das Herz lebt in der Brust. Würde sich die Brust nur auf das Herz abstimmen, dann würden die Pulsationen des Herzens im Wogen der Brust ihre Entsprechung finden. Die Lust, die dem Herzen trotz erschwerender Lebensumstände immer wieder den Mut zu unablässiger Weiterführung des Lebens abgewinnt, fände nach außen in einer nicht nachlassenden Bereitschaft nach Kontakt und Kommunikation ihre Entsprechung. Die Brust verstünde sich primär als Lebensraum für alle in ihr befindlichen Gefühle, einem Drummer gleich, der in einer Beatband die Stimmung anheizt.

Leben schützen und Leben fördern

Die Brust hat aber eine doppelte Aufgabe zu lösen, einerseits das Leben nach außen hin angesichts schädlicher Einflüsse abzuschirmen, andererseits den inneren Funktionen, der Bedürftigkeit, der Sehnsucht und dem Verlangen Entfaltungsspielraum zur Verfügung zu stellen. Die Brust verrät im Grad ihrer Bewegtheit, welcher Seite sie mehr Gewicht beimißt. Sie verrät durch ihre spezifischen Blockierungen, von denen einige gleich genannt werden, welche Lebenskompromisse sie eingehen mußte. Akzentuiert die Brust mehr die Schutzfunktion, dann offenbart sie, wie sie gelernt hat, dem Herauskommen und dem Hineingelangen von Gefühlsbotschaften erschwerende Umstände zu machen. Die Brust kann ganz in der Schutzfunktion aufgehen. Dann fungiert sie wie ein Tresor, der sein Geheimnis für sich behalten will.

Öfter aber macht sie sich infolge übertriebenen Schutzes unnahbar, wie wenn ihr Innenleben von Feinden belauert würde und sie gezwungen wäre, ausschließlich ein empfindsames Wesen vor einem äußeren Zugriff oder gar Übergriff zu schützen.

Die geblähte Brust dient selbstherrlich als Demonstration von Macht und Fülle, ohne daß sich beides in sozialen Ausgleich bringen lassen wollte. Die Brust wölbt sich, verwöhnt

von Anerkennung und Bewunderung, vor. Die stolz vorge-
schwellte Brust hilft nur noch, ein Image von Großartigkeit zu
unterstützen.

Oder die Brust wird aggressiv nach vorne ausgestülpt und
erscheint uns wie ein Schiffsbug, der Wellen zu durchbrechen
gedenkt. Die sich vorwerfende Brust bildet in der Tat die Basis
für Vorwürfe an andere.

Ein anderes häufiges Erscheinungsbild: Die Brust ist einge-
fallen und verbleibt in dieser Position, was anzeigt, daß sie sich
von einem Tiefschlag, einem Schlag bis in die Tiefe hinein oder
von einer enttäuschenden Erfahrung nicht mehr zu erholen verstanden hat. Sie ist nur noch eine einzige Demonstration von
Bitterkeit und Verdruß. Ihr Ausdruck bekundet, wie angesichts
erlittener Misere Gefühle zum Rückzug geblasen wurden. Der
Buckel, der sich aus anhaltendem Verdruß gebildet hat, zeigt
auf, daß Enttäuschungen diesen Menschen zum Rückzug von
der Kontaktlinie veranlaßt haben.

Oder die Brust ist durch vorgestellte und eingezogene Schul-
tergelenke ein einziger Ausdruck von Angst und den darauffol-
genden Maßnahmen, wie z. B. «die Schotten dicht machen».

Oder die Schultern sind immer leicht angehoben. Sie zeigen
an, wie man sich vor lauter Einsatzbereitschaft immer wieder
zu überfordern gedenkt.

Die Brust ist ein Panzer und Bollwerk, unnahbar und un-
durchdringlich. Die Vermutung steht dafür, daß sie sich auch
nicht mehr so ohne weiteres menschlichem Mitgefühl öffnen
möchte, weder um eigene Gefühle herauszulassen, noch um Gefühle anderer bei sich ankommen zu lassen.

Diese und andere Blockierungen erschweren es Außenste-
henden, an das Herz eines Menschen heranzukommen. Die
Brust scheint den Zugang zum Herzen eher zu verstellen als zu
ermöglichen. Sie wogt nicht im Rhythmus der Gefühle. Der
Brustkorb verkommt zum Sicherheitstrakt des Herzens. Dann
stellt er sich nicht mehr primär als Entfaltungsraum dem Innen-

leben der Brust zur Verfügung. Er trägt nicht den jeweils nach Erweiterung strebenden Bedürfnissen Rechnung. Er hat in erster Linie seine Ausprägung im Dienste der Abwehr gefunden oder zur Demonstration von Macht und Stärke.

Die Bioenergetik differenziert immer zwischen der äußeren Manifestation, wie sie sich im Körpergepräge zum Ausdruck bringt, und dem Innenleben, das sich in all dem zeigt, was sich regt und bewegt.

Fehlinvestierte Kraft

Man muß sagen, daß das innere Leben, in unserem konkreten Fall das Innenleben der Brust, durch den Einsatz zu großer Mengen an Energien in die Manifestationen von Schutz und Abwehr sowie in die Demonstration von Stärke und Unerbittlichkeit viel von seiner ursprünglichen Kraft einbüßt. Im selben Maße, wie sich Selbstschutzbedürfnisse oder Abwehrstrategien in der Körpergestalt ausgeprägt haben, fehlt es dem inneren Ausdruck an Kraft und Energie. Es ist ganz ähnlich wie beim Staatshaushalt zu sehen: Wird viel Energie in den Verteidigungshaushalt investiert, steht entsprechend weniger Energie dem Kulturhaushalt zur Verfügung. Chronifiziert sich das Ganze, dann bleibt die Tatsache der Fehlinvestition lange Zeit unauffällig.

Widersprüchlichkeiten

Dies Verständnis im Hintergrund dürfen Widersprüche zwischen Äußerem und Innerem nicht wunder nehmen. Aber wichtig ist zu sehen, daß dem Leben des Herzens beileibe nicht genüge getan ist, soweit ihm im Brustkorb nur eine wohlbehütete Existenz gesichert wird. Die Brust rückt dann weit von ihrer ursprünglichen Funktion ab, Nistplatz von Gefühlen sein zu dürfen. Wer die Brust zum Vorbau werden ließ, hat mit ziemlicher Sicherheit irgendwelchen Gefahren vorzubauen versucht. Wir dürfen davon ausgehen, daß schockierende Erlebnisse, Enttäuschungen und Verletzungen Kerben schlagen, wie sie z. B. in der

Trichterbrust manifest werden. Traumatisierende Einwirkungen haben dazu geführt, daß das Subjekt eher zu schützenden Maßnahmen Zuflucht nimmt, als sein Innenleben erneut der Unbill unerträglicher Widrigkeiten auszusetzen.

Auf Distanz gehen
Wenn beziehungsmäßig nicht viel geboten wird, will heißen, wenn sich in puncto Kontakt nicht viel Erfreuliches, aber umso mehr Unerfreuliches tut, dann wird derjenige gut beraten sein, der sich in bekannter Manier beizeiten aus dem sozialen Kontakt herausnimmt und die Zurückgezogenheit in ziemlicher Distanz zu den Menschen bevorzugt.

Blicken wir auf das Innenleben der Brust
Die Arbeit am intensiveren Atem nach eingehender Dehnung des Rückens auf dem Atemschemel, die Freilegung verborgener Wutstrukturen, zunächst nur durch die Imitation einer Gebärde oder eines Tons von Wut, z. B. durch die Wiedererlangung der Erlaubnis, Hände zur Faust zu formen und bebend und zitternd seinen Groll zum Ausdruck bringen zu dürfen, schafft dem Inneren, so ihm danach ist, Gelegenheit, mit all den Gefühlen herauszurücken, die schon lange auf die Chance ihrer Äußerung gewartet haben. Da kommt beileibe nicht immer nur ein Selbstreinigungsprozeß, eine Katharsis, zum Vorschein, obwohl niemand den Menschen zunächst einmal das Recht auf Expedierung und Entsorgung aller Bedrückungen absprechen sollte. Tiefere bioenergetische Arbeit zeigt, daß es ganz zarte und sozialverbindliche Gefühle sind, die aufgrund schlechter Erfahrungen in die «Deckung» gegangen sind und nunmehr mangels ausreichender Förderung brach liegen.

Verlangen
Da wäre als erstes das Verlangen hervorzuheben, eine bezugschaffende innere Qualität. Vermittels seiner richtet man seine

Bedürfnisse an die Menschen der nächsten Umgebung. Körperlich gesehen ist das Verlangen identisch mit dem Langmachen der Arme und dem Ausgreifen der Hände. Bittende und flehendliche Gesten können das Verlangen flankieren. Mit vereinten Kräften kann die Aufmerksamkeit des Gegenübers gewonnen werden. Verlangen zum Ausdruck zu bringen ist mehr als das Vorbringen von Ansprüchen. Es ist Appel und Bitte. Es respektiert die Freiheit des Gebers, gibt aber auch den eigenen frustrierten Gefühlen in der Wut Entfaltungsspiel und setzt nach, indem es mit Nachdruck betont, daß der andere doch so gut sein möge, nicht gleichgültig oder mißachtend über die Bedürfnisse hinwegzugehen.

Sehnsucht

Das wichtigste Gefühl der Brust ist die Sehnsucht. Sie ist die Kraft, die auf- und weitmacht. Sie holt bekannte wie unbekannte Möglichkeiten vor sich und obwohl sie weiß, daß niemals alle, sondern nur wenige der Verwirklichung zugeführt werden können, erstreckt sie sich doch immer wieder in das Panorama vielfältiger Realisierungsmöglichkeiten hinein. (Seid umschlungen Millionen.) Aus der Perspektive der Sehnsucht ist jede Sättigung eines Bedürfnisses, etwa des Hungers nach Nähe und Zärtlichkeit, nur ein kurzer Aufenthalt des Gefühls, eine Etappe im steten Aufbruch. Dem Leben der Brust wäre bekömmlicher, würden wir in nicht nachlassender Ausdauer mit Armen und Händen an Reichweite gewinnen. Schon wenn wir gestikulieren, geht in der Signalisierung des Mitteilungsbedürfnisses die Sehnsucht, daß ein Kontakt gelingen möge, mit in den Ausdruck.

Sich in Bezug setzen

Ausreichen mit Armen und Händen, sich auf einen Menschen bezogen dehnend und sehnend ausstrecken, ist identisch mit Verlangen ausdrücken. Verlangen heißt, sich in Bezug setzen zu denen, die sich räumlich nah für Bezogenheit zur Verfügung halten. Ausgebreitete Arme bei beibehaltener Sehnsucht haben die höhere Lebensqualität als untätiges Sichabfinden bei Verlust und Frust. Trotz unübersehbarer Lebenswidrigkeiten strahlen Sehnsüchtige weiterhin Optimismus aus, wo ansonsten katastrophische Phantasien sich nur vor Unmöglichkeiten gestellt gesehen hätten. Sich bleibend freiheitsorientiert zu verhalten, wie ein Kondor einen immer größeren Horizont umkreisen, sich mit großzügigem Atem durch Wind und Wetter und manch Unbill tragen lassen, das ist es, was dem Innenleben der Brust am meisten guttut.

Der Ausdruck der Sehnsucht ist bei Menschen in unserem Kulturkreis unzulänglich ausgeprägt. Die Sehnsucht besetzt hinter suchtbesetztem Habenwollen und hinter Kummer und Sorgen oft nachgeordnete Ränge. Das ist schade. Denn bleibt die Sehnsucht unaktiviert, erfährt das Leben nicht mehr genug Drang, sich intensiv und extensiv auf zukünftige Möglichkeiten auszurichten. Es fehlt dem Leben an Spannkraft, jener Spannweite, aus der heraus konkrete Lebenschancen ergriffen werden können. Das Leben hat bei ausbleibender Sehnsucht nicht mehr die Kraft, beziehungsstiftend, gestalt- und stilprägend auf zukünftige Entwicklungen vorzugreifen. Es dümpelt im Alltäglichen so dahin und verfängt sich im Spinnennetz von Routine und Gewohnheiten.

Selbstaktivierung in Armen und Händen, Unzulänglichkeitserfahrungen durch Angst und Illusionen
Funktionell steht der Brustraum mit Armen und Händen in Verbindung. Man kann davon ausgehen, daß die Bandbreite des Verhaltensspektrums von Armen und Händen viel von dem widerspiegelt, was im Brustraum vor sich geht. Das läßt sich gut am Beispiel der Berührung klar machen. Sind die Hände nicht durchwärmt, sondern kalt, dann steht die Vermutung zunächst einmal dafür, daß irgendeine Angst die Durchflutung mit

emotioneller Wärme unterbunden hat und so vorbeugend zu verhindern verstand, daß es die vorgewarnte Person mit ihrem unwiderstehlichen Bedürfnis nach Kontakt nicht auf die Spitze treibt. Wäre das Gefühl bis zu den letzten Enden vorgedrungen, wäre man unweigerlich auf Kontakt erpicht und niemand könnte einen davon abhalten. Die Kälte baut dem vor. Aber es muß nicht unbedingt Angst sein, die emotionelle Ausbringungen verhindert. Die Kälte in den Händen kann auch aufzeigen, daß man sich für ein veräußerlichtes Getue, das von innen nicht durch entsprechende Gefühle abzudecken war, hergegeben hat. Vielleicht war man mit seinen Bestrebungen nur hinter Illusionen her. Das Gefühl streikt, so es sich nicht mit einem Handlungsvollzug einverstanden erklären kann. Wenn die Herzenswärme unsere Handlungen nicht mehr durchdringt, sollte man sich kritisch selbst fragen, ob man genügend um die Übereinstimmung mit seinem inneren Fühlen bemüht war und ob die getätigten Handlungen auch emotional tragbar gewesen sind.

Ein Beispiel soll das Gesagte verdeutlichen: Eine Frau, nennen wir sie Cordalia, hat sich heillos in einen Mann verliebt, der zwar auch starke Gefühle für sie hegt, der sich aber nicht ihren Bedürfnissen und Wünschen entsprechend verhält. Obwohl sie einsieht, wieviel Gräben sich zwischen ihr und ihm auftun, mag sie ihn nicht aus ihrem Herzen entlassen. Es gelingt ihr auch nicht, sich ihn aus dem Kopf zu schlagen und sich auf jemand anderes zu konzentrieren. Egal, wie schäbig er sich verhält und obwohl nüchterne Einsicht längst einen Abbruch der Beziehung geboten sein läßt, behält er seinen Platz in ihrem Herzen. Im Laufe bioenergetischer Arbeit stellte sich heraus, daß sie ihre Gefühle öfter an Männer vergibt, die unerreichbar sind. Ihr Liebesleben spielt sich zu ihrem eigenen Bedauern, besetzt mit viel Frust und Wut aufgrund chronischen Unbefriedigtseins, hauptsächlich in der Phantasie ab. Wir können sehen, der Haken dabei ist nicht, daß sich der Mann ihrer Träume entzieht. Ihr Manko liegt allein darin, daß sie sich nicht im menschlichen

Maß ihrer persönlichen Reichweite eingerichtet hat. Illusionen nachzuhängen wirkt sich im Beziehungsalltag, wo Motive in die Tat umgesetzt werden müssen, als Selbstüberforderung aus. Cordelias Hände fühlen sich kalt an, weil sie sich nicht mehr faßbare und behandelbare Ziele gesetzt haben. Die Unerreichbarkeit des anderen ist bioenergetisch als ein eigenwilliges Überspringen der naturgegebenen Reichweite von Armen und Händen zu sehen. Kein Herz kann Arme und Hände durchwärmen, die sich daranmachen, kilometerweite Distanzen überwinden zu wollen. Die Einsicht in unsere kreatürliche Begrenztheit gebietet, daß Menschen, die auf unmittelbare Befriedigung angewiesen sind, sich an Menschen halten, die sich präsent machen und daß sie ihre Gunst nicht in illusionärer Erwartung an jene vergeben, die sich außerhalb jeglicher Reichweite aufhalten.

Das Herz gibt und nimmt

Das Herz ist für Einseitigkeiten nicht zu reklamieren. Es ist rückbezüglicher Anregung bedürftig. Das Herz kann sich nicht nur ausgeben und weggeben und tun und machen. Es ist immer auf den Rückfluß angewiesen. Einseitige Liebe kann sich niemals in Übereinstimmung mit ihm fühlen. Auch kommt es mit überfordernden Phantasien nur schwer zurecht. Es kann sich nur in seinem Sinne mobilisieren, wenn die Arme auch das geliebte Wesen umschließen und die Hände den Geliebten auch zärtlich berühren können. Es ist die Illusion vieler Unbefriedigter sich einzubilden, man könne sich für jemanden dauerhaft erwärmen, der wenig präsent ist.

Durch Verkörperlichung zum menschlichen Maß
zurückfinden

Die Bioenergetik holt verkopfte Menschen, die mit eigensinnigen Vorstellungen und starkem Willen bei der Realisierung ihrer Wünsche zum Ziel gelangen wollen, in ihre körperkonstitutionell vorgegebenen Dimensionen zurück. Die Frage, wie werde ich glücklich, die sich mancher stellt und die manch einer damit beantwortet, daß bestimmte erwartete Verhältnisse einkehren mögen, wird bioenergetisch viel bescheidener angegangen: Es ist nicht wichtig, dies oder das zu kriegen, diesen oder jenen Menschen zu erobern. Es ist nur wichtig, seine Arme und Hände als Vollzugsorgane lebendigen Geschehens wiederzuentdecken und in den Dienst zu nehmen, einerseits um Bedürfnisse zu signalisieren, andererseits um Gefühle auszubringen und drittens, um sie und sich mit der «richtigen» Adresse in Bezug zu setzen. Als richtige Adresse sollte nur jemand ins Auge gefaßt werden, der sich im Laufe der Zeit auch zu rückbezüglichem und damit wechselseitigem Verhalten bereitfindet.

Bioenergetische Vorgehensweisen

Arme und Hände eröffnen auch wieder den Zugang zum Herzen. Über sie kann man Kontakt zum Herzen bekommen, das sonst nicht erreichbar wäre. In der bioenergetischen Arbeit sollten vier Prinzipien zum Zusammenwirken gebracht werden:

Rund soll es gehen (ein steter Wechsel von kreisförmig angelegten, zusammenziehenden und auseinanderziehenden Armbewegungen wäre dem Kreislauf adäquat), die Sensibilität soll angeregt werden, dem emotionsgeladenen Ausdruck sollen alle Schleusen geöffnet werden, und man muß lernen, eine mittlere Spannung zu halten.

Arme und Hände werden langsam vom Boden gehoben und in zwei Stellungen gebracht: zunächst die, die Spannweite signalisiert und anschließend die, die im Langwerden von Armen und Händen mehr die Verlangenskomponente zum Ausdruck bringt. Möglich, daß diese Haltungen zunächst einmal nur formal zur Ausführung gelangen. Deshalb hilft es, wenn zusätzliche körperliche Möglichkeiten dazugenommen werden und einbezogen werden, z. B. das Atemgeschehen mit dem Ausdruck zu synchronisieren oder Stimuli zu setzen, die dann wieder ver-

mittels der Atmung sensibel verinnerlicht werden, so lange, bis
sich zumindest körperlich etwas rührt, z. B. in Vibrationen, die
anfänglich leise und unauffällig aufkommen. Auch mag es hilf-
reich sein, wenn die Hände nach etwas greifen, z. B. wenn sie
den Kopf des Trainers umfassen und durch das Hinzukommen
des Eindruckes von Wohlwollen im Augenkontakt sich einlaß-
bereiter machen für das, was ihnen entgegengebracht wird.

Solcherweise aktivierte Arme und Hände werden dann unter
leichtem Druck gegeneinandergepreßt (es entsteht eine Impan-
derbewegung). Dann werden die Hände ineinanderverschränkt
und auseinandergezogen (Expanderbewegung). Impander- und
Expanderbewegung im Wechsel lassen etwas von der pulsatori-
schen Kraft des Herzens erahnen. Die Erfahrung lehrt: Herz-
liche Gefühle machen sich bei solch günstigen physischen Voraussetzungen leichter auf den Weg. Sie nehmen ihre Chance
wahr, sich bis zu einem unverkennbaren Ausdruck auszuge-
stalten.

Sind Arme und Hände so gegeneinandergedrückt, daß sie in
Höhe des Herzens ein Rund bilden, dann ist es möglich, diese
kreisförmige Rundung wie eine exponierte Rippe aufzufassen
und zum Ausgangspunkt weiterer Interventionen in der Kör-
perarbeit zu machen. Berührungen, die bei rund ausgestellten
Armen und Händen entgegengenommen werden, sind oftmals
eingängiger als Berührungen, die direkt auf den Brustkorb gegeben werden. Der Grund liegt darin, daß die vorgestellten
Arme und Hände die Intimsphäre besser zu wahren und abzu-
sichern verstehen.

Werden die gefalteten Hände bei rundgestellten Armen nach
außen gedreht, dann nenne ich das das Innere nach außen keh-
ren. Der körperlich vollzogene Akt kann, er muß nicht unbedingt, bestimmte seelische Gefühle hervorrufen. Erfahrene Bioenergetiker arbeiten nicht ergebnisorientiert. Es genügt ihnen,
sowohl der Sensibilität als auch der Emotionalität eine Gasse zu
bahnen. Sie sind zutiefst überzeugt, daß jede physische Locke-

rung etwas wegnimmt vom Zwang verspannter Haltungen. Schon allein damit werden dem Gefühl, das in den Startlöchern sitzt und das auf seine Ausdruckschance wartet, Möglichkeiten eröffnet.

Eine gute seelische Verfassung zeigt sich in einer guten Körperspannung. Zuviel Spannung ist Verspannung, zu wenig ist Laschheit. Was ist für mich das Gegebene? Diese Frage wird zu wenig gestellt und bleibt deshalb fast immer unbeantwortet. Für ein mittleres Maß an Spannung muß erst wieder ein Gespür entwickelt werden. Die positiven Folgen werden sich in wachsender Spannungstoleranz und in einer situations- und personangemessenen Spannungsregulation beim Aufkommen von Konflikten zeigen.

Um ein Vielfaches verlangsamte Bewegungen (Slow-motion) haben bei überbetriebsamen Menschen besonders guten Erfolg. Das Herz wird auf diesem Wege wieder erspürt als der Lebensmotor und auch als das Korrektiv, das von sich aus durchgängig für die richtige Spannung sorgt. Von Sachzwängen diktierte Betriebsamkeit, die sich weder nach dem Empfinden der Menschen ausrichtet noch am Vermögen des Herzens Maß nimmt, strapaziert das Herz, das seine Aufgabe darin sieht, das Leben in unnachahmlicher Weise in Gang zu halten. Welcher Gang einzulegen ist, welcher Rhythmus gilt und welcher Takt vorzulegen ist, welche Ablaufsformen strapazieren, wer wüßte diese Fragen besser zu beantworten als das Herz, dessen Regulation uns Respekt abverlangen sollte.

Veloziferisch = die Hetze ist des Teufels
Das Herz hat seinen eigenen Takt. Der ist zwar bestimmbar, wird sich aber nie ohne Vitalitätseinbuße lebensfremden Verlaufsvorgaben fügen. Gefühle sind das, womit das Herz am meisten Übereinkommen erzielen kann. Warum das so ist, werde ich als nächstes aufzuzeigen versuchen.

Gefühlskonform leben

Unser Herz spendet emotionelle Wärme, solange die Gefühle, die vom Herzen ihren Ausgang nehmen, in enger Verbindung mit ihm als ihrer Ausgangsbasis bleiben. Der Grad der Gefühlsbewegtheit befindet darüber, wie sich das Herz bewegt oder wie der Kreislauf funktioniert, viskos = schwergängig oder fluid = leichtflüssig. Das Herz zeigt durch seine Bewegungsanstöße, die es unablässig abgibt und durch die Fließgeschwindigkeit des Kreislaufs, wie es im Leben eines Menschen rund gehen kann. Wohlverstanden, vor allem *rund* gehen kann, nicht schmissig, zackig, militant oder rasant zugehen kann. Die Gefühle sind nach bioenergetischem Verständnis identisch mit dem Fluxus, mit dem Fließenden, dessen Fortbewegungsart man sich wie die einer Flüssigkeit vorstellen sollte. Alles, was die Geschwindigkeit überhöht, schadet ihm ganz besonders: z. B. die Schnelligkeit, die Goethe veloziferisch nannte. Das Veloziferische finden wir in der Hetze, die immer schnell mal was erledigen will, ebenso wie in der Panik, dem Bewältigungsversuch, der dazu anstiftet, ganz auf die Schnelle aus einer unangenehmen Situation herauszukommen.

Lahmheit, oft das Ergebnis von Bewegungsfaulheit, ist nicht minder lebensgefährdend. Wenn das Blut viskos wird, dann verstopft es. Es bilden sich Staus, die das Ende des Lebens bedeuten können, wenn sie nicht möglichst bald behoben werden.

Ein Strömen, das nie zum Erliegen kommt

Ich möchte noch auf eine weitere Besonderheit aufmerksam machen. Das Herz ist immerwährend tätig. Einzelne Gefühle kommen und gehen. Wollen das Herz und die Gefühle identifiziert werden, dann sind die Gefühle nicht nur von der Oberflächenströmung aus zu betrachten, sondern als das Strömungsgeschehen selbst. Mit den Gefühlen wie Stimmungen kann es auf und ab gehen. Aber gefühllos, in dem Sinne, daß auch unsere

Unterströmung zum Erliegen käme, dürfen wir in keinem Moment sein.

Zirkulierende Kommunikation

Das Herz steht für zirkulierende Kommunikation, für einen immerwährenden Dialog, für ein unablässiges Geben und Nehmen in nie abreißendem Kontakt. Das Modell zirkulierender Kommunikation zeigt, daß der unablässige Austausch in sich Sinn macht, unabhängig davon, welche Inhalte transportiert werden. Wer mit seinen Mitmenschen in andauernder Kommunikation ist, kann plaudern, sich bedacht oder unbedacht äußern, auch mal ins Unreine reden, denn sollte mal was beim anderen in den falschen Hals gekommen sein, dann kann weiterführende Kommunikation das wieder zurechtrücken. Was zirkulierende Kommunikation besagt, habe ich von den Vögeln gelernt, ihrem unablässigen Gezwitscher besonders zu Beginn und am Ende des Tages. Die Frage: was ist der Sinn ihrer Unterhaltung, hat mich nach vielen Besinnungen zu der strukturellen Antwort gebracht, die nicht verkehrt sein dürfte: *Sie bringen sich in Stimmung und hören sich aufeinander ein.* Sie bringen sich in die Stimme, lassen Stimmung aufkommen, sie unterlassen nichts, um immer wieder frisch und aktuell ihre Position zu bestimmen und ihren Artgenossen eine Orientierung zu geben. In zirkulierender Kommunikation wissen alle, woran sie miteinander sind, und im Hören aufeinander schaffen sie ein Klima der Zugehörigkeit.

Literatur

Lowen, A.: Liebe Sex und Dein Herz, München 1989.
Rank, A. u. D.: Sexappeal, Zürich 1996.
Rank, A. u. D.: Schau auf Deinen Körper und fühle wer Du bist, Stuttgart 1994.

Roland H. Meinhold

Therapieresistent?

Naturheilkundliche Behandlungsmöglichkeiten bei
chronischen Herzkrankheiten

Diese Zusammenfassung stellt eine Sammlung von Erfahrungen aus meiner Praxis und meinen Hausbesuchen dar, die verschiedene Therapie- und Behandlungsmethoden aufzeigt. Das Augenmerk liegt dabei nicht auf der Vollständigkeit der Erfassung eines Systems, welches zur Behandlung kranker Patienten angewendet wird, sondern es soll im wesentlichen auf verschiedene Schwerpunkte eingegangen werden, die den Heilpraktiker und naturheilkundlich orientierten Arzt in seiner Praxis betreffen.

Insbesondere naturheilkundlich orientierte Therapeuten werden oft mit Patienten konfrontiert, bei welchen sich die üblichen Behandlungsmethoden ohne verbessernde Wirkung zeigten. Diese Patienten und jene, deren Gesundheitszustand sich trotz verschiedener Therapien weiter verschlechtert, werden als «therapieresistent» bezeichnet.

Der Notfall

Die meisten Heilpraktiker und naturheilkundlich arbeitenden Ärzte werden zum Glück nicht zu Patienten gerufen, die vom plötzlichen Herztod oder Herzstillstand betroffen sind. Dennoch ist es wichtig, auch in solchen Situationen Hilfe leisten zu können:

Der Notarzt muß sofort verständigt werden.[1] Von größter

Wichtigkeit ist, daß die Atemwege frei sind oder eröffnet werden. Immer wieder ist auf das Überstrecken des Kopfes und besonders das Hervorziehen des Kinns hinzuweisen, weil dadurch die notwendige Atemspende in der richtigen Weise möglich wird.

Die «Ein- oder Zwei-Rettermethoden»: Bei der kardiopulmonalen Reanimation dauert jede Beatmung 1 bis 1,5 Sek., nach diesem Zyklus folgen fünfzehn Herzkompressionen in bekannter Weise. Stehen zwei Hilfeleistende zur Verfügung, so sollten nach jedem Atemzug, der auch hier 1,5 Sek. dauert, je fünf Herzkompressionen folgen. Nur bei Kindern und Säuglingen werden zwei Atemzüge von je 1 bis 1,5 Sek. Dauer gegeben. Danach erfolgen jeweils fünf Herzkompressionen.

In den meisten Fällen sind die Patienten sehr wohl über ihre Erkrankung informiert. Oft sitzen sie in senkrechter Körperhaltung auf einem Stuhl. Selten befindet sich der Erkrankte in seinem Bett. Die schwierige Situation ist schnell zu erfassen. Häufig sind solche Patienten «umgeben» mit einer größeren Anzahl von Arzneimitteln, die selbstverständlich vor jeder Medikation geprüft werden müssen. Der Patient oder Angehörige berichtet eingehend, was ohnehin sichtbar wird: Der Erkrankte konsultiert oft mehrere Hausärzte oder Spezialisten und entscheidet, zusätzliche Hilfe zu holen. Es besteht in der Regel eine Situation, in welcher entschieden werden muß: Wie schnell besteht Handlungsbedarf? Wer kann helfen? Wie oft steht eine Therapieresistenz hinter solchen Geschehen? Welche Maßnahmen sind möglich und welche erforderlich? Bestehen allergische Reaktionen? Die differentialdiagnostischen Abklärungen wie z. B. EKG, Langzeit-EKG, Belastungs-EKG sind meistens vorgenommen worden. Fast immer besitzt der Patient Erfahrungen mit verschiedenen anderen Therapieformen. Viele Patienten berichten über genaueste diagnostische Abklärungen und beklagen sich über die symptomatische Behandlung. Durch bestimmte Arzneimittel bzw. deren Nebenwirkungen werden oft

Unterdrückungen von Krankheitssymptomen aufgebaut und
gefördert. Aufbauende Behandlungen und seelische Behand-
lungsformen fehlen mitunter vollständig, was zwangsläufig zur
Therapieresistenz führt.

Anamnese und Diagnose

Einer der wichtigsten Punkte beim herzkranken Patienten ist
das genaue therapeutische Eingehen auf die schmerzaktiven Bereiche. Jede Art von Schmerz weist auf einen bestimmten Pro-
blembereich hin. Im besonderen fallen Schwäche, Müdigkeit
oder Atemnot auf. Wie eingangs bereits erwähnt, sitzen die Patienten im Bett oder auf einem Stuhl, weil die Schwäche der
Pumpleistung des Herzens in dieser Körperhaltung noch eini-
germaßen erträglich sein kann. Die kardiale Problematik wird
in der Regel durch körperliche Belastung verschlimmert und
bessert sich bei ruhiger Körperhaltung. Viele Patienten berichten von Brustschmerzen, die mitunter von verschiedensten
arrhythmischen Störungen begleitet sein können. Diese Störungen können bradykard, tachykard oder sogar als Vorhofflimmern wahrgenommen werden. Beschriebene Symptome sind
Palpitationen, in denen der Patient von Rhythmusstörungen berichtet. Häufig können auch so Synkopen entstehen, indem der
Patient innerhalb seiner Gesamtkonstitution durch Mangelver-
sorgung einer bestimmten Region den Blutfluß in bestimmte
Areale des Herzens stark vermindern kann (Infarktgefähr-
dung!). Manchmal sind es auch Vorahnungen wie Übelkeit,
Mißempfindungen oder Luftnot, die solche Synkopen verursachen. Selbstverständlich müssen bei der Beurteilung der Herzkrankheit auch eine Streptokokkeninfektion oder andere In-
fekte in Betracht gezogen werden. Häufig kann schon auf
Grund der Inspektion, des Sichtbefundes der Haut, bezüglich
Farbe, Turgor und Beschaffenheit, eine Diagnose anderer orga-

nischer Erkrankungen getroffen werden. Auch die Art der Haltung und die Belastungsfähigkeit beim Gehen, Aufstehen und Bewegung allgemein lassen zusätzliche Befunderhebungen zu. Ein besonderer Hinweis ist die Atmung dieser Patienten. Die psychische Situation, in welcher der Patient anzutreffen ist, erlaubt eine weitere Einschätzung. Hierzu gehören die Faktoren Familie, Arbeitsplatz, Wohnung, Lebensgewohnheiten und Ernährung. Der Patient wird über einige der genannten Faktoren seine Zufriedenheit oder Unzufriedenheit ausdrükken.

Die körperliche Untersuchung: Berücksichtigung des Herzrhythmus und Kontrolle des Herzschlages

Grundlegend wichtig ist der Blutdruck, der an beiden Armen gemessen wird, und die Pulsfrequenz, die gleichzeitig beidseitig geprüft wird, um bestimmte Übertragungsmechanismen beurteilen zu können. Ein weiterer wichtiger Punkt sind die Iriszeichen, die schon für sich viele diagnostische Möglichkeiten bieten. Wenn es der Zustand des Patienten erlaubt, kann die Herzgröße auf Belastungsveränderungen hin geprüft werden. Möglichst schnell sollte die Untersuchung der Lunge mit den Lungengefäßen erfolgen. Die Blutwerte sind in der Regel heute in verschiedenen geeigneten Programmen zusammengefaßt und sollten sofort durch ein entsprechendes Labor geprüft werden. Selbstverständlich spielen hier die ärztlicherseits zuvor durchgeführten Untersuchungen eine wichtige, mitentscheidende Rolle. Der Energiehaushalt und die persönliche Herzrhythmik des Patienten mit den jeweiligen Besonderheiten sind unbedingt in die Diagnose mit einzubeziehen. So gibt es ein gewisses Kontingent von Patienten, die ein extrem hohes Maß an Aktivität besitzen. Bei einem stark erhöhten Leistungsvermögen ist es durchaus denkbar, daß ein Zuviel an Aktivität Dauerstreß hervorrufen kann. Dieser Dauerstreß wird mit der Zeit gewisse Organe und deren Systeme überlasten. Genauso schmerzhaft kann es aber für solche Patienten sein, ein Zuwenig an Belastung ertragen zu müssen: so z. B. bei plötzlicher Rente, Arbeitslosigkeit oder Berufsunfähigkeit sowie bei Rückstufungen in betrieblichen Positionen. Andererseits kann auch ein hohes Maß an Passivität – dies bedeutet, der Patient hat ein enorm großes Ruhebedürfnis bei zuviel Belastung – Erschöpfungen und Depressionen verursachen. Leistungsverpflichtungen führen zur Überlastung oder zur Ich-Schwäche. Der Patient kann nicht «nein» sagen.

Neben der seelischen Befindlichkeit kann auch das Körpergewicht eines Patienten eine wichtige Rolle spielen. Übergewicht z. B. spiegelt sich in auffälligen Blutwerten wider. Auch diabetische Erkrankungen können weitreichende Auswirkungen haben. Werte die auf Hyper- oder Hypotonie schließen lassen, verdienen ebenfalls Beachtung. Ich habe einige Patienten kennengelernt, deren Herzfrequenz von der normalen Frequenz des Sinusknotens (60 bis 80) auf die verminderte Frequenz von 50 bis 60 zurückging.

Störungen der Nierenfunktionen, der Nierendurchblutung äußern sich häufig in Ablagerungen; insbesondere die Fußgelenksbereiche, aber auch die Regionen unter den Augen sind hierfür aussagefähig. Leberfunktionsstörungen werden häufig erst aus der Vollblutanalyse erkannt, oft ist hierfür als besonders signifikantes Zeichen das langsame oder schneller werdende Gelbfärben der Augenbereiche zu beobachten. Immer wieder sind folgende Herzprobleme zu beobachten: Vorhofflimmern, Tachykardien und Bradykardien, Herzklappenfehler oder Stenosen, die durch intensive Abhörtechnik sehr gut bestimmt werden können.

Die Blutwerte (Vollblutanalyse und Mineralstoffe)

Die Vollblutanalyse erscheint sehr wichtig, weil verschiedenste Bestandteile im Vollblut in wesentlich anderen Mengenzusammensetzungen enthalten sein können, als dieses im Serum der Fall ist. Die Erythrozyten z. B. enthalten dreimal soviel Magnesium wie das Blutserum und tausendmal mehr Eisen. In den Blutzellen ist auch 90 Prozent des Zinkanteiles enthalten. Sofern der Zinkanteil im Knochen um mehr als 30 Prozent sinkt, führt dieses zu totaler Appetitlosigkeit; gleichzeitig sinkt der Zinkspiegel im Blut nur um 10 Prozent. Kalium «vermindert» bedeutet Digitalis-Überempfindlichkeit, Adynamie, Muskulaturabschwächung, Lähmung, Zellacidose, Arrhythmien. «Zu wenig» Kalzium bedeutet gesteigerte neuromuskuläre Erregbarkeit, Angiospastik, Angina pectoris, verminderte Digitalisansprechbarkeit, Osteoporose, Karies, Nagelbrüchigkeit. Ein «Zuwenig» an Magnesium führt zu Tetanie, Krämpfen, Tremor, Muskelzucken, Arrhythmien, Schlaflosigkeit, Angina pectoris, Dysmenorrhoe, Spasmen und glatten Muskulaturverkrampfungen. «Zu wenig» Phosphor führt zu Zahnfehlstellung, Acidose, Bronchitiden, Pneumonien, Adynamie, Muskelschwäche. «Zu wenig» Eisen führt zu Leistungsabfall, hypochromer Anämie, Müdigkeit, Infektanfälligkeit, Haarausfall und Nagelbrüchigkeit. «Zu wenig» Zink führt zu Vitamin A-Aufnahmestörungen, Wundheilungsverzögerungen, Ulkus, Haarausfall, Karies, Nagelwachstumsstörungen, Potenzstörungen, latenter Acidose. «Zu wenig» Mangan führt zu Vitamin A- und B1-Aufnahmestörungen, Dysthyreosen, Struma, gehemmter Glutaminsynthese im Gehirn, gestörter Libido/Fruchtbarkeit, Karies. «Zu wenig» Kobalt führt zu Vitamin B12-Störungen, Cholesterinveränderungen, Fettstoffwechselstörungen, Perniziosa. «Zu wenig» Kupfer führt zu Anämie, Aktivitätshemmung, Osteoporose, Pigmentstörungen, Infektanfälligkeit.
Es zeigt sich, daß bestimmte Stoffe, die im Mißverhältnis

oder «zu wenig» vorhanden sind, im Herz und in der Herzrhythmik zu massivsten Störungen führen können, die eine
Therapieresistenz bewirken (siehe hierzu die verschiedenen La-
borparameter, MDS-Manual, München [5]1993: 3238 bis 3265).

Mineralstoffe im Körper beeinflussen den Wasserhaushalt,
die Nierenfunktion, die Herzmuskulatur, die neuromuskuläre
Erregbarkeit, das Säure-Basen-Gleichgewicht, die Stoffwechsel-
steuerung durch Enzymaktivierung und die Mineralisierung der
Knochen und Sehnen.

Die Hormone und ihre Wirkungen

Hormone sind die Bioregulatoren des Körpers. Besondere Bedeutung haben in diesem Zusammenhang Adrenalin, Testoste-
ron, die verschiedenen Schilddrüsenhormone und die Wachs-
tumshormone.

Der Verlauf entsprechender Erkrankungen kann durch die
Gaben von Hormonen intensiv verändert werden. Die hormo-
nelle Steuerung ist für die Verlaufskontrolle von verschiedenen
Erkrankungen äußerst bedeutend. Hormone haben wiederum
Einfluß auf verschiedene Mineralstoffe. So kann z. B. der
«Selenmangel» wie der «Schwefelmangel» bedeuten, daß in
der Folge Herzschwäche, Herzvergrößerung, Gesichtsödeme,
Nekrosen, Fibrosen des Herzmuskels, Rhythmusstörungen,
Herzversagen und Lungenödeme auftreten.

Die Speicher für Selen sind: Nieren, Herz, Skelettmusku-
latur, Thrombozyten, Makophagen, Hoden, Samenleiter. Bei
Überdosierung tritt knoblauchähnlicher Mundgeruch auf.
Überdosierungen werden über den Urin ausgeschieden. Der
tägliche Bedarf ist 50 bis 200 Mikrogramm.

Die Herzpunkte und entlastende, ausleitende Behandlungen

Die Lockerung der Muskulatur und der Sehnen kann automatische, sich fortsetzende Reaktionen auf den Herzbereich haben. Auch die willkürliche Muskulatur (durch ihre quergestreiften, kontraktilen Elemente) bringt diese Lockerung bis zum Herzmuskel weiter, obwohl dieser nur bandförmige Strukturen oder Querstreifungen aufweist.

Insbesondere über das vegetative Nervensystem werden alle Anspannungen in jede Form der Muskulatur hinein weitergeleitet. Die Herzmuskulatur ähnelt in ihrem Aufbau der quergestreiften Muskulatur, jedoch sind deren Fasern breiter und kürzer und bilden dichtere Konstrukte. Im Gegensatz dazu steht die glatte Muskulatur, die unwillkürlich ist, d. h. unserem Nervenzentrum nicht direkt unterliegt und der willkürlichen Kontrolle nicht ausgesetzt ist. Sie kann ebenso Einflüsse auf den Herzmuskel ausüben. Die gesamte Muskulatur des menschlichen Körpers kann also direkt und indirekt auf den Herzmuskel einwirken.

Der Therapeut beginnt bei seiner Behandlung zunächst damit, die Gesichtsmuskulatur des Patienten ganz behutsam, dann allmählich langsam stärker werdend zu lockern.

Grob gesehen betrifft diese Lockerung den Stirnmuskel, die Ringmuskeln der Augen, den Kopfwender, evtl. die Ringmuskeln des Mundes, insbesondere aber den großen Brustmuskel, rechts- und linksseitig am Körper. Es gibt Herzbeschwerden, die in den Arm hineinwirken können, so daß der zweiköpfige Armmuskel (Bizeps), Hand- und Fingerbeuger im Unterarmbereich und die Finger selbst mitbetroffen sein können. Seltener ist der Oberschenkel, häufiger jedoch der Fuß- und Zehenbeugerbereich beteiligt. Im hinteren Körperbereich ist der Hinterhauptmuskel, der Untergrätenmuskel in Verbindung mit dem großen Rundmuskel und dem breiten Rückenmuskel besonders betroffen.

Auch der Trapezmuskel/Deltamuskel ist von großer Bedeutung. Seltener sind der große Gesäßmuskel, der Halssehnenmuskel, häufiger jedoch der bauchige Wadenmuskel beteiligt. Am Anfang kann die Muskulatur leicht gelockert und bewegt werden, bis später äußerst kräftige, ausstreichende Bewegungen die Behandlung abschließen. Insbesondere die Rippenatmung kann bedeutend regeneriert werden, indem im hinteren Körperbereich von unten nach oben gehend der vordere Sägemuskel, der breiteste Rückenmuskel, die Zwischenrippenmuskulatur bis hoch zum kleinen Brustmuskel über das Schulterblatt behandelt werden. Als besonders erfolgreich hat sich, soweit möglich, die Behandlung der Rippenbereiche und des Schlüsselbeines erwiesen. Man massiert vom Brustwirbel her nach außen gehend und leitet über den Arm hinab. Diese Behandlung allein kann, wenn sie kräftig und intensiv durchgeführt wird, so daß an der Haut sich auch sichtbare Rötung zeigt, enorme ausleitende Wirkungen auslösen.

Nerven- und Schmerzzonen

Die Vielfältigkeit der Erkrankungsmöglichkeiten erfordert innerhalb der Nerven- und Schmerzzonen ein umfassendes und passendes Vorgehen.

Neben den oben genannten Behandlungen kann beobachtet werden, daß besonders energiegestaute Bereiche, die im Körper oftmals mit Verhärtungen, Erhöhungen und Schwellungen einhergehen, durch entsprechende Arzneimittel behandelt werden können. In der Regel sind hier durchblutungsfördernde Präparate geeignet. Zusätzlich werden Lymphmittel, Entzündungspräparate, krampflösende Mittel, aber auch Schmerzpräparate eingesetzt. Bei der Pharmaka-Akupunktur haben sich, z. B. bei pektanginösen Beschwerden, insbesondere folgende Akupunkturpunkte bewährt.[2]

B 14, B 17, KG 17, KG 15, KG 13, H 3, LU 9, KS 7, H 7, MP 9, MP 6, MP 4.

Bei Herzschwäche: KG 24, H 3, LU 9, H 5, KS 7, KG 17, KG 13, B 14, B 15, MP 3.

Bei Arteriosklerose: LG 19, LG 6, LG 5, D 11, B 31, E 3, H 9, H 3, KG 6, KS 6, LE 9, MP 6, B 56, M 36.

Häufig kommt es auch zum gastrokardialen Symptomenkomplex.

Hier ist dann die Injektion G 20, B 14, B 17, KG 13, KG 17, KG 18, M 21, G 40 angepaßt.

Bei Kreislaufstörungen sind insbesondere die Punkte KG 17, H 3, B 14, KS 6, KS 7, LG 6, E 4, H 9, NP 2 richtig.

Bei den zerebralen und peripheren Durchblutungsstörungen: KS 6, KS 7, B 31, G 34.

Reflexzonentherapie/Neuraltherapie

Im Rahmen der Neuraltherapie kann in bekannter Weise intensiv und gezielt auf alle Geschehnisse hervorragend eingegangen werden. Bei Herzerkrankungen stehen Angstzustände und Beklemmungssituationen im Vordergrund. Besonders wichtig sind die entsprechenden Behandlungen im Bereich C 3 bis Th 4 der neuraltherapeutischen Segmentzonen. Die intravenöse Injektionstherapie ist für den versierten Therapeuten unverzichtbar. Die Neuraltherapie kann von sofortiger und elastisch ausgeprägter Wirkung sein (detailliertere Hinweise siehe Fachliteratur über Akupunktur und Neuraltherapie[3]).

Die «Säurekatastrophe» (Acidose)

Das Säure-Basen-Gleichgewicht im Organismus ist eine der lebenswichtigsten Aufgaben des Stoffwechsels, der Nieren, der

Lungen und der Puffersubstanzen, die sich in den Körperflüssigkeiten befinden. Die latente Herzschwäche kann in seltenen Fällen angeboren sein, oft kommt sie auch dispositionell vor. In der Regel erscheint die latente Herzschwäche jedoch als Folge erworbener Infektionskrankheiten, aber auch als Folge von Streß und Überanstrengung. Häufig sind auch seelische Probleme die Ursache der latenten Herzschwäche. Es ist bekannt, daß schon eine Grippe zu ganz intensiven Vergiftungen der Herzmuskelzellen führt. Es bilden sich in weiterführenden Stufen Bakterien mit Giftausscheidungen, welche die latente Herzschwäche hervorrufen. Die latente Herzschwäche ist nicht nur Folge, sondern auch Ursache von Überanstrengung, und führt mitunter zu Stuhlverstopfung oder Schlaflosigkeit. Der Stoffwechsel verlangsamt sich, Fett und Harnsäure befinden sich mehr und mehr im Unterhautzellgewebe, in den Gelenken und in den Muskeln, aber auch an Nervensträngen. Die heute übliche Ernährung verstärkt zunehmend diese Problematik. Im Magen entsteht vermehrt Natriumbicarbonat, welches dann zu andauerndem Säureüberschuß führt. Geschwüre und Schädigungen sämtlicher Belegzellen sind zu beobachten. Der sich bildende Säuremantel befindet sich nicht nur im Magen-Darmbereich, sondern er überflutet den gesamten Körper. Nerven- und Muskelschmerzen sowie Schmerzen in allen Gliedern und Übersäuerungszustände treten auf. Die Blutgerinnung wird verändert, Arterienverkalkungen und Infarkt drohen. Die rasche Ermüdbarkeit und Sauerstoffveränderungen führen zu Schmerzen und zu Verkrampfungen, die wiederum zu Herzbeklemmung, Bluthochdruck, Gefäßspasmen, Angina pectoris, Kopfschmerzen und Migräne führen können. Gallen-, aber auch Nierenkoliken, sind häufige Begleiterscheinungen. Darüber hinaus reagiert das überreizte Nervensystem sehr stark auf Wetterveränderungen oder persönliche Belastungen.

Seit 1945 werden entsäuernde Präparate mit großem Erfolg angewandt. Anstelle des sonst üblichen Vorgehens empfiehlt es sich, basisch wirkende Präparate in Verbindung mit Entsäuerungssalz in der Behandlung zu kombinieren. So werden in antitoxischer Weise Gifte gebunden, die im rascher strömenden Blut durch die körpereigene Abwehr neutralisiert und ausgeschieden werden. Selbstverständlich können auch Viren und Bakterien, deren Giftausscheidungen im langsamer fließenden Blut heftiger sind, im schneller fließenden Blut schlechter überleben. Entgiftungen, aber auch Entsäuerungen, können durch basenreiche Kost zusätzlich unterstützt werden. Das Entsäuerungssalz neutralisiert Harn-, Milch- und Fettsäure und ist der wirksamste Elektrolyt, um den geschwächten Herzmuskel mit neuer Spannkraft wieder aufzuladen; zusätzlich wirkt es gefäßtonisierend und gleichzeitig antiphlogistisch, so daß die lymphatische Stauung als Ursache der stetigen Entzündung ausbleibt. Entsäuerungssalz wirkt auf diese Weise gegen Arterienverkalkung, Herzinfarkt, Angina pectoris, Thrombose, Embolien, aber auch andere Herz-Kreislaufstörungen und normalisiert erhöhte Blutgerinnungs- und Fettwerte. Vor dem Essen verabreicht, bewirkt es eine allgemeine Entsäuerung im Blut. Nach dem Essen wirkt es vor allem abstumpfend bei überschüssiger Magensäure.

Das «Neurin» im Entsäuerungssalz, welches auch als Antitoxin überall im Körper natürlich vorkommt, wirkt venylbasisch auf jede Nervenzelle und tonisiert somit das gesamte Nervensystem. Es ist zu beobachten, daß keine Gewöhnung an den Wirkstoff Neurin auftritt, wohl aber eine Herzverkleinerung, die nach etwa 30 Minuten eintritt und 4 bis 30 Tage anhält. Der oft gestörte Cholesterinhaushalt kommt langsam in Ordnung, und die unterstützende Lebertätigkeit führt zu einer Entgiftung des Körpers und normalisiert den Nervenstoffwechsel. Die Blutbildung wird normalisiert, indem auch die Knochen und das Knochenmark regenerieren und eine Verringerung der Absinkgeschwindigkeit der Blutkörper festzustellen ist.

Es erscheint möglich, solche Präparate bei psychiatrischen

Erkrankungen in der Neurologie und zur Krebsprophylaxe einzusetzen. Der Zellalterung wird entgegengewirkt, indem die
Quellwirkung auf die Eiweißstrukturen der Zellen beeinflußt
wird. Neben vielen anderen Wirkungen hat die Ameisensäure,
die oft in solchen Arzneimitteln vorhanden ist, eine Ober-
flächenreizwirkung. Diese dringt bis in die tiefste innerste Einheit jeder Zelle. Damit wird die Wichtigkeit des Säure-Basen-
Haushaltes innerhalb der therapierresistenten Herzkrankheiten
deutlich.

Die psychischen Gesichtspunkte

Alle seelischen Probleme bedürfen der ausführlichen Behandlung. In der Regel ist neben der medikamentösen eine kom-
plette analytische Behandlung erforderlich, denn die Ursache
der Erkrankungen ist so vielfältig, daß die alleinige Behandlung
mit Arzneimitteln den Seelenzustand und somit auch den aktu-
ellen Gesundheitszustand zu wenig verändern kann. Bei aufge-
schlossenen Patienten, die den psychosomatischen Zusammenhängen etwas näher stehen, kann es unter Umständen möglich
sein, daß eine fokalanalytische Behandlung ausreicht. Von besonderer Bedeutung ist immer die Tiefe der Entstehungsgeschichte. Denn je *früher* ein Geschehen stattgefunden hat, um
so *tiefer* wirkt die Entstehungsgeschichte. Frühe und früheste
Kindheitserlebnisse, die negativ erfahren werden, beeinflussen
den Menschen für sein ganzes Leben.

Angst
Die Verstandes- und Willenssteuerung der Persönlichkeit sind
bei der Angst quasi aufgehoben. Der Patient sieht sich dem Geschehen *ausgeliefert*. Haß und Angst sind Affekte, die sich ab-
lösen vom Menschen und umschlagen können, einerseits in Aggressionen, andererseits in Flucht. Schon bei der Geburt ist

Angst eine der ersten Erfahrungen. Die verschiedenen Formen der Angst können für den Herzpatienten von ausschlaggebender Bedeutung sein.

Depressionen

Bei mangelnder sozialer Beziehung, z. B. beim sog. «Mutterkind», kann das Kind unter Umständen von seiner Beziehung zur Außenwelt mehr und mehr abweichen. Der Patient wird folglich Ausdruckslosigkeit und Bewegungsarmut entwickeln, die sich in späterer Zeit, sobald entsprechende Schlüsselreize erneut stattfinden, entweder wieder durchsetzen oder noch weiter verschärfen.

Hysterien

Hysterien können ererbt, aber auch erworben sein. Es werden Gefühle abreagiert, die durch unterbewußte Konflikte auftreten. Sehr häufig ist die Hysterie mit Dämmerzuständen, Verwirrtheit oder mit Krämpfen ausdrucksvoll verbunden. Hierzu gehören besonders die nervösen Herzstörungen, aber auch Verdauungsreaktionen, Tics, Zittern oder andere Sensibilitätsstörungen. Man geht davon aus, daß mit der Hysterie ein Erlebnishunger mit gleichzeitig psychischer Erlebnisunfähigkeit einhergeht.

Neurosen

Die Neurosen sind ein Sammelbegriff für Äußerungen und Konflikte psychodynamischer Art. Sie stellen eine schwerwiegende Behinderung der Bewältigung der verschiedensten Lebensaufgaben dar. Eine der grundlegenden Theorien der Neurosen stammt von Sigmund Freud. Nach ihm ist die Neurose das Resultat einer unvollständigen Verdrängung von Impulsen aus dem «Ich». Der verdrängte Impuls droht trotz der Verdrängung in das Bewußtsein und das Verhalten durchzubrechen. Zur erneuten Abwehr dieses Impulses entsteht ein neurotisches

Syndrom, welches auf der einen Seite eine Ersatzbefriedigung dieses Impulses darstellt, andererseits aber seine endgültige Beseitigung bewirken will. Freud unterscheidet die Aktualneurosen, die Psychoneurosen und die traumatischen Neurosen.

Bei den Aktualneurosen unterscheidet man:
1. die Schreckneurose
2. die Angstneurose
3. die Syndrome der nervlichen Kraftlosigkeit.

Zu den Psychoneurosen, die unvollständige Verdrängungen auf Triebimpulse darstellen, gehören:
1. das hysterische Syndrom, einschließlich Organneurosen
2. die phobischen Syndrome
3. die anakastischen Syndrome
4. die Charakterneurosen.

Alle Neurosenformen können für die Herzkrankheit besonders «auslösende Formen» beinhalten. Die traumatischen Erkrankungen besitzen ähnliche Symptome wie die Aktualneurosen; hierzu gehören Unfallneurosen, Rentenversicherungsneurosen, Rechtsneurosen und Zweckneurosen.

Zwanghaftigkeiten

Die Zwanghaftigkeit ist eine Persönlichkeitsentwicklung, in der eine Ausgliederungsannahme stattfindet, die das einheitliche Wahrnehmen verhindert. Es sind oft Rituale, die stattfinden, die von den Betroffenen erlebt und als sinnlos eingestuft werden, obwohl kein wirklich erfolgreiches Vermeidungsverhalten vorliegt. Besonders die Arrhythmien des Herzens sind unter *zwanghafter* Anspannung häufig zu erkennen.

Psychotische Erkrankungen

Die Psychose ist eine Affekt-, Denk-, Verhaltens- und Persönlichkeitsstörung, die eine Beeinträchtigung bis zur Aufhebung des zweckmäßigen normalen Seelenlebens darstellt. Die Psychose geht für Außenstehende mit «abnormen» Erlebnis-, Verhaltens- und Handlungsweisen einher, teilweise verbunden mit einer Unfähigkeit, den objektiven Gehalt der Erfahrung von subjektiven Erlebnissen zu trennen. Es gibt verschiedene Klassifikationsversuche der Psychosen wie z. B. die DSM-IV-R Klassifikation.[4] Erschöpfungspsychosen, Infektionspsychosen, Organpsychosen beispielsweise zählen zu jenen Psychosen, mit welchen der naturheilkundliche Therapeut häufig konfrontiert wird.

Anhaltende seelische Störungen
Grundsätzlich bewirken psychische Zustände körperliche Veränderungen. Die oben aufgeführten psychischen Störungen führen zu erhöhter Krampfbereitschaft, Arrhythmien, zur Hypertonie/Hypotonie und anderen Herzproblemen, die sich im Sinne der therapieresistenten Erkrankung einstellen und stabilisieren. Es gilt insbesondere hier, die zugrunde liegenden seelischen Störungen weitmöglichst zu erkennen, um die entsprechende Behandlung vorzunehmen. Die richtige psychosomatische Beurteilung ermöglicht die wirkliche Hilfe.

Magnetopathie – Mesmerismus

Es ist wohl schwierig, die Wirksamkeit des Heilmagnetismus rein «schulphysikalisch» zu beweisen. Der Physiker Max Planck sollte um 1900 einen Gegenbeweis erarbeiten und erkannte nach dem Studium verschiedener Lektüren, daß die körpereigene Strahlung nicht mit «Okkultismus» oder «Spiritismus» gleichgesetzt werden darf. Die Nerven mit den Nervenendungen im Körper würden, wenn man diese aneinanderreihen könnte, eine Strecke von der Erde bis zum Mond bilden. Die Kirlianphotographie beweist mit sehr exakten Farbaufnahmen nervliche «Störungsveränderungen» im menschlichen Körper. Das «Handauflegen» darf nicht nur als religiöser Akt aus der Vorzeit angesehen werden. Vielmehr sollte jeder Mensch einmal darüber nachdenken – und empfinden –, was er verspürt, wenn ihm jemand eine Hand auflegt. Sicherlich entwikkeln sich bei diesen Gedanken verschiedenste Gefühle und Empfindungen.

Ebensogut ist es auch vorstellbar, daß sich bei einer therapeutischen Behandlung verschiedene Gedanken und Gefühle entwickeln. Unser Leben hängt von Schwingungen und Stimmungen ab. Es ist wohl so, daß Menschen in verschiedenen Schwingungen und Stimmungen leben. So kann die «einflutende» oder «abnehmende» Einwirkung des Therapeuten auf seinen Patienten intensive Schwingungs- und Stimmungsveränderungen bewirken. Es können magnetische und elektrische Felder der Erde genauso stabil und flexibel sein wie beim Menschen.

Elektromagnetische Felder im Menschen bewirken dessen Wohlbefinden und Stabilität. Um so erstaunlicher ist es zu beobachten, wie Menschen mit Strahlungs- und Umfeldkräften umgehen. Der sogenannte «Elektrosmog» steht im begründeten Verdacht, viele Ursachen und Möglichkeiten späterer Erkrankungen zu liefern – darunter auch Herzerkrankungen bzw. Erkrankungen, die mit Herzproblemen in Verbindung stehen.

Die Magnetopathie und der Mesmerismus bringen seit den ersten Anfängen der Menschheit wichtige Hilfe und Schmerzlinderung. Diese Kräfte sollten auf keinen Fall in Vergessenheit geraten. Die verschiedensten Stellen in der Bibel berichten in eingehender Weise von Handauflegen und Heilen. Früher wurden Heilungen nur im Tempel durchgeführt, da die rituellen und religiösen Behandlungen die allgemeine Anerkennung erhielten, während in der Zeit danach Heilungen auf öffentlichen Plätzen in Mode kamen.

Heilweise nach Mesmer

Im wesentlichen besteht die Annahme, daß jeder Therapeut seine Kräfte selbst bestimmen kann. Allgemein gilt die Erkenntnis, daß die rechte Hand aufladende, kräftigende und stabilisierende Wirkung besitzt. Die linke Hand besitzt entladende, schwächende und abnehmende Kräfte. In der Regel wird mit beiden Händen gearbeitet. Wenn wir uns den Patienten in der Stellung eines «Reisbauern» vorstellen, der in gebückter Haltung am Boden arbeitet und gleichzeitig von oben, von der Sonne beschienen wird, ergeben sich etwa dadurch Plus- und Minusfelder. Alle in der Sonne liegenden Zonen sind Plusfelder, alle im Schatten liegenden Bereiche sind Minusfelder. Das Erkennen und Bestimmen dieser Felder ist von großer Bedeutung. Die richtige Diagnose bestimmt die Behandlung.

Schlußbemerkung

Die schnellste Wirkung und Hilfe kann wohl mit entsprechenden intravenösen (besonders schnell wirksam), aber auch vielfach mit intramuskulären Injektionstherapieformen gewährleistet werden. Weil die Herzproblematik so umfassend ist, gibt es wohl kaum einen nennenswerten Hersteller von Arzneimitteln, der nicht auf dieses Krankheitsbild vorbereitet ist. Es gilt, die entsprechende Diagnose und das richtige Präparat in Übereinstimmung zu bringen. Abgesehen von evtl. erforderlichen umfangreichen psychotherapeutischen Behandlungen ist es immer wichtig, mit dem Patienten ein Gespräch zu suchen, die Probleme klar zu erkennen, gemeinsam darzustellen und Hilfe einzuleiten. Der Patient wird sicherlich mit Hilfe von verbaler Beruhigung und Situationsannahme mit einem hohen Maß an Zuversicht reagieren. Dies ist in Unfallkliniken, beim Notarzt, aber auch im Krankenhaus genauso wertvoll und unerläßlich. Der wichtigste Punkt besteht darin, daß der Therapeut zum Patienten ein gutes Vertrauensverhältnis aufbaut, in welchem dann auch ein langfristig wirksames psychotherapeutisches Behandlungskonzept Platz findet.

Anmerkungen

1 Ausführliche Hinweise in: Knop, D.: Notfallmedizin für die Naturheilpraxis. Teningen 1989.
2 Kitzinger, E.: Der Akupunktur-Punkt – Topographie und chinesische Stichtechnik. Wien 1995.
3 Dosch, P.: Lehrbuch der Neuraltherapie nach Huneke. Ulm 1975.
4 vgl. Fröhlich, W. D.: Wörterbuch zur Psychologie. München 1994: 323.

Literatur

Dosch, P.: Lehrbuch der Neuraltherapie nach Huneke, Ulm 1975.
Dorsch, F.: Psychologisches Wörterbuch. Bern/Stuttgart/Toronto 1991.
Fröhlich, W. D.: Wörterbuch zur Psychologie. München 1994.
Hau, T.: Psychosomatische Medizin. München 1986.
Kitzinger, E.: Der Akupunktur-Punkt – Topographie und chinesische Stichtechnik. Wien 1995.
Knop, D.: Notfallmedizin für die Naturheilpraxis. Teningen 1989.

Anhang

Kurzbiographien

MARCO BISCHOF
Berlin. 1947 geboren, Schweizer Staatsbürger. Tätigkeit als Atemthe-
rapeut, wissenschaftlicher Schriftsteller und freischaffender Wissen-
schaftler. Studium der Ethnologie und Religionswissenschaften. Veröf-
fentlichte u. a. «Unsere Seele kann fliegen» (1985) und «Biophotonen
– das Licht in unseren Zellen» (1995) sowie wissenschaftliche Aufsätze
und Zeitschriftenbeiträge zur Biophysik, Alternativmedizin, Elektro-
biologie, Lichttherapie, theoretischen Biologie und Medizin, Wasser-
und Vakuumenergie-Forschung, Geomantie, Parapsychologie, Traum-
forschung u. a. m. 1992 war er «visiting scholar» am Center for Fron-
tier Sciences der Temple University in Philadelphia. 1994 bis 1995 Ma-
naging Director des International Institute of Biophysics in Neuss.
Zurzeit wissenschaftlicher Berater beim «Projekt Patienteninformation
für Naturheilkunde» in Berlin. Schreibt an einem Buch über Wasser-
forschung.

ROSEMARIE BRUNNTHALER-TSCHERTEU
Lichtenberg. Dr. med., Ärztin für Allgemeinmedizin und Psychothera-
peutin (Hypnose, autogenes Training, Katathym-Imaginative Psychotherapie, Familientherapie), Dozentin und Lehranalytikerin der GTH.

GION CONDRAU
Zürich. Prof. Dr. med. et phil., 1919 geboren. Habilitation an der medizinischen Fakultät Zürich und an der philosophischen Fakultät Fri-
bourg. Titularprofessor 1967. Fachausbildung in Psychiatrie und Neurologie. Direktor des Daseinsanalytischen Instituts für Psychotherapie
und Psychosomatik in Zürich.

ANNETTE CRAMER

München. Studierte Musik (Orgel, Klavier, Gesang), Psychologie und Philosophie, danach Musiktherapie. Fortbildung in Atem- und Stimmarbeit, verschiedenen Körpertherapien, Nada-Yoga (Klang-Yoga) und chinesischer Musiktherapie. Seit 1976 als Musiktherapeutin tätig. Dozentin für Musik und Musiktherapie. Veröffentlichungen in Fachzeitschriften, Buchbeiträge, Fernsehfilme und Hörfunksendungen. Entwicklung der Ton-Transfer-Therapie. Ambulant tätig in einer Praxisgemeinschaft in München.

HANS H. DICKHAUT

Großhöflein. Dr. med., FA für Psychiatrie, Neurologie, Psychotherapie. Österr. und dtsch. Staatsbürgerschaft. Gründer (1958) und Leiter (bis 1981) der Burghofklinik in Bad Nauheim (Psychiatrie und Psychotherapie). Ehem. 1. Vors. der Dtsch. Balint-Gesellschaft, Lehrtherapeut der Österr. Ärztekammer, Gruppenleiter (Balint, Supervision, Selbsterfahrung). Autor und Mitautor von «Der alkoholkranke Patient», «Selbstmord bei Jugendlichen und Kindern», «Arzt als Arznei», «Schlaf dich gesund», «Praxis der Balintgruppen», «Arzt-Patient-Beziehung» in: Lexikon Medizin, Ethik, Recht (Herder) u. a. m.

URSULA DRUMM

Edingen. 1950 Geboren. Geb. Bender. Einzelhandelskauffrau. In zweiter Ehe verheiratet seit 1974. Erlitt 1981 einen Herzinfarkt, unterzog sich 1992 einer Herztransplantation.

HANNO FELDER

Saarbrücken. 1958 geboren. Dr. Sportwiss., Diplom-Sportlehrer, Bewegungstherapeut und Bewegungswissenschaftler.

ARVED GRIESHABER

Stuttgart. Dr. med., sozialpsychiatrische Ausbildung. Arzt für Psychiatrie, Psychotherapeut, arbeitet mit imaginativen Verfahren und Hypnotherapie. Arbeitsfeld: Rehabilitation psychisch Kranker und Behinderter. In Ausbildung zum Psychoanalytiker am C. G. Jung-Institut in Stuttgart. Mitglied der Dt. Gesellschaft für Ärztl. Hypnose und Autogenes Training e. V. sowie der Dt. Gesellschaft für Poesie- und Bibliotherapie und der GTH. Dissertation über «Natur, Mensch und Krankheit bei Novalis».

SUSANNE HAHN
Dresden. Dr. med. habil. Dr. phil., Fachärztin für Innere Medizin und Geschichte der Medizin. Nach langjähriger Landpraxis seit 1992 am Deutschen Hygiene-Museum in Dresden tätig.

CHRISTIAN HECKMANN
Herdecke. Privatdozent. Dr. med., 1947 geboren, Medizinstudium in Würzburg, Köln und Düsseldorf. 1981 wissenschaftlicher Assistent am Institut für Arbeitsphysiologie Marburg/Lahn bei Prof. Dr. G. Hildebrandt. Wiss. Schwerpunkte: Chronobiologie und Adaptationsphysiologie. Promotion 1981 in Marburg, Ausbildung zum Internisten mit Teilgebiet Endokrinologie in Herdecke (Gemeinschaftskrankenhaus), Hagen (Allg. Krankenhaus) und Wuppertal (Praxis Prof. Dr. K.-H. Rudorff). Habilitation für Innere Medizin an der Universität Witten/Herdecke 1994. Seit 1990 niedergelassener Internist/Endokrinologe in Wuppertal (Gemeinschaftspraxis: Prof. Dr. Rudorff/Priv.-Doz. Dr. Heckmann).

GERHARD LEUKROTH
Lemberg. Dr. rer. nat., 1934 geboren. Ab 1952 Studium der Chemie an der Technischen Universität in Dresden. Ab 1958, nach dem Diplom, Assistent im Fernstudium. 1962 Promotion auf dem Gebiet der anorganisch-analytischen Chemie. 1963 Flucht mit der Familie über die Ostländer in die Bundesrepublik Deutschland. Bis 1978 als Chemiker tätig. 1978 bis 1979 Ausbildung zum Waldorflehrer in Mannheim. Ab 1980 an der Waldorfschule als Oberstufenlehrer in Chemie, Biologie und Religion tätig. Nach der Wende beim Aufbau von Waldorfschulen in der ehemaligen DDR (Dresden, Chemnitz und Cottbus) behilflich. Zur Zeit als Dozent an der Erwachsenenfortbildung tätig. Interessenschwerpunkt: Neue Bildungsmodelle.

INGRID LOHMANN
Duisburg. Kunsttherapeutin, Diplomdesignerin. 1954 geboren. Ausbildung an der Kölner Schule für Kunsttherapie. Therapeutisch-päd-

agogisch orientierte Fortbildung an der Universität Osnabrück, tätig als Kunsttherapeutin in einer psychiatrischen Klinik, Erfahrung in der Erwachsenenbildung.

HERNÁN H. MAMANÎ

Arequipa/Peru. Professor für Andenkultur und Quechua-Sprache an der Universität von Arequipa in Peru. Seine Ausbildung erfolgte entlang der Linien «westlicher Werte». Heute widmet er sein Leben der Wiederaufwertung des Wissens seines Volkes und gründete ein Institut zur Rettung der Tradition der Quechua und Aymara.

RITA MAASSEN

Duisburg. Dipl. Tanztherapeutin BVT. 1948 geboren. Ausbildung am Langen-Institut, Akademie Monheim. Fortbildung u. a. bei Lilian Espanak, Fee Reichelt, Barbara Hasselbach, Penny Bernstein, Jens Johannsen (body mind centering). Seit 1990 als Tanztherapeutin in einer psychiatrischen Klinik mit neurotischen, psychotischen und psychosomatischen Patienten tätig. Leitet regelmäßig Selbsterfahrungswochenendkurse und Fortbildungskurse im Bereich Tanztherapie und Entspannungstechniken. Seit 1994 freiberuflich tätig.

WERNER J. MEINHOLD

Pirmasens. Heilpraktiker und Psychotherapeut. Studien zum Schamanismus und zur Volksmedizin. Hypnose-Ausbildung u. a. bei Dietrich Langen. Vorsitzender der Deutschen Gesellschaft für therapeutische Hypnose und Hypnoseforschung. Mehrere Buchveröffentlichungen.

ROLAND H. MEINHOLD

Pirmasens. Heilpraktiker, Therapeut für analytische Hypnose GTH. Langjährige Praxistätigkeit mit Schwerpunkten: analytische Verfahren, Symbole/Symboldeutung, tiefenpsychologische Traumdeutung. Erfahrung mit Gruppenarbeit, AT, Allergikergruppen, Supervisionsseminaren. Verschiedene Veröffentlichungen in Fachzeitschriften über Therapieverfahren in Hypnose. Dozent der GTH.

ANSGAR RANK

Vlotho. 1938 geboren. Seit 1968 in der Bildungsstätte Jugendhof

Vlotho als Dozent für Sozialpädagogik tätig, spezialisiert auf körper-
bezogene Trainingsverfahren. Mitbegründer des Norddeutschen Insti-
tutes für Bioenergetische Analyse. Themenschwerpunkte: Öffnung der
Bioenergetik für soziale und beratende Berufe, Charakteranalyse, Sexualität, Aggression und Spannungsregulation. Buchpublikationen:
Ansgar und Dietlinde Rank: «Schau auf deinen Körper und fühle, wer
du bist» (1994); Ansgar und Dietlinde Rank: «Sexappeal» (1996).

HERMANN C. K. REICHENSPURNER
Dresden. 1959 geboren. Dr. med. (1987 Ludwig-Maximilians Universität München), Doctor of Philosophy (1992 Universität Kapstadt,
Südafrika). Studium und Ausbildung in München, Stanford/USA und
Kapstadt. Arzt für Chirurgie und Thorax- und Kardiovaskularchirur-
gie. Ausgedehnte Forschungstätigkeit in München, Stanford und Kapstadt im Bereich der Herz- und Herz-Lungentransplantation. Preisträ-
ger der International Society for Heart and Lung Transplantation und
der Ludwig-Maximilians Universität München. Seit 1996 leitender
Oberarzt an der Klinik für Herz- und thorakale Gefäßchirurgie, Herz-
und Kreislaufzentrum Dresden, Universitätsklinikum Carl Gustav Ca-
rus der Technischen Universität Dresden.

PETER REITER
Himmighofen. Dr. phil., M. A. Studium westl. und östl. Philosophie.
Studium der Indologie sowie abendl. und östl. Mystik (Meister Eckhart, Zen, Upanischad). Dazu Studium der klassischen Sprachen Sanskrit, Latein, Griechisch. Autor von «Der Seele Grund – Meister Eckhart und die Tradition der Seelenlehre» (1993).

HANS SCHAEFER
Heidelberg. Prof. Dr. Dr. h. c. Emeritierter Ordinarius für Physiologie
an der Universität Heidelberg. Ehemaliger Direktor des Instituts für
Sozialmedizin. Autor zahlreicher Bücher, u. a.: «Herzkrank durch psy-
chosozialen Stress»; «Gesundheitswissenschaft».

FRANK K. SCHMIDT
Somerset/USA. 1956 Bachelor of Art, University of Michigan. 1963
Master of Education, Oklahoma University. 1962 Dr. phil., Guten-

berg-Universität, Mainz. Seit 1964 Professor A. O. an der University of Maryland, Heidelberg. Viele Veröffentlichungen im Bereich Hypnose und Psychologie. Seit 1972 Privatpraxis. Kurator der Deutschen Gesellschaft für therapeutische Hypnose und Hypnoseforschung.

STEPHAN SCHÜLER

Dresden. Prof. Dr. med., 1951 geboren. Von 1981 bis 1986 chirurgische Ausbildung in Hannover. Seit 1987 Oberarzt im Herzzentrum Berlin. 1989 tätig im John-Hopkins-Hospital Baltimore/USA. Habilitation in Berlin. 1995 Wechsel zum Herz- und Kreislaufzentrum Dresden. Lehrstuhl für Herzchirurgie an der Medizinischen Fakultät der TU Dresden. Ärztlicher Direktor des Herz- und Kreislaufzentrums Dresden.

Namen- und Sachregister